AF834359

Störungen systemisch behandeln

CARL-AUER

Die Reihe »Störungen systemisch behandeln«

Ursprünglich ein unkonventionelles Außenseiterkonzept, hat sich der systemische Ansatz heute in vielen Bereichen der Therapie und Beratung theoretisch wie praktisch etabliert. Wir begrüßen dies, weil wir vom Nutzen konstruktivistischen und systemtheoretischen Denkens in Theorie und Praxis überzeugt sind. Es hat sich gezeigt, dass die Klient:innen sowohl von der daraus abgeleiteten Haltung der Therapeut:in oder Berater:in als auch von den davon inspirierten Methoden profitieren: Die Überprüfungen im Rahmen der sozialrechtlichen Anerkennung nach den Prinzipien der evidenzbasierten Medizin haben diese Effekte bestätigt.

Die Etablierung eines Paradigmas birgt aber für dieses selbst immer auch Risiken, weil das allzu leicht mit der Verfestigung von Denk- und Handlungsgewohnheiten einhergeht. Die Reihe *Störungen systemisch behandeln* stellt sich vor diesem Hintergrund zwei Herausforderungen: Sie soll komprimiert und praxisorientiert vorstellen, was die systemische Welt im Hinblick auf bestimmte Störungsbilder zu bieten hat. Innerhalb der Systemischen Therapie und Beratung steht sie für die Notwendigkeit, den Umgang mit dem Konzept von »Störung« und »Krankheit« immer wieder neu zu reflektieren und sie als nur eine von mehreren Beschreibungsmöglichkeiten zu nutzen.

Der Reihentitel *Störungen systemisch behandeln* spielt mit dem Begriff des »Behandelns«. Er wird genutzt, um zu verdeutlichen, dass in den Büchern das aktuelle Erfahrungswissen – auch das anderer Verfahren – dargestellt wird. So wird die in der Medizin übliche Wortbedeutung aufgegriffen, darüber hinaus aber gezeigt, wie Systemiker:innen Klient:innen begegnen, die als Expert:innen ihres eigenen Lebens selbst allein entscheiden können, welche Anregungen für sie anschlussfähig und hilfreich sind und welche sie umsetzen wollen.

Das vorliegende Buch ist wie die Folge einer Fortsetzungsserie zu verstehen. Alle Bücher zusammengenommen ergeben quasi ein störungsorientiertes Lehrbuch der systemischen Erwachsenentherapie und eines der systemischen Kinder- und Jugendlichentherapie. Deshalb folgen alle Bände der Reihe der gleichen Gliederung, ohne dabei die Kreativität der einzelnen Autor:innen zu sehr einzuengen. Sie zeigen, dass und wie mit traditionellen diagnostischen Kategorien bezeichnete Phänomene beschrieben, erklärt und mit hoher praktischer Effizienz systemisch »behandelt« werden können.

Zwischen den Therapieschulen ist heute an die Stelle von Abgrenzung und der Konkurrenz der Austausch untereinander getreten. Die Reihe *Störungen systemisch behandeln* versteht sich als ein Beitrag zu diesem Dialog.

Sebastian Baumann und Dr. Wilhelm Rotthaus

Maria Asenbaum

Postpartale Depression

Störungen systemisch behandeln
Band 21

Herausgegeben von
Sebastian Baumann und Wilhelm Rotthaus

2026

Reihe »Störungen systemisch behandeln«, Band 21
hrsg. von Sebastian Baumann und Wilhelm Rotthaus
Reihendesign: Uwe Göbel
Umschlag und Satz: Melanie Szeifert
Redaktion: Veronika Licher
Printed in Germany
Druck und Bindung: CPI books GmbH, Leck

Erste Auflage, 2026
ISBN 978-3-8497-0631-9 (Printausgabe)
ISBN 978-3-8497-8585-7 (ePUB)

Bibliografische Information der Deutschen Nationalbibliothek:
Die Deutsche Nationalbibliothek verzeichnet diese Publikation
in der Deutschen Nationalbibliografie; detaillierte bibliografische
Daten sind im Internet über http://dnb.d-nb.de abrufbar.

Informationen zu unserem gesamten Programm, unseren Autoren
und zum Verlag finden Sie unter: **https://www.carl-auer.de/.**
Dort können Sie auch unseren Newsletter abonnieren.

Inhalt

1 Einleitung

Die Geburt eines Kindes gehört für viele Menschen zu den intensivsten Erfahrungen ihres Lebens. Häufig sind daran Erwartungen von Lebensglück, der eigenen »perfekten« kleinen Familie und des Beginns eines aufregenden neuen Lebensabschnitts geknüpft. Doch die Zeit vor, während und nach der Geburt (Peripartalzeit) stellt oftmals insbesondere für Frauen eine große körperliche und emotionale Herausforderung dar.

In diesem Buch soll beleuchtet werden, was in unserer Gesellschaft langsam aus dem tabuisierten Bereich immer weiter in den medizinisch, psychologisch und auch medial diskutierten Fokus rückt: Unwohlsein, Enttäuschung, Angst, Überforderung, Einsamkeit, Depression und andere Beeinträchtigungen der mentalen Gesundheit am Übergang zur Elternschaft. Der Marker »Postpartale Depression« (Abk. PPD) bietet hier eine Einstiegsmöglichkeit in dieses Feld. Durch diese Markierung wird das Thema klinisch relevant, es bilden sich Helfer:innensysteme[1] und Forschungsgruppen und Betroffene können eine Sprache dafür finden, wenn »etwas nicht stimmt« in dieser sensiblen Zeit.

10–15 % der Gebärenden leiden nach der Geburt an postpartalen Depressionen. Und auch Männer können in der Peripartalzeit depressive Symptome entwickeln. Die tatsächlichen Prävalenzen sind vermutlich höher, da viele Fälle nicht diagnostiziert werden und als private Probleme im Dunklen bleiben. Für Betroffene ist der Leidensdruck immens hoch, da sie nicht nur unter den Symptomen leiden, sondern gleichzeitig mit der Versorgung eines Neugeborenen höchst gefordert sind. Oft ergibt sich ein Kreislauf aus Erschöpfung und Unsicherheit des versorgenden Elternteils, die es erschweren, sich adäquat um das Baby zu kümmern. Dies führt dann beim Kind zu vermehrter Verunsicherung und vermehrtem Schreien, was wiederum von den Eltern als kräftezehrend und ihre Sorgen verstärkend erlebt wird. Es entwickelt sich vielleicht das Selbstbild, keine gute Mutter / kein guter Vater zu

1 In diesem Buch wird zur inklusiven Sprachverwendung der Gender-Doppelpunkt genutzt. Pronomen und Folgeformen erscheinen aus Gründen der Einheitlichkeit in der weiblichen Form. Diese Schreibweise versucht alle Geschlechter und auch Personen, die sich nicht geschlechtlich identifizieren, mit einzubeziehen.

sein, wodurch der Säugling keinen sicheren Halt finden mag. Elterliche und kindliche Probleme verstärken sich so gegenseitig.

Auch in der Partnerschaft verändert sich viel durch die Geburt eines Kindes. Neue familiäre Strukturen entstehen. Eine intensivere Auseinandersetzung mit Herkunfts- und Schwiegerfamilien wird nötig. Das ganze familiäre Geflecht kommt in Bewegung und der Umgang mit diesen neuen Dynamiken ist auch eine Herausforderung für die emotionale Sicherheit in der Paarbeziehung.

An diesem kurzen Einblick in das komplexe dynamische Geschehen im Peripartalzeitraum wird bereits deutlich, wie wichtig es ist, postpartale psychische Schwierigkeiten nicht isoliert als individuelles Problem zu betrachten. In der Therapie ermöglicht ein systemischer Blick auf mehreren Ebenen, das Zustandekommen von »Störungen« innerhalb dieser vielseitigen Entwicklungen nachzuvollziehen und gemeinsam mit den Klient:innen umfassende und nachhaltige Lösungen zu erarbeiten.

Demnach wird sich dieses Buch vor allem zwei grundlegenden Fragen widmen:

1. Was sind postpartale psychische Störungen/Erkrankungen? Wie werden sie erlebt? Wie kommen sie zustande? Wie beeinflussen sie die Selbstwahrnehmung der Betroffenen, die Entwicklung des Kindes und die Partnerschaft? Und wie sehen therapeutische Interventionen im Allgemeinen dazu aus? Also kurz: Warum ergibt es Sinn, sich als Psychotherapeut:in oder Psychotherapieinteressierte störungsspezifisch mit dem Thema PPD auseinanderzusetzen?
2. Was kann ein systemischer Blick auf Pathogenese und Therapie beitragen? Als Systemikerin möchte ich der eindimensionalen Unterteilung in gesunde und an PPD erkrankte Mütter stattdessen relationale, dynamische Modelle entgegenstellen, die das Elternwerden als komplexen, multidimensionalen Prozess erklären, der »störungsanfällig« sein kann. Außerdem möchte ich Einblicke in die Spezifika einer systemischen Psychotherapie postpartaler Depression geben. Wir gehen also der Frage nach: Was hat systemische Therapie an störungsrelevanten Interventionen anzubieten?

Zur Beantwortung dieser Fragen gilt es, die PPD in erweiterten Kontexten zu betrachten, und zwar als Ausdruck von Reibung an der Schnittstelle biografischer, familiärer und diskursiv-gesellschaftlicher Umbrüche am Übergang zur Elternschaft.

- Mutter oder Vater zu werden, stellt einen tiefen biografischen Einschnitt dar. Die Identität der Person gewinnt neue Facetten hinzu und sie muss sich vielleicht auch in ihr weniger geläufige Rollen fügen. Narrativ betrachtet beginnt hier ein neues Kapitel der Lebensgeschichte.
- Das familiäre System muss sich auf ein neues Mitglied und auf eine neue Rollenverteilung einstellen. Verantwortung - physische Sorgearbeit und mentale Belastung - wird neu arrangiert. Und das in einer Zeit, wo für partnerschaftliche Begegnungen manchmal wenig Zeit bleibt.
- Gesellschaftliche Diskurse stellen eine Vielzahl von Anforderungen insbesondere an Mütter. Social Media, Elternrunden, Ratgeberliteratur und das Gesundheitssystem überhäufen junge Mütter mit Tipps und Warnungen, was Mütter von heute wissen und tun sollten, um ihren Kindern einen optimalen Start zu ermöglichen.

Diese drei Dimensionen überschneiden sich in der vulnerablen Peripartalzeit. Um zu verstehen, warum junge Mütter heute immer häufiger mit Symptomen von PPD in therapeutischen Praxen, aber auch in der (digitalen) Öffentlichkeit erscheinen, müssen wir auf allen drei Ebenen nach Anhaltspunkten suchen. Ebenso kann die Therapie der psychischen Schwierigkeiten dabei nicht auf der Ebene der Einzelklient:in stehen bleiben. Familiäre und gesellschaftliche Systeme müssen in Bewegung kommen, um nachhaltig neue Lösungswege zu eröffnen.

Ab dem 8. Kapitel dieses Buches soll die Aufmerksamkeit dann auf die störungsspezifische Therapie und auf Fallbeispiele gerichtet werden. Sowohl im Einzel- als auch im Paar-Setting wird gezeigt, was ein systemischer therapeutischer Ansatz bei peripartalen Problemen zu bieten hat. Dabei werden störungsrelevante Interventionen aus dem reichen Fundus der Systemischen Therapie bei Depression und Angst mit Blick auf den Postpartalzeitraum vorgestellt. Zudem wird auf das immer aktueller werdende Thema der posttraumatischen Belastungsreaktion nach traumatisch erlebten Geburten eingegangen. Hier bieten Ansätze aus der narrativen und der hypnosystemischen Therapie wichtige Anregungen, um therapeutisch ins Handeln zu kommen.

Insgesamt möchte dieses Buch Mut machen, sich an das Thema postpartale psychische Problematiken therapeutisch heranzuwagen! Wir Systemiker:innen fragen zu Beginn von Therapien gerne, woran Klient:innen merken würden, dass die Therapie etwas verändert. Wenn ich diese Frage in Bezug auf dieses Buch beantworten sollte, wäre es, dass sowohl systemische als auch Fachpersonen aus anderen Richtungen im Anschluss an die Lektüre sagen können: Ich habe mehr Einblick und ein systemischeres Verständnis entwickelt für die komplexen Problemstellungen im Peripartalzeitraum und ich habe etwas in der Hand bzw. ich kann therapeutisch etwas tun, wenn solche Klient:innen zu mir in die Praxis kommen. Das Schöne an dieser Arbeit ist nämlich, dass sie so viel mit Entwicklung und Krisenbewältigung zu tun hat. Es braucht oft viele Interventionen aus unterschiedlichen Richtungen, nicht nur psychotherapeutisch, auch medizinisch und im Sozialen, damit sich die Situation verändert. Aber es ist eben eine Zeit voller Veränderungen, wo kleine Anregungen große Auswirkungen haben können, oft auf unterschiedlichen, gar nicht intendierten Ebenen. Natürlich können wir die Prozesse nicht lenken (Stichwort: Autopoiese), aber wir können eingefahrene Muster ein wenig durcheinanderbringen und hie und da eine anschlussfähige Intervention anbieten, die mehr Spielraum ermöglicht in dieser ganz eng erlebten Zeit. Aus meiner persönlichen Praxis habe ich erfahren, dass am Ende solcher therapeutischen Prozesse oft neue Geschichten entstehen – Geschichten des Sich-neu-und-anders-Erlebens, Sich-einen-guten-Platz-Findens und eines Etwas-wirklich-Großes-gemeistert-Habens. Peripartale psychische Probleme dazu zu nutzen, um neue Wege zu eröffnen, bringt nicht nur Erleichterung für die Eltern, es beeinflusst auch den Start ins Leben für die kommende Generation. Ich hoffe, dass meine störungsspezifischen systemischen Anregungen zum Anstoßen solcher Prozesse etwas beitragen können.

2 Psychische Störungen in der Peripartalzeit

2.1 Historische Annäherung

Um zu beginnen, sich mit einem Thema auseinanderzusetzen, ergibt es oft Sinn zu fragen: Seit wann gibt es dieses Phänomen eigentlich? Systemisch gedacht können wir die Frage so nicht stellen, weil es Phänomene nicht an und für sich »gibt«, sondern sie auf unterschiedlichen Ebenen konstruiert werden (im Betrachter, im Diskurs etc.). Aber wir können überlegen: Seit wann wird über etwas gesprochen? Genauer: was ist bis heute über diese Diskurse noch auffindbar? Zu welchem Zweck wurde wie und wo darüber gesprochen, mit welchen Auswirkungen? Im Folgenden finden Sie insofern keinen vollständigen geschichtlichen Abriss zum Thema postpartale psychische Störungen, aber es sollen doch einige interessante Punkte dargestellt werden, die als historischer Kontext wichtig zum Verständnis aktueller Debatten rund ums Thema erscheinen.

Die ersten Erwähnungen postpartaler psychischer Auffälligkeiten findet man bereits im 4. Jahrhundert v. Chr. in Hippokrates' *Buch der Epidemien III*. Er beschrieb darin die Symptome einer Mutter von Zwillingen, die nach der Geburt ein Delirium und Wahnvorstellungen entwickelte und daran letztendlich verstarb. Als mögliche Ursache wurde aus der damaligen Sicht entweder die Entladung des Wochenflusses oder ein Blutstau in der Brust in Erwägung gezogen. Diese Hypothesen wurden viele Jahrhunderte lang kaum herausgefordert (Hamilton 1962).

Erst aus dem 17. und 18. Jahrhundert findet man wieder Beschreibungen und Fallberichte von postpartalen abnormen psychischen Entwicklungen, zum Beispiel von Felix Plater (1603) und Johann Georg Schenck (1609). Als ersten Arzt, der eine vollständige klinische Beschreibung einer postpartalen Psychose verfasste und damit als »Entdecker« des Störungsbildes gilt, wird auf Friedrich Benjamin Osiander (1797) rekurriert. Bei frisch Entbundenen beobachtete Melancholien und Manien wurden in dieser Zeit insgesamt den Geisteskrankheiten bzw. intellektuellen Störungen zugeordnet, wobei der Begriff Manie eher im Sinne einer Psychose verwendet wurde. Die postpartalen Beschwerden der Frauen wurden als eine Mischung aus Traurigkeit und Wahnsinn beschrieben. Eine Unterscheidung zwischen psychotischen und affektiven Störungen gab es damals noch nicht (nach Brockington 1996).

Später, im 19. Jahrhundert, kam es zu einem Aufschwung der medizin-wissenschaftlichen Beschäftigung mit dem Phänomen der sogenannten puerperalen Psychosen - also Psychosen, die in der Wochenbettzeit auftraten. Die Motivation dazu kam aus zwei Richtungen: einerseits aufgrund der starken Belegung psychiatrischer Frauen-Abteilungen mit frisch entbundenen Frauen und andererseits hinsichtlich eines neu aufkeimenden juristischen Interesses an der Thematik. Bei einem Gerichtsverfahren wegen Kindstötung in Essex im Jahr 1848 sagte erstmals ein Arzt zugunsten der beschuldigten Frau aus, dass sie aufgrund einer puerperalen Manie nicht schuldig gesprochen werden könne. Aufgrund einer familiären Verstrickung, der Vater des Richters war ein bekannter Gynäkologe gewesen, zog dieser Fall eine rege Debatte - ausgetragen in der bekannten medizinischen Fachzeitschrift *The Lancet* - nach sich (Karnosh u. Hope 1937, nach Brockington 1996, S. 127). Dies wiederum befruchtete den wissenschaftlichen Diskurs zum Thema und führte zu vermehrtem Forschungsinteresse in England, Frankreich und auch im deutschsprachigen Raum.

Die bis heute einflussreichste, leider erst relativ spät wiederentdeckte Arbeit zu psychischen Störungen im Wochenbett und in der Stillzeit stammt von Louis Victor Marcé (1858). In seinem Werk *Traité de la folie des femmes enceintes, des nouvelles accouchées et des nourrices, et considérations médico-légales* (Die Behandlung der Geisteskrankheit schwangerer, postpartaler und stillender Frauen und damit verbundene medizinrechtliche Überlegungen) bezieht sich Marcé auf 310 teils selbst beobachtete, teils ihm von Kollegen zugetragene Fälle peripartaler psychischer Störungen. Er folgt dabei einer zeitlich sehr weitgegriffenen Definition der Störungen von der Schwangerschaft bis zum Ende der Stillzeit, weil dieser gesamte Zeitraum für ihn einem speziellen Zustand der genitalen Funktionen entspricht. Marcé war überzeugt, dass es einen Zusammenhang zwischen Geschlechtsorganen und dem Gehirn / der Psyche geben müsse, er konnte sich diesen aber nicht genau erklären. Er unterteilte die postpartalen Störungen, die er als die gravierendsten einschätzte, in Melancholien, Manien und Monomanien (wahnhafte Störungen, Psychosen). Er selbst sprach sich aber gegen eine intensive Beschäftigung mit der Differenzierung aus, da die Störungsbilder oft gemischt auftraten und ineinander übergingen.

Aus heutiger Sicht ist auch interessant, dass Marcé die Geburt selbst, wenn sie besonders schwer war oder es zu Komplikationen – wie damals häufig auftretenden Infektionen – kam, als Mitauslöser der Symptome ansah. Auch die Behandlung der Geburtskomplikationen mit hohen Dosen psychotroper Substanzen oder das Fixieren der Frauen über längere Zeiträume zog er als zusätzliche Belastungsfaktoren in Betracht. Diese Stressfaktoren könnten besonders dann Psychosen auslösen, wenn bereits eine erbliche Disposition oder vorangegangene psychische Erkrankungen vorhanden waren, wenn die Frauen älter waren, sehr viele Kinder hatten oder eine individuelle Vulnerabilität aufwiesen. Damit hatte Marcé bereits im 19. Jahrhundert Stellung bezogen zu bis heute als wesentlich betrachteten Debatten. Sein Werk fand aber, wahrscheinlich aufgrund seines frühen und unerwarteten Todes nur sechs Jahre nach dessen Erscheinen, zunächst nicht die nötige Beachtung (nach Trede et al. 2009).

Auch aus dem deutschen Sprachraum gab es wichtige Publikationen zum Thema Peripartalpsychosen. Carl Fürstner führte 1875 das Konzept des »halluzinatorischen Irreseins der Wöchnerinnen« ein. Er beobachtete bei seinen Patientinnen eine Phase der Ruhelosigkeit und Schlaflosigkeit, den »psychologischen Sturm«, gefolgt von einer Phase mit Apathie und Bewegungslosigkeit. Später wurden diese Symptomatiken den zykloiden und damit endogenen Psychosen zugeordnet. Ein Kollege Fürstners, Ludwig Hugo Rippling, vermutete Anomalien in der Durchblutung verschiedener Organe – auch des Gehirns –, ausgelöst durch die Geburt, als Ursache der Psychosen.

Der deutsche Psychiater Wilhelm Griesinger machte sich ebenfalls für eine biologische Erklärung der Symptome stark. Ihm zufolge sollten alle Wochenbett-Patientinnen mit psychotischen Symptomen auf Infektionen hin untersucht werden, da diese das Delirium auslösten, das zur Psychose führte.

Ende des 19. Jahrhunderts fanden die Peripartalpsychosen erstmals Eingang in wichtige Lehrbücher der Psychiatrie. Emil Kraeplin beschrieb die Phänomene in seiner vierten Ausgabe seines Lehrbuchs

(1893) im Kapitel über akute Erschöpfungszustände. Nach einer akut psychotischen Phase mit Übererregung, Stimmungsschwankungen, Verwirrtheit und Halluzinationen könne die Krankheit, bei Vorliegen einer entsprechenden genetischen Disposition, in Melancholie übergehen. Später betonte Kraeplin die Wichtigkeit, zwischen manisch-depressiven und psychotischen Störungsbildern *(Dementia praecox)* zu unterscheiden, bei Wöchnerinnen seien beide Krankheiten ähnlich oft vertreten. Das Kraeplin'sche Konzept der Dementia praecox wurde bekanntlich von Eugen Bleuler Anfang des 20. Jahrhunderts in seinem Werk *Dementia praecox oder Gruppen der Schizophrenien* (Bleuler 1911) weiterentwickelt. Dort wurden Geburt und Wochenbett zwar als möglicher Auslöser, nicht aber als Ursache einer schizophrenen Erkrankung erwähnt (nach Lanczik, Bergant a. Klier 2006).

In den 1920ern setzten sich Strecker und Ebaugh (Strecker a. Ebaugh 1926) für eine Streichung der Diagnose Puerperalpsychose ein, um die psychiatrische Nomenklatur zu reinigen. Alle peripartalen Störungsbilder seien genauso auch in anderen Lebensabschnitten beschrieben und bedürften keiner eigenen diagnostischen Kategorie. Sowohl die American Psychiatric Association (APA) als auch die American Medical Association folgten dieser Empfehlung. Trotzdem zogen die auftretenden Phänomene weiter das Forschungsinteresse auf sich. So entwickelten sich in den 1930er- und 1940er-Jahren zwei weitere Hypothesen zur Pathogenese: zum einen eine psychosexuelle Theorie, dass peripartal erkrankte Frauen rigide oder homosexuell seien und mit der Geburt in einen unauflösbaren Konflikt gerieten. Zum anderen eine Forschungslinie, die sich nun gänzlich auf die biologischen Mechanismen konzentrierte, die hinter dem Geschehen vermutet wurden. Hier wurde vor allem der Zeitpunkt des Einsetzens der Symptome, entweder 4 bis 5 Tage nach der Entbindung oder einhergehend mit der ersten Monatsblutung nach der Geburt, als wichtigster Hinweis angenommen.

Als hormonelle Mechanismen in der Medizin allgemein immer besser beleuchtet wurden, rückten bald Progesteron und Östrogen im Zusammenhang mit peripartalen Störungen in den Fokus der Theoriebildung. Forschung im experimentellen Sinn dazu stellte sich zunächst als schwierig und wenig konklusiv heraus. Das Forschungsinteresse riss aber nie ganz ab.

In dem von der APA herausgegeben Diagnose-Manual DSM wurden postpartale Depressionen oder Psychosen, wie eigentlich seit den 1920er-Jahren von Strecker und Ebaugh empfohlen, nicht als eigene Störungsbilder dargestellt. Seit der vierten Version, dem DSM-IV (American Psychiatric Association 1994), gibt es bei der Kategorie Depression eine zusätzliche Kodiermöglichkeit für postpartales Einsetzen, das zunächst als innerhalb von vier Wochen nach der Geburt definiert wird. Im Prozess der Revisionen dieser Ausgabe und dann vor allem in der Vorbereitung auf das DSM-5 setzten sich Vertreter:innen der PSI (Postpartum Support International), einer Organisation, die sich seit 1987 für die Unterstützung von Familien mit peripartalen psychischen Problemen stark macht, und der Marcé Gesellschaft für eine Erweiterung der diagnostischen Möglichkeiten ein. Der Zusatz »mit postpartalem Beginn« sollte demnach im Zeitraum von der Schwangerschaft bis 6 Monate nach der Geburt für sowohl von Angst als auch Depression geprägte Diagnosen vergeben werden können. Tatsächlich wurde im DSM-5 nur der »Onset«-Zeitraum für Depressionen auf »peripartal« verändert, also auf das Einsetzen der Symptome während der Schwangerschaft bis vier Wochen nach der Geburt, was allerdings auch schon einen großen Fortschritt darstellt (Segre a. Davis 2013).

Wir sehen also, dass viele der aktuellen Debatten rund um das Thema PPD eine lange Geschichte haben. Fragen wie: »Sind postpartale psychische Störungen überhaupt eigene Störungsbilder?«, »Wie sollen wir sie unterteilen?«, »Zu welchen Störungsgruppen gehören sie?«, »Wie kann man sich das Zustandekommen erklären?« und »Braucht es eigene therapeutische Interventionen?« sind Fragen, die uns auch in diesem Buch beschäftigen. Die historische Betrachtungsweise ist sinnvoll, um sich zu vergegenwärtigen, dass Antworten auf diese Fragen bzw. eigentlich schon die Fragestellungen selbst immer vor einem gesellschaftlichen und zeitgeistigen Hintergrund entstehen. In manchen Zeiten ist es wichtig, Phänomene zu beobachten und zu beschreiben. In anderen Zeiten will man verstehen und erklären und in wieder anderen vorrangig statistisch erfassen und zählen. Manchmal braucht es juristische Klarheit, manchmal Richtlinien für die Prozeduren in Krankenhäusern, manchmal müssen Diagnosen gerechtfertigt werden gegenüber einem Effizienzdenken, das zu anderen Zeiten noch keine Kategorie dargestellt hatte. Je nachdem, wie wir unseren Fokus einrichten, entstehen neue Fragen und andere Antworten. Geisteskrankheit, Irresein, Monomanie, Psychose, Heredität, Genital-Gehirn-Verbindung, Hygiene, Schizophrenie, Klassifikationssysteme, Hormone und heute eben Depression, Vulnerabilitäts-Stress-Modell, posttraumatische Belastungsstörungen ... Wissenschafter:innen und Praktiker:innen operieren immer mit den Begriffen und den Verstehweisen ihrer Zeit - auch heute.

2.2 Differenzierung

Obwohl dieses Buch den Titel *Postpartale Depression* trägt, gibt es mehrere psychische Erkrankungen, die im Peripartalzeitraum auftreten und sowohl im Sinne einer Komorbidität als auch differenzialdiagnostisch relevant sind. Entsprechend den aktuell geltenden wissenschaftlichen Standards ist es von großer Bedeutung, genau zwischen den Störungen zu differenzieren (das war historisch nicht immer so). In quasi jedem Artikel zu PPD findet man in der Einleitung Hinweise zur Differenzialdiagnostik, wobei der sogenannte »Babyblues« und postpartale Psychosen schon lange bekannt sind, Angststörungen und die posttraumatische Belastungsstörung (PTBS) werden erst in jüngster Zeit in dem Zusammenhang diskutiert.

2.2.1 Postpartales Stimmungstief »Babyblues«

Als Babyblues oder »Heultage« wird ein Stimmungstief, auftretend am 3. bis 5. Tag nach der Entbindung, bezeichnet. Dieses ist gekennzeichnet durch eine labile Affektlage, häufigen Stimmungswechsel zwischen Euphorie und Weinen und erhöhter Empfindlichkeit (Dorsch u. Rohde 2016). Betroffen sind in etwa die Hälfte der frisch entbundenen Frauen. Die Affektlabilität wird über eine starke Veränderung der hormonellen Lage, vor allem im Hinblick auf Östrogen und Progesteron, erklärt. Der Babyblues bedarf, laut medizinischer und psychologischer Richtlinien, keiner speziellen Therapie, er legt sich von selbst nach wenigen Tagen. Klient:innenberichten zufolge stehen interessanterweise auf einigen Wöchnerinnen-Stationen gesonderte Zimmer zum Weinen zur Verfügung, um nicht betroffene Frauen nicht zu stören.

Zwar nicht klinisch relevant, aber doch in der rückblickend erzählten Geschichte zur Entstehung von PPD interessant, ist vor allem der Umgang mit diesen erstmalig auftretenden heftigen Affekten. Bei manchen Frauen entsteht hier das erste Mal der Gedanke, dass es unwichtig sei, dass sie sich schlecht fühlen, dass es etwas schicksalhaft zu Ertragendes sei, mit dem man andere nicht belästigen solle.

2.2.2 Postpartale Depression (PPD)

Postpartale Depressionen sind mittlerweile das bekannteste und am besten beforschte Störungsbild im Peripartalzeitraum. Mit einer Prävalenz von 10 bis 15 % ist dies eine relativ häufig auftretende psychische Erkrankung, die vor allem aufgrund der gravierenden Folgen bei Nichtbehandlung doch einiges an Forschungsinteresse an sich bindet.

Symptome wie Antriebsmangel, Energielosigkeit, Freudlosigkeit, Interessenverlust, Müdigkeit, Schlaf- und Appetitstörungen, Konzentrationsstörungen, Ängste, Sorgen, Schuldgefühle und zum Teil auch Suizidgedanken kennzeichnen dieses Störungsbild. Damit sind PPD, auf einer solch abstrakten Ebene beschrieben, schwer von Depressionen in anderen Lebensabschnitten zu unterscheiden. Daher wird sowohl für die Diagnostik mittels ICD-10 als auch mittels DSM-5 empfohlen, eine Depression entsprechend dem Schweregrad der Symptomatik zu kodieren. Zusätzlich ist es nach beiden Manualen möglich, den Beginn als im Zusammenhang mit der Geburt, sprich bis zu 4 bzw. 6 Wochen nach der Geburt, zu kennzeichnen. Im ICD lässt sich beispielsweise die Diagnose F32 mit dem Zusatz O99.3 aus dem ICD-Bereich »Schwangerschaft, Geburt und Wochenbett« versehen (Dorsch u. Rohde 2016). Außerdem gibt es hier noch die selten verwendete Diagnose F53 »Psychische oder Verhaltensstörungen im Wochenbett, anderenorts nicht klassifiziert«, die aber nur vergeben werden darf, wenn keine andere Diagnose zutrifft. Die Frage, ob die PPD überhaupt eine eigene Bezeichnung rechtfertigt, wird ja bereits seit Anfang des 20. Jahrhunderts diskutiert. Dem aktuellen psychologischen Wissensstand nach stellen PPD keine nosologischen Entitäten, kein klar abgegrenztes Krankheitsbild dar. Trotzdem wird für die Beibehaltung der Zusatzbezeichnung plädiert, weil die von PPD Betroffenen spezieller Behandlung und Therapie bedürfen und nur mittels diagnostischer

Bezeichnung weitere Forschungsarbeit möglich erscheint (Riecher-Rössler u. Hofecker Fallahpour 2003). Im derzeit noch nicht offiziell auf Deutsch erschienenen ICD-11 (Stand Januar 2026) wird dieser Debatte insofern Rechnung getragen, als die peripartale Depression nicht mehr nur als unspezifische Restkategorie kodierbar ist, sondern durch die neue Rubrik 6E2 »Psychische oder Verhaltensstörungen in Zusammenhang mit Schwangerschaft, Geburt oder Wochenbett« zusätzlich sichtbar gemacht werden wird. Damit wird die PPD zwar weiterhin nicht als völlig eigenständiges Störungsbild betrachtet, erhält aber eine deutlich klarere diagnostische Abbildung als bisher.

Aus medizinischer Sicht ist insbesondere die Früherkennung einer PPD ein wichtiges Anliegen, da die PPD häufig spät oder gar nicht diagnostiziert und damit auch nicht oder nicht rechtzeitig behandelt wird. Standardmäßig wird für die Diagnostik der EPDS (Edinburgh Postnatal Depression Scale)[2] verwendet. Dies ist ein leicht auszuwertender (Selbst-)Test mit Fragen zu depressiver Verstimmung, Ängsten und Sorgen, Überforderung und Selbstverletzungsimpulsen. Der Fragebogen ist im Internet zugänglich und wird auch unter Gynäkolog:innen, Hebammen und anderen Helfer:innen verteilt, denn Fachärzt:innen für Psychiatrie und Psychotherapeut:innen sind meist nicht die ersten Ansprechpartner:innen für Betroffene. Bleiben die Symptome unentdeckt und unbehandelt, können sie sich leicht chronifizieren und zu weiteren psychischen Problemen sowie Schwierigkeiten in der Lebensführung (Wiedereinstieg in den Beruf, Beziehungsprobleme etc.) führen.

Aus Sicht der psychologischen Diagnostik ist das Erkennen einer PPD so schwierig, weil sie leicht mit »normalen« Erschöpfungs- und Überforderungszuständen im Zuge des Mutterwerdens verwechselt werden kann. Außerdem gibt es Überlappungsbereiche zu anderen Störungen. Ängste, Panikattacken und Zwangsgedanken, dem Kind etwas anzutun, passen eher nicht ins Bild einer klassischen Depression. So wird nach möglichst genauen Kriterien und Schwellenwerten gesucht, um die Störung präziser eingrenzen zu können.

2 Für die deutschsprachige Version siehe Bergant u. Nguyen (1998). Verfügbar unter: https://hebammen.at/eltern/wochenbett/epds-fragebogen-wochenbettdepression/ [13.5.2026].

Aus der Perspektive der Systemischen Psychotherapie stellen sich diese Probleme allerdings nicht. Klient:innen stellen sich hier mit einem Anliegen vor, das sie mit ihren eigenen Worten beschreiben. Diese Beschreibungen und die darin erfolgten Unterschiedsbildungen sind für uns die relevanten »diagnostischen« Kategorien. Systemische Therapeut:innen unterstützen dann Klient:innen im Erreichen gewünschter, nicht von einem Manual vorgegebener Veränderungen und gestalten die Therapie auftragsorientiert. Diagnosen, Labels und Bezeichnungen sind dabei zweitrangig bzw. werden als etwas zu Dekonstruierendes angesehen.

Trotzdem ist es sinnvoll, sich mit der Diagnostik zu beschäftigen. Klient:innen erleben die Diagnosestellung und die darauffolgende Psychoedukation oft als massiv entlastend – weg vom persönlichen Versagen hin zu einer behandelbaren Problematik, die sie mit vielen Leidensgenoss:innen teilen. Außerdem hilft das Label »PPD«, weitere Hilfsangebote zu erschließen (siehe Abschn. 8.2).

2.2.3 Postpartale Psychosen

Heute stellen postpartale Psychosen mit einer Prävalenz von nur 0,1 bis 0,2 % den kleinsten Anteil der psychischen Störungen nach der Geburt dar. Im historischen Kontext standen diese Störungsbilder mehr im Vordergrund, was einerseits an der mangelnden Abgrenzung zu affektiven Störungen lag, aber andererseits auch an einem tatsächlichen Rückgang fieberinduzierter Wahnzustände durch die drastisch verbesserte Hygiene in den Krankenhäusern Ende des 19. Jahrhunderts. Trotzdem steht das Störungsbild, vor allem aufgrund der Gefahren, die daraus für Mutter und Kind resultieren können, zu Recht weiter mit im Fokus von Forschung und psychiatrischer Behandlung.

Das Einsetzen der Symptome wird mit ein bis vier Wochen nach der Geburt beschrieben. Das klinische Bild entwickelt sich häufig von Angst, Unruhe, depressiver Verstimmung und Schlafstörungen hin zu katatonen Erregungszuständen, Verhaltensstörungen, Wahnideen und Halluzinationen. Die Symptomatik unterscheidet sich teilweise ein wenig von anderen vorübergehenden psychotischen Episoden im Hinblick auf mehr manische Symptome, oneiroides Erleben (Wachträume) und mehr Verworrenheit (Grube 2005). Nur in wenigen Ausnahmefällen erreichen die Symptome das Vollbild einer Psychose, in der Regel werden sie den affektiven oder schizoaffektiven Psychosen zugeordnet. Ein enger Zusammenhang zur bipolaren Störung wird immer wieder postuliert.

Kodiert werden kann die Störung im ICD-10 unter F53.1 »schwere psychische und Verhaltensstörung im Wochenbett, andernorts nicht klassifiziert« oder im DSM-5 als psychotische Episode mit dem Zusatz »postpartaler Beginn«.

Meistens werden die Partnerschaft und Beziehung von Mutter und Kind im Zuge der Erkrankung stark beeinträchtigt. Es ist neben den Beschwerden selbst auch so gut wie immer eine Behandlung der Bindungsstörung indiziert. In sehr seltenen, aber leider doch immer wieder auftretenden Fällen (etwa 1:50.000) kommt es im Zuge der Erkrankung zu Infantiziden oder erweiterten Suiziden durch die Betroffenen.

2.2.4 Peripartale Angststörungen

Dass man sich überhaupt wissenschaftlich mit Angststörungen im Peripartalzeitraum auseinandersetzt, ist ein relativ neuer Blickwinkel. Die mit Ängsten assoziierten Symptome wie sich Sorgen machen, permanente Angstgefühle und Panikattacken wurden bis vor Kurzem in der Diagnostik noch den Depressionen im Peripartalzeitraum zugerechnet. Heute werden immer mehr Fälle von Ängsten während der Schwangerschaft und postpartal ganz ohne Depressionssymptomatik registriert. Dass der Blick in diese Richtung geöffnet wurde, hat vermutlich auch damit zu tun, dass seit der Novelle des DSM nicht mehr nur postpartale Fälle, sondern auch solche, die schon in der Schwangerschaft aufgetreten sind, in die Diagnose inkludiert werden. Auch Ängste treten sehr häufig bereits in der Schwangerschaft auf mit Prävalenzen bis zu 25 %. Allerdings scheint ein guter Teil davon nach der Geburt zu remittieren. Nur durchschnittlich 7 % der Frauen leiden laut Studien nach der Entbindung noch an Angststörungen (Nakić Radoš, Tadinac a. Herman 2018). Wobei zu bedenken ist, dass die Diagnose oft von einer PPD überdeckt wird, da postpartal im klinischen Alltag selten nach reinen Angstsymptomen gefragt wird. Ängste und Sorgen sind übrigens auch Items der Edinburgh Postnatal Depression Scale und werden darin als Hinweis auf eine PPD gewertet.

Das klinische Bild der auftretenden Symptome ist vergleichbar mit Angststörungen in anderen Lebensabschnitten: entweder dauerhaft erhöhte (generalisierte Angststörung) oder plötzlich in Attacken-Form auftretende (Panikstörung) Ängste, begleitet von körperlichen Beschwerden wie Zittern, Verkrampfung der Muskulatur, Übelkeit, Bauchschmerzen, Kribbeln in Armen und Beinen etc. Auf der Inhaltsebene gibt es Spezifika von schwangerschafts- und geburtsbezogenen Ängsten sowie Sorgen, das Kind nicht richtig versorgen zu können, Angst vorm Versterben des Säuglings oder Sorgen bezüglich der Zukunft als Mutter.

Selten als eigene Symptomgruppe diskutiert werden Zwangsgedanken und Impulse, das Kind zu verletzen, die im Zusammenhang mit unterschiedlichen postpartalen Störungsbildern beschrieben werden. Noch unklar ist, wo diese einzuordnen sind. Den Bestrebungen der IPS (International Postpartum Support) und der Marcé Gesellschaft, auch bei der Gruppe der Zwangsstörungen den Zusatz »mit peripartalem Beginn« kodieren zu können, wurde von der APA noch nicht entsprochen.

2.2.5 Posttraumatische Belastungsstörungen nach der Geburt

Trauma und Geburt werden nicht gerne miteinander in Verbindung gebracht. Die Geburt wird meist mit sehr positiven Gefühlen und Erwartungen assoziiert und auch im öffentlichen Diskurs, in Filmen und Büchern etc. so dargestellt. Für Geburtshelfer:innen ist es aus nachvollziehbareren Gründen wichtig, unter schwangeren Frauen keine Angst vor der Geburt zu verbreiten. So kommen die negativen Aspekte des Gebärens meist wenig zur Sprache, obwohl mittlerweile bekannt ist, dass etwa 20 % der Gebärenden die Geburt als traumatisch erleben und bis zu 6 % daraufhin eine posttraumatische Belastungsstörung (PTBS) entwickeln. Es gibt sowohl Fälle der Primärtraumatisierung durch Schwangerschaftskomplikationen oder schwere Geburtsverläufe (sehr lange auszuhaltende Schmerzzustände, ungeplante Eingriffe, Lebensgefahr für Mutter oder Kind) als auch Retraumatisierungen durch die Geburt nach früherem (sexuellen) Missbrauch und sexualisierter Gewalt (Weidner, Garthus-Niegel u. Junge-Hoffmeister 2018).

Die Symptome einer PTBS nach der Geburt erschweren es Müttern, sich auf den neuen Lebensabschnitt einzustellen. Betroffene leiden unter Hyperarousal mit Schlafstörungen, motorischer Unruhe und Panikattacken sowie zusätzlich unter Intrusionen, Albträumen und Dissoziationsphänomenen. Die Erinnerungen an das Geburtserlebnis werden abgespalten und verdrängt, und oftmals wird dabei das Neugeborene eng mit dem Erlebten, quasi als Verursacher, verknüpft. Das behindert massiv die Möglichkeiten zum Bindungsaufbau. Dadurch kann auch die adäquate Versorgung des Neugeborenen beeinträchtigt sein. So kann sich ein Teufelskreis von übererregtem, unsicherem Säugling (auch das Kind hat ein Geburtserlebnis!), häufigem Schreien, einer verängstigten, traumatisierten Mutter, die das Kind vielleicht teilweise ablehnt, mehr Schreien usw. entwickeln.

Interessanterweise könne auch Männer, die mit ihrer Partnerin eine schwere Geburt miterlebt haben, Symptome einer PTBS entwickeln (Martini et al. 2017). Für Väter sind es häufig vor allem das hilflose Mitansehen der Schmerzen der Mutter, die Angst um das Leben des Neugeborenen und das Gefühl, nicht aktiv eingreifen zu können bzw. sogar im Weg zu stehen, die retrospektiv die wichtigsten Faktoren bei der Entwicklung einer PTBS darstellen können.

Diagnostisch ist bezüglich der PTBS im Allgemeinen einiges in Bewegung: Die Kriterien Wiedererleben, Vermeidung, Hyperarousal und negative Veränderungen von Gedanken und Stimmung bleiben in den meisten diagnostischen Manualen bestehen, jedoch wird der Fokus etwas weg vom objektiv betrachteten Auslöser (Situation mit Gefahr für Leib und Leben) und hin zur subjektiven Belastung und deren Dauer gelenkt. Das hat auch Implikationen für den Bereich PTBS nach traumatisch erlebten Geburten.

Zum Verlauf einer PTBS nach traumatischen Geburtserlebnissen wurde noch wenig geforscht. PTBS in der Allgemeinbevölkerung remittieren im Mittel zu 44 % spontan, unter Behandlung sind Chancen auf Verbesserungen der Lebensqualität relativ hoch, wobei hier große Unterschiede zwischen Monotraumata und komplexen Traumatisierungen vorliegen. Ob die Situation sich bei Gebärenden ähnlich darstellt, muss noch systematisch untersucht werden. Aus Beobachtungen kann geschlossen werden, dass bei

Primärtraumatisierungen Psychotherapie mit klassischer Trauma-Methodik sehr gut anschlägt. Allerdings gibt es auch Fallberichte mit Chronifizierung einiger Symptomgruppen, vor allem der Insomnien.

Insgesamt konnte gezeigt werden, dass unter den heute in Psychologie und Medizin angewandten diagnostischen Kriterien nicht nur depressive Episoden, sondern auch andere psychisch belastende Phänomene im Peripartalzeitraum beschrieben und kategorisiert werden können. Für systemisch denkende Behandler:innen ist die Suche nach einer immer präziseren Differenzierung nicht vordergründig, da wir es in der Praxis meist mit gemischten, selbstdefinierten »Störungen« zu tun haben. Neue Definitionen und das Ringen um Anerkennung von Diagnosen bzw. deren Spezifika sind jedoch insofern interessant, als sie Forschungsinteresse generieren und betroffenen Eltern eine größere Vielfalt an sprachlichen Ausdrucksmitteln für ihre spezifischen Probleme bereitstellen.

2.3 Erste Einblicke in Fallgeschichten

Frau Berta (34 Jahre)[3]

Frau Berta hat eine fünf Monate alte Tochter. Sie kommt auf Empfehlung ihrer Gynäkologin. Diese vermutet eine postpartale Depression bei ihr, weil sie bei den Terminen immer wieder in Tränen ausgebrochen ist. Frau Berta hasst es zu weinen. Sie hatte vor der Geburt ihr Leben immer im Griff, war beruflich erfolgreich und hatte genaue Vorstellungen zur Familienplanung. Jetzt ist alles ganz anders. Ihr Baby schreit viel und ist kaum zu beruhigen.

»Ich habe mir das ganz anders vorgestellt. Ich habe doch alles vorbereitet, Kinderzimmer, Kinderwagen, Krabbelgruppenplatz. Ich hab doch nichts dem Zufall überlassen. Und jetzt bin ich am Ende meiner Kräfte. Sie schreit so viel, egal was ich tue. Manchmal werde ich so wütend. Ich weiß, das darf man nicht denken, aber manchmal würd ich sie am liebsten anschreien, dass sie die Klappe halten soll. Ich kann das nicht mehr hören! Ich halte auch das ganze Herumtragen und Schaukeln nicht mehr aus. Sie klebt an mir und immer, wenn ich sie ablegen will, geht das

3 Alle personenbezogenen Daten in den Fallgeschichten sind zum Schutz der Personen geändert worden.

Geschrei wieder los. Ich weiß – das ist furchtbar, dass ich so spreche, aber ich bin einfach nur noch müde und spüre keine Freude mehr. Wenn Elina einschläft und ich mich hinlege, ist an Schlaf nicht zu denken. Ich fühle mich leer und trotzdem angespannt, starre einfach an die Decke. Ich wollte doch eigentlich schnell ein zweites Kind, aber jetzt bin ich mir da nicht mehr so sicher. Warum schaffen das alle anderen, nur ich nicht? Ich kann einfach nicht mehr.«

Frau Berta setzt sich selbst unter enormen Druck. Ihr Kind spürt diesen vermehrten Druck auch und schreit. Frau Berta schläft sehr wenig, grübelt viel und ist unzufrieden mit ihren eigenen Gefühlen. Für sie ist die Situation sehr eng geworden. Sie schämt sich, dass nicht alles so glatt läuft, wie sie es bei anderen Müttern vermutet. Wenn es ihr die Gynäkologin nicht dringend empfohlen hätte, wäre sie nicht in Psychotherapie gekommen. Sie betont, sich nicht depressiv zu fühlen, nur überfordert und leer.

Familie Cäsar (39, 36 und 1,5 Jahre)

Das Ehepaar Cäsar hat zurzeit viel Streit und Herr Cäsar macht sich Sorgen um seine Frau. Die beiden haben einen 16 Monate alten Sohn und seit seiner Geburt hat sich das Klima in der Beziehung verändert. Während der ersten Sitzungen spricht vor allem Herr Cäsar, Frau Cäsar ist damit beschäftigt, dem Sohn hinterherzulaufen, der sehr lebhaft ist. Herr Cäsar berichtet, dass seine Frau in ihren frühen 20ern schon mal einige Zeit wegen schweren Depressionen in Behandlung war. Jetzt war sie jahrelang stabil, aber Herr Cäsar ist beunruhigt, da ihre Stimmungsschwankungen wieder sehr intensiv seien in letzter Zeit.

»Ich arbeite von zu Hause aus. Wenn ich aufwache und ins Wohnzimmer komme, weiß ich nie, was mich erwartet. Manchmal ist alles mehr oder weniger okay und manchmal ist meine Frau schon in der Früh so sauer auf mich, dass sie mich permanent anschreit und ich nur alles falsch machen kann. Manchmal ist sie traurig und apathisch, das beunruhigt mich am meisten.«

Aus Frau Cäsars Perspektive sieht das anders aus. Als es ihr endlich möglich ist, sich hinzusetzen, reagiert sie recht ärgerlich auf ihren Mann.

»Weißt du, was ich schon hinter mir habe, wenn du aufstehst? Luca wacht um 5:30 Uhr auf. Ich habe schon so viele Kämpfe hinter mir, wenn du gegen acht aus dem Schlafzimmer kommst. Du schiebst immer alles auf

meine Diagnose und erklärst mich für krank, anstatt mal mit anzupacken und nicht immer nur hinterm Computer zu verschwinden.«
Als Herr Cäsar auf den Streit einsteigt und erklärt, schließlich arbeiten zu müssen und das oft bis spätnachts, beginnt Luca zu schreien und das Gespräch muss unterbrochen werden.
Paartherapie mit Kleinkindern ist sehr herausfordernd. Erst nach verschiedenen Setting-Wechseln kann hier mehr inhaltlich gearbeitet werden. Aber die dynamische Situation der ersten Stunden zeigt auch den Alltag der kleinen Familie.

Frau Emil (27 Jahre)
Frau Emil kommt mit ihrer Tochter (7 Monate) im Tragetuch erstmals in die Therapiestunde. Sie wirkt angespannt und blass. Die kleine Tochter ist bereits ihr zweites Kind, aber dieses Mal scheinen sie ihre Kräfte verlassen zu haben.
»Ich weiß, meine Mädchen würden mich brauchen, aber manchmal schaffe ich es nicht aus dem Bett, geschweige denn rauszugehen. Es ist, als wären die Türen meines Zimmers zugemauert. Ich starre aufs Handy oder an die Wand. Mein Mann bringt mir die Kleine zum Stillen und nimmt sie dann wieder mit. So geht das ein paar Tage. Dann geht's wieder eine Woche besser und dann geht's von vorne los.«
Frau Emil hat viele Pläne, was sie mit ihren Mädchen unternehmen möchte, aber oftmals gelingt es ihr nicht, ihr Zimmer zu verlassen. Frau Emil berichtet von Tagen, an denen die Welt draußen unendlich weit weg sei. Gleichzeitig verliert sie sich oft in den Bildern auf ihrem Handy, wo sie verfolgt, was es alles an Baby-Aktivitäten, kindgerechten Ausflügen und Koch- und Basteltipps zu tun und zu berücksichtigen gäbe. Sie ist enttäuscht von sich selbst und überlegt jetzt, ob sie an postpartalen Depressionen leiden könnte. Davon hat sie online gelesen. Es ist ihr zwar schwergefallen, sich an eine Therapeutin zu wenden, aber das wäre noch leichter, als mit ihrem Mann oder mit ihren Eltern darüber zu sprechen.

An diesen ersten kleinen Einblicken wird deutlich, wie intensiv peripartale psychische Probleme erlebt werden können und wie eng anfangs oft der Handlungsspielraum erscheint. Der Leidensdruck ist meist hoch und die Situation wirkt erst einmal fast ausweglos. Das Inanspruchnehmen von Therapie ist häufig schambesetzt. Für mich geht es daher in der Therapie anfangs zunächst um die Validierung und Normalisierung dieser intensiven Gefühle. Zu Beginn wird es auch oft als erleichternd erlebt, wenn von therapeutischer Seite ein paar praktische Anregungen für den Alltag gegeben werden. Daraus entstehen im Idealfall ein wenig Hoffnung und Vertrauen in die eigenen Kompetenzen, welche dann das Sicheinlassen auf die therapeutische systemische Arbeit ermöglichen.

3 Erklärungsmodelle

Zur Pathogenese postpartaler Depressionen und anderer peripartaler Störungsbilder gibt es unterschiedliche Ansätze. Am gängigsten ist heute, wie bei den meisten psychischen Erkrankungen, von einem ein Vulnerabilität-Stress-Modell auszugehen, bei dem sowohl biologische als auch psychologische und soziale Faktoren eine Rolle spielen (Riecher-Rössler 2012). In den folgenden Abschnitten sollen die unterschiedlichen Faktoren nicht nur kurz beschrieben, sondern es sollen auch Methoden und Denkweisen zum Erkenntnisgewinn des jeweiligen Ansatzes betrachtet werden.

3.1 Medizinisch-biologische Erklärungen: hormonelle Veränderungen

Dass körperliche Faktoren eine Rolle in der Entstehung peripartaler psychischer Erkrankungen spielen, wird ja bereits seit Hippokrates postuliert. Auch heute wird die medizinische Forschung immer wieder vom Phänomen PPD angezogen. Hier sind es vor allem die hohen Prävalenzen der PPD, im Zusammenhang mit sehr weit verbreitetem Babyblues (50–80 %), die auf eine eindeutige biologische Erklärung hinzudrängen scheinen. Hormonelle Veränderungen und deren Auswirkungen auf das Neurotransmittersystem stehen im Zentrum des wissenschaftlichen Interesses.

Dem naturwissenschaftlich-positivistischen Ansatz entsprechend sieht der ideale Erkenntnisprozess so aus: das Phänomen beobachten, eine Theorie bilden, diese Theorie durch kontrollierte Studien prüfen und gegebenenfalls bestätigen oder widerlegen. Im nächsten Schritt werden die Wirkmechanismen genauer untersucht, um daraus therapeutische Ableitungen zu gewinnen. Zum Beispiel könnte man versuchen, das verantwortliche Hormon für eine PPD zu identifizieren, es substituieren und anschließend die Wirkung erneut experimentell überprüfen. So hat das bis jetzt leider noch nicht ganz funktioniert. An einer Vielzahl von Stellen in diesem Prozess hakt es. Das Phänomen ist zu vielseitig und komplex, um es immer klar zu operationalisieren. Die Wirkmechanismen sind theoretisch erklärbar, aber schwer nachweisbar, Versuchsgruppen können schwer verglichen werden und auch präventive Hormongaben haben bisher wenig Erfolge verzeichnet. In der Grundlagenforschung gibt es allerdings erwähnenswerte Fortschritte, die, wenn sie das Phänomen auch nicht restlos aufklären, interessante Zusammenhänge aufzeigen.

Sexualhormone beeinflussen die psychische Befindlichkeit. Auf der Ebene der beobachtbaren Phänomene kann angeführt werden, dass Frauen 1,5- bis 3-mal häufiger an affektiven Störungen erkranken als Männer und dass der Erkrankungsbeginn überproportional häufig mit Phasen hormoneller Umstellung, wie Pubertät, Peripartalzeitraum und Klimakterium, einhergeht. Außerdem gibt auch die prämenstruelle dysphorische Stimmungslage (PMS), von der viele Frauen betroffen sind, einen Hinweis auf diesen Zusammenhang.

Im endokrinen Bereich können Veränderungen der Hormonkonzentration im Blut im Laufe der Schwangerschaft und nach der Geburt beschrieben werden: Gegen Ende der Schwangerschaft ist der Progesteronspiegel auf das Zehnfache und der Östrogenspiegel auf das 50- bis 200-Fache des Ausgangswertes angestiegen. Die beiden Hormone werden während der Schwangerschaft von der Plazenta produziert, die mit der Geburt ausgeschieden wird, und so kommt es zu einem sehr abrupten Abfall der Hormonkonzentration in den Tagen nach der Geburt. Auch die Hormone Prolaktin, Oxytocin und die Schilddrüsenhormone verändern sich mit der Geburt. Vor allem dem Östrogen wird eine psychisch stabilisierende, protektive Wirkung zugeschrieben (Rohde 2002).

Was passiert mit diesen Hormonen im Gehirn? Einerseits bindet Östrogen an speziellen Rezeptoren in der Amygdala und im Hippocampus, den ERβ-Rezeptoren, die eine wichtige Rolle bei der Regulation von Stimmung und Angst spielen. Andererseits scheint das Östrogen auch die Dichte der Dendriten im Hippocampus und der Amygdala zu erhöhen. Außerdem erhöht es die Verfügbarkeit und Nutzung von Serotonin. Die Wirkmechanismen von Progesteron im zentralen Nervensystem (ZNS) sind weniger bekannt. Am plausibelsten scheint, dass durch die Bindung von Progesteron-Metaboliten an die $GABA_A$-Rezeptoren dämpfende, anxiolytische Prozesse verstärkt werden. Auch hier könnte der plötzliche Abfall zu einer Destabilisierung führen (Frevert 2014).

Trotz dieser schlüssigen Theorien kann auf der Ebene der empirischen Forschung kein signifikanter Unterschied in der Hormonkonzentration im Blut bzw. im Ausmaß des Abfalls betreffender Hormone zwischen Frauen, die unter PPD leiden, und nicht betroffenen Frauen festgestellt werden. Einem Forscher (Bloch, Daly a. Rubinow 2003) ist es gelungen, zu zeigen, dass bei prädisponierten Frauen ein künstlich herbeigeführter Östrogenentzug depressive Symptome verstärken kann. Umgekehrt gibt es jedoch zur prophylaktischen Gabe von Östrogen-Präparaten unmittelbar nach der Geburt noch keine signifikant positiven Ergebnisse. So nachvollziehbar das Bedürfnis nach einer eindeutigen medizinischen Erklärung ist, bleiben die Befunde unbefriedigend im Sinne der Gütekriterien quantitativer experimenteller Forschung (Validität, Reliabilität etc.).

3.2 Psychologische Erklärungen: psychosoziale Risikofaktoren

Moderne psychologische Forschung orientiert sich an den quantitativ-empirischen Standards der Naturwissenschaften. Im Vergleich zur Medizin hat sich aber ein eher korrelativer Ansatz durchgesetzt, da es oft nicht möglich ist, experimentell abgesicherte kausale Zusammenhänge festzuschreiben. Insofern werden Aussagen über Korrelationen gemacht, also welche Beobachtung mit welcher anderen häufig einhergeht. Man geht zum Erkenntnisgewinn weniger in die »Tiefe« als in die »Breite«, zieht also möglichst große Stichproben heran, um aus der Vogelperspektive Zusammenhänge lokalisieren zu können. Überschrieben werden diese Befunde mit dem Begriff »Risikofaktoren«.

In einer Zusammenfassung unterschiedlicher Studien zu Risikofaktoren psychischer Erkrankungen im Peripartalzeitraum identifizieren Dorsch und Rohde (2016) die folgenden relevanten Faktoren:

- geringe soziale Unterstützung
- konfliktreiche Partnerschaft
- häusliche Gewalt
- Missbrauchserfahrung
- Migration

- Vorgeschichte mit affektiven Störungen, Angststörungen oder prämenstruellem Syndrom
- ausgeprägter Babyblues nach der Entbindung
- Depressionen in der Schwangerschaft
- Substanzmissbrauch
- Frühgeburt
- maternale chronische Erkrankung
- endokrine Faktoren
- eine Persönlichkeit mit hohem Selbstanspruch

Andernorts weist Riecher-Rössler darauf hin, dass es keine für PPD *spezifischen* Risikofaktoren gibt, die einen konsistenten Einfluss auf das Erkrankungsrisiko haben. Bei an PPD erkrankten Frauen gebe es keine *signifikanten* Unterschiede hormonell, geburtshilflich oder auch sozioökonomisch im Vergleich zu nicht erkrankten Gebärenden (Riecher-Rössler 2006). Ausgenommen davon ist der Faktor vorherige depressive Erkrankung, diese tritt tatsächlich signifikant häufiger bei PPD-Betroffenen auf und kann als Risikofaktor im engeren Sinn angesehen werden.

Die meisten Studien zu Risikofaktoren fassen Frauen zusammen, bei denen die Geburt eine erste depressive Episode auslöst, und solche, bei denen sie Teil einer bereits bestehenden depressiven Erkrankung ist. Auch das könnte zu methodischer Unschärfe führen und schwächt den korrelativen Ansatz.

Insgesamt kann man die psychosozialen Risikofaktoren nach Wolkenstein (2023) in vier Untergruppen unterteilen:

Psychische Gesundheit der Mutter	vor allem vorangegangene depressive Episode
Soziales Umfeld	schlechte Partnerschaftsqualität, mangelnde soziale Unterstützung
Persönlichkeit der Mutter	unter anderem hoher Selbstanspruch und geringer Selbstwert
Soziodemografische Faktoren	niedriger sozioökonomischer Status

Tab. 1: Psychische Risikofaktoren für eine PPD (nach Wolkenstein 2023, S. 27)

Wolkenstein weist auch auf sogenannte aufrechterhaltende Faktoren hin. Diese werden zunächst als Symptome der Erkrankung angesehen, tragen dann aber zum Weiterbestehen sowie zur Intensivierung der Symptomatik insgesamt bei. Zum Beispiel führen Schuld- und Schamgefühle der Betroffenen oftmals zu sozialem Rückzug. Sozialer Rückzug unterbindet die Aktivierung von Ressourcen aus dem Umfeld und führt zu Vereinsamung und damit zu subjektiv schlechterer Befindlichkeit im Sinne der Depressionssymptomatik. Ähnlich verhält es sich mit den Faktoren Vernachlässigung selbstfürsorglicher Tätigkeiten sowie selektiver Informationsverarbeitung. Aus diesen psychologischen Beobachtungen wird bereits deutlich, dass lineare Zusammenhangsbeschreibungen in der Pathogenese von PPD zu kurz greifen und systemisches, zirkuläres Denken diese Zusammenhänge adäquater erfassen kann.

3.3 Psychodynamische Erklärungsmodelle: innere Konflikte

Während die medizinische Forschung den Blick auf körperinterne Prozesse richtet und die klassische Psychologie statistische Zusammenhänge in großen Stichproben untersucht, verfolgt die Psychoanalyse einen anderen Ansatz: Sie geht den Weg über detaillierte Einzelfallgeschichten, um intrapsychische Dynamiken herauszuarbeiten, die hinter der Symptombildung vermutet werden.

Schon Sigmund Freud beschreibt 1895 einen Fall postpartaler Depression in der Fallgeschichte »Ein Fall hypnotischer Heilung mit Rückfall« (Freud 1952). Hier wird eine junge Mutter von Freud behandelt, da sie nach der Geburt niedergeschlagen und wütend ist und ihr Kind nicht stillen kann. Ihr Appetit ist vermindert, sie erbricht häufig und verweigert die Nahrung. Nachdem bereits bei ihrem ersten Kind ähnliche Probleme auftraten und das Kind dann von Ammen gestillt werden musste, soll beim zweiten Kind Freuds hypnotische Behandlung den Zustand beheben. In einer ersten Hypnose suggeriert Freud, dass die junge Mutter bei gutem Appetit sei und das Kind fortan stillen könne. Der Effekt hält nur einen halben Tag an. In einer zweiten Trance schlägt Freud einen anderen Ton an:

> »Die Kranke werde fünf Minuten nach meinem Fortgehen die Ihrigen etwas unwillig anfahren: wo denn das Essen bleibe, ob man denn die Absicht habe, sie auszuhungern, woher sie denn das Kind nähren solle, wenn sie nichts bekäme u. dgl.« (Freud 1952, S. 7).

Diese Suggestion zeigt Wirkung. Die Wöchnerin verhält sich der posthypnotischen Suggestion entsprechend aggressiver. Danach ist sie beschwerdefrei und will keine weitere Therapie in Anspruch nehmen. Freud beschreibt in seinen anschließenden Notizen den »Widerwillen«, der als Symptom bestimmter Hysterien nicht nur die Behandlung erschwere, sondern auf einen tieferen inneren Konflikt verweise.

Psychodynamische Erklärungsmodelle zur postpartalen Depression fokussieren vor allem auf innere Konflikte, die hinter den Symptomen liegen könnten. Hier steht einerseits die Beziehung der Betroffenen zu ihrer eigenen Mutter im Fokus, andererseits das regressive Moment der peripartalen Phase. Ein Kind zu bekommen und zu versorgen, bedeutet auch, selbst versorgt werden zu müssen. Das erinnert an alte orale Bedürfnisse – das Saugen an der Mutterbrust, das Umsorgt-und-gepflegt-Werden – und reaktiviert damit ein frühes Stadium der psychosexuellen Entwicklung. Psychoanalytische Theoretiker:innen sprechen hier von »early moods«, also einer Stimmungslage entsprechend einem frühkindlichen Entwicklungsstadium (Menos a. Wilson 1998). Der Umgang mit starken Gefühlen ist in dieser Phase noch unreif, die Wöchnerin wird von Gefühlen überflutet und kann diese noch nicht / wieder nicht in produktiven Abwehrstrategien regulieren. Sie regrediert und wird hilflos bzw. depressiv.

Der Psychoanalytiker Lawrence D. Blum beschreibt in seinem Literaturüberblick und aus seiner eigenen klinischen Praxis heraus vor allem drei Arten von inneren Konflikten, die aus psychodynamischer Sicht postpartale psychische Störungen charakterisieren (Blum 2007):

- *Dependenz-Konflikte*
  Hier referiert er auf Freuds Fallgeschichte und den darin artikulierten Widerwillen der Patientin. Ein neugeborenes Kind zu versorgen, bedeutet, eine sehr enge Bindung zu dem Kind aufzubauen und gleichzeitig mit seinem eigenen Umfeld, zumindest zeitweise, ebenfalls in Abhängigkeitsverhältnisse einzutauchen, im Sinne des Versorgtwerdens durch Angehörige, die Hebamme etc. »Gesunde«

Mütter reagieren darauf vielleicht positiv, genießen die tiefe Verbindung in dieser besonders verletzlichen Zeit. »Neurotische« Frauen geraten hierbei aber in einen Konflikt. Sie wollen niemanden brauchen, ihre Autonomie um jeden Preis schützen. Hier entsteht Gegendependenz, eine oppositionelle Position zu Abhängigkeit und Bindung. Diese ist allerdings nicht zu verwechseln mit Unabhängigkeit, da die Figuren, von denen die Patientin nicht abhängig sein möchte, einen inneren hohen Stellenwert haben. Unbewusst beneidet die Mutter ihr Kind vielleicht dafür, dass es in den Genuss kommt, liebevoll versorgt zu werden. Nach außen entwickeln die betroffenen Frauen aber Widerwillen gegen Hilfeleistungen und Einmischung. Sie zeigen sich auch oft in der Therapie – die als Wiederholung der elterlichen Situation wahrgenommen werden kann – verschlossen und ablehnend oder ambivalent. Oft ist auch in meiner Erfahrung der Konflikt spürbar: »Bitte hilf mir, aber nicht zu viel, eigentlich will und muss ich das alles alleine schaffen; sobald es mir etwas besser geht, bin ich hier wieder weg« – so könnte der Subtext in der Anfangsphase der Therapie lauten. Konflikthafte Beziehungen und ungewollte Abhängigkeiten, real oder intern repräsentiert, stellen also einen wichtigen Aspekt der Pathogenese dar.

- *Konflikte um Wut und Aggression*
  Auch auf emotionaler Ebene kommt das zum Tragen. Hier kämpfen viele Frauen mit ungewollten Gefühlen von tiefer Wut. Dass bei der Entwicklung von depressiven Symptomen unterdrückte Aggression eine Rolle spielt, ist in den meisten Therapierichtungen anerkannt. Im peripartalen Lebensabschnitt scheinen Wut und Ärger für viele Frauen gar keinen Platz zu haben. Sie meinen oft, sich freuen zu müssen und dass sie mütterliche Sanftheit und Milde ausstrahlen sollten. Häufig haben Frauen schon früh in ihrer Lebensgeschichte ein inneres Verbot, Wut und Ärger zu zeigen, etabliert. Im Zusammenhang mit Mutterschaft wird das zu einem mächtigen Tabu. Wenn Wut über die abhängige Situation aus Schlafmangel oder aus inneren Konflikten heraus entsteht, reagieren zu PPD neigende Frauen schnell mit Scham und Angst. Erschrocken von der eigenen Gefühlsregung ziehen sie sich zurück und versuchen sich zu verstecken. Die Betroffenen verwenden viel Energie darauf, ihre Wut

zu unterdrücken. Wenn das nicht mehr möglich ist, beginnen sich Zwangsgedanken und -impulse aufzudrängen, meist mit dem Inhalt, das Baby zu verletzen oder zu töten. Die Zwangsgedanken schockieren die Frauen und der Kampf dagegen kostet sehr viel Kraft. Der Preis dafür besteht häufig in vermehrter Kraftlosigkeit und tieferer Depression. Einige Betroffene entwickeln andere Zwangsrituale (z. B. Hygiene-, Putz- und Waschzwang), um die Gedanken in Schach zu halten. Einige wenige Frauen entwickeln Psychosen und/oder tun dem Kind tatsächlich weh.

- *Mutterschaftskonflikte*
  Mutter zu werden, bedeutet immer auch, sich wieder mit seiner eigenen Mutter auseinanderzusetzen. Sei es, weil die Mutter als reale Person, als Großmutter wieder näher ins soziale Umfeld rückt, oder sei es als ein inneres Abarbeiten im Sinne von »als Mutter nicht so werden zu wollen wie die eigene Mutter«. Viele Frauen mit PPD haben schwierige Beziehungen zu ihren Müttern. Einem Kind die liebevolle Versorgung zuteilwerden zu lassen, die die Mutter selbst nicht bekommen hat, kann zu einem inneren Konflikt führen. Verbaler und/oder physischer Missbrauch und Vernachlässigung durch die eigene Mutter findet sich in vielen Lebensgeschichten von PPD-Klient:innen. Oft entsteht aus dieser Situation heraus ein erhöhter Energieverbrauch, weil es großer Anstrengung bedarf, sich feinfühlig und liebevoll zu verhalten, wenn es das Modell nie gab. Außerdem sind die negativen Gefühle der Mutter gegenüber oft verdrängt bzw. müssen in der peripartalen Zeit in besonderem Ausmaß verdrängt werden, weil man angewiesen ist auf die Hilfe der Mutter oder weil es einen inneren Anspruch an ein Bild der lieben Oma und einer guten Beziehung zu ihr gibt. Die Ablehnung der eigenen Mutter und gleichzeitig das Annehmen einer eigenen Mutterrolle kann sehr konflikthaft erlebt werden.

Die psychoanalytischen Ideen, die hier nur zu einem Bruchteil skizziert werden können, erscheinen auch systemisch gesehen sehr relevant. Nicht nur haben die meisten Bindungstheorien hier ihren Anschluss- bzw. Abstoßungspunkt, auch werden die meisten Praktiker:innen, die mit inneren Anteilen arbeiten, hier viel Inspiration sammeln können.

3.4 Lerntheoretische Erklärungsmodelle: Verhalten und Kognition

Eine der weitverbreitetsten und relativ gut beforschten Therapieansätze zur Behandlung von postpartalen Depressionen ist die kognitive Verhaltenstherapie (KVT). Im Hinblick auf ein verhaltenstherapeutisches Störungsmodell nimmt die KVT psychologische Modelle, wie oben beschrieben, als Ausgangspunkt und entwickelt diese lerntheoretisch weiter. Sie stellt das Verhalten und die dahinterliegenden Kognitionen dabei ins Zentrum.

Eines der einflussreichsten Modelle zu Pathogenese von Depressionen ist das kognitive Modell von Aaron Temkin Beck (Beck 2004). Depressives Geschehen wird dabei als Triade negativer Kognitionen dargestellt. Und zwar bestehen hiernach bei an Depressionen leidenden Klient:innen

- ein negatives Selbstbild,
- eine negative Wahrnehmung der Umwelt und
- ein negativer Blick in die Zukunft.

Das Beck'sche Modell kann auch im Hinblick auf PPD herangezogen werden. An PPD leidende Klientinnen haben oft das Bild von sich selbst, schlechte, inkompetente Mütter zu sein, sie erleben wenig Unterstützung durch ihr Umfeld und sie haben oft auch wenig Hoffnung für die Zukunft bzw. kaum eine Vorstellung davon, dass die momentane Lebenssituation eine temporäre ist.

Aktuelle Auseinandersetzungen der KVT mit dem Phänomen PPD orientieren sich am psychologischen Vulnerabilitäts-Stress-Modell. Das Mutterwerden - also die Geburt und die neue Lebenssituation - werden dabei als Stressoren oder kritische Lebensereignisse gewertet. Je nach innerer Konstitution der Mutter - hier werden vor allem vorangegangene depressive Episoden und eine Persönlichkeit mit hohen Neurotizismus-Werten als entscheidend betrachtet - kann es zur Entwicklung einer PPD kommen. Auch Umgebungsfaktoren wie wenig soziale Unterstützung und partnerschaftliche Konflikte werden dementsprechend kognitiv unterschiedlich verarbeitet.

In der Therapie gelten ebenfalls Denken und Handeln als die zentralen Hebel zur Veränderung. Darum ist es in dem Modell essenziell, zunächst zu ermitteln, welche Verhaltensweisen in zu großem oder in zu geringem Ausmaß zum Fortbestehen der Symptomatik beitragen. Man spricht hier von Verhaltensdefiziten und Verhaltensexzessen. Beispielsweise besteht bei der PPD oft ein Verhaltensdefizit selbstfürsorglicher Tätigkeiten oder positiver Interaktionen mit dem Kind und ein Verhaltensexzess an depressiven Klagen oder selbstabwertenden Gedanken wie denen, eine schlechte Mutter zu sein. Handlungen und Kognitionen haben dabei kurzfristige und langfristige Konsequenzen. Vielleicht ist es kurzfristig energiesparend, sich dem Kind weniger zuzuwenden. Langfristig leiden aber die Mutter-Kind-Bindung und die Entwicklung des Säuglings. Die langfristigen Konsequenzen der Gedanken und Verhaltensweisen gilt es mit der Klientin zu erarbeiten und das Verhalten dann z. B. mittels kognitiver Umstrukturierung oder Re-Attribuierung dementsprechend zu verändern (Wolkenstein 2023).

Wolkenstein zeigt am Modell einer Abwärtsspirale, wie sich aus einem oder mehreren auslösenden negativen Ereignissen maladaptive Gedanken oder maladaptives Verhalten zu entwickeln vermögen. Diese können zu negativen Gefühlen führen und weitere negative Gedanken etc. anstoßen. Auch wenn die zurückliegenden Auslöser nicht zu verändern sind, kann die Therapie zur Änderung der negativen Wahrnehmung und Kognition beitragen. Dadurch werden positive Verhaltensweisen im Rahmen des sog. Aktivitätenaufbaus angestoßen, die wiederum positive Gefühle fördern und zu weiteren positiven Kognitionen führen mögen, sozusagen die umgekehrte Spirale.

Das Betrachtungsmodell erscheint logisch, bietet sehr praktische Handlungsansätze und ist vor allem auch für Klient:innen nachvollziehbar und ermutigend. Skeptiker:innen könnten hier von einer gewissen Oberflächlichkeit und einem sehr normativen Ansatz sprechen. Aus systemischer Sicht kann eingewendet werden, dass gerade depressive Klient:innen aus guten Gründen einem solchen Aktivitätenaufbau gegenüber oft nicht offen sind. Diesen Gründen und Anteilen nicht nachzugehen, kann nach kurzfristiger Verbesserung zu raschem Wiederauftreten der Symptome führen. Aber gerade aus

Gründen zeitlicher Effizienz und auch aus dem vorübergehenden Charakter der peripartalen Lebenssituation heraus, ist die Attraktivität und Verbreitung verhaltenstherapeutischer Ansätze zur PPD-Behandlung sehr nachvollziehbar. Besonders Wolkensteins systematischer Ausarbeitung zur Pathogenese und Therapie von PPD ist aus meiner Sicht als wichtiger Schritt zum Etablieren störungsspezifischer Methoden unbedingt Anerkennung zu zollen.

3.5 Ein Erklärungsmodell der interpersonellen Therapie

Abschließend wird an dieser Stelle noch ein weiteres Modell vorgestellt, auf dessen Basis störungsspezifische Therapieprogramme zu postpartalen Depressionen im stationären Bereich entwickelt wurden: das Modell der interpersonellen Psychotherapie (IPT).

Die interpersonelle Psychotherapie ist eine Therapieform, die in den 1970er-Jahren von Gerald Klerman und Myrna Weissman (Klerman et al. 1984) entwickelt wurde. Sie bezieht sich theoretisch auf psychodynamische Ansätze, arbeitet aber auch mit Elementen der KVT und fokussiert dabei auf zwischenmenschliche Interaktionen. Allgemein betont diese Richtung, dass psychische Probleme vor allem durch Probleme in zwischenmenschlichen Beziehungen hervorgerufen werden und dort auch der Schlüssel zur Symptomreduktion liegt – ähnlich, wenn auch weniger umfassend, dem systemischen Ansatz.

Die IPT identifiziert drei zentrale Themen, die das Zustandekommen einer PPD erklären und die in der Therapie bearbeitet werden müssen:

- *Rollenwechsel*
  Ein Kind zu bekommen, geht für viele Frauen mit einem Übergang in ihrer sozialen und familiären Rolle einher. Sie verlieren zeitweise die berufliche Rolle, die Rolle im Freundeskreis oder in anderen sozialen Bereichen. Dafür müssen sie sich mit der neuen mütterlichen Rolle auseinandersetzen und sich sozusagen neu einfinden.

- *Trauerarbeit*
  Dieser Übergang geht auch mit Verlusten einher, wie dem Verlust der Unabhängigkeit, in finanzieller Hinsicht oder in Bezug auf die

Freizeitgestaltung. Vorübergehend muss die Frau vielleicht auch auf Karrieremöglichkeiten verzichten, der stetige berufliche Fortschritt steht infrage. Die Mutter muss sich oft auch von Bildern und Vorstellungen verabschieden, wie sie sich das neue Familienleben erträumt hatte. Die Realität sieht dann oft anders aus. Das alles muss verarbeitet und darf aktiv betrauert werden.

- *interpersonelle Konflikte*
  Mit der sozialen Veränderung gehen meistens auch Konflikte in der Partnerschaft und in der Familie einher. Diese Konflikte tragen zum depressiven Erleben bei. Sie zu identifizieren und Konfliktlösestrategien zu erlernen, ist wesentlicher Teil der therapeutischen Arbeit der IPT. Da IPT meistens im Gruppensetting im klinischen Bereich angewandt wird, sind Rollenspiele hier ein wichtiges therapeutisches Instrument der Auseinandersetzung mit sozial herausfordernden Situationen.

Es gibt eine Vielzahl von Studien, vor allem aus den USA, die die therapeutische Wirksamkeit IPT-gestützter Therapieprogramme belegen. In Fachartikeln, basierend auf großen Metaanalysen, werden diese Programme sogar als die wirksamsten bekannten standardisierten Therapieprogramme bezeichnet, wirksamer als rein KVT-basierte Therapien (Stuart 2012).

4 PPD systemisch verstehen

4.1 Systemisches Denken als Voraussetzung systemischer störungsspezifischer Therapie

Systemisch betrachtet kann man nicht davon sprechen, dass jemand eine postpartale Depression oder eine andere psychische Störung *hat*. Sogenannte psychische Störungen sind keine Tatsachen, keine Dinge oder objektive Zustände, die man ermitteln, feststellen oder standardisiert diagnostizieren kann. Zunächst ist »postpartale Depression« ein Begriff, den jemand in einem bestimmten Setting verwendet. Vielleicht stellt sich eine Klientin im Erstgespräch oder bei der Voranmeldung bei der Therapeutin so vor: »Ich suche einen Therapieplatz, weil ich postpartale Depressionen habe.« Vielleicht sagt eine Gynäkologin zu einer Patientin: »Ich überweise Sie zum Psychiater, Sie haben vermutlich eine postpartale Depression.« Oder vielleicht äußert sich eine junge Mutter so gegenüber ihrem Partner: »Ich schaff das nicht allein, du musst mir helfen, ich glaube, ich habe postpartale Depressionen.« All diese Aussagen haben Effekte in Systemen - im Gesundheitssystem, im System Familie, in therapeutischen Praxen und in der Gesellschaft. Der Ausgangspunkt der systemischen Arbeit ist nicht die Klient:in mit ihrer Diagnose, es ist das System, in dem ein Problem entsteht und aufrechterhalten wird - das sogenannte *Problemsystem* (vgl. Ludewig 2009). Psychische Störungen sind systemisch betrachtet nicht abgegrenzt und nicht statisch, sie werden immer wieder diskursiv auf unterschiedlichen Ebenen hergestellt.

In der frühen Phase systemischer Therapie, der strategischen Familientherapie, bedeutete systemisch zu arbeiten, sich als Therapeut:in vor allem das System Familie als problemerzeugendes und -aufrechterhaltendes System anzusehen. Am Beispiel der oben vorgestellten Familie Cäsar könnte das so aussehen:

1. Die Therapeut:in spricht nicht mit Frau Cäsar allein, sondern lädt die Familie zum Gespräch ein.
2. Sie fokussiert sich nicht auf Frau Cäsars vorangegangene Diagnosen oder Defizite in ihrem aktuellen Verhalten, sondern beobachtet alle drei Familienmitglieder und die Interaktionen zwischen ihnen.

3. Sie versucht nicht, einen Verursacher der Schwierigkeiten auszumachen (linear kausales Denken), sondern beobachtet Muster und Dynamiken im System (zirkuläres Denken).

Ein erkennbares Muster in der vorher vorgestellten Sequenz (siehe Abschn. 2.3) wäre z. B., dass der Vater viel spricht und sich über seine Frau bei der Therapeutin beklagt, während diese das Kind zu beruhigen versucht. Die Mutter wird nervöser, während der Vater spricht. Die Nervosität wird vom Kind gespiegelt, das Kind wird lauter. Das führt zu vermehrtem Klagen beim Vater und zu noch größerer Anspannung bei der Mutter usw. Ein zirkulärer Prozess wird deutlich. Im klassischen strategischen Ansatz (Minuchin 1977) würden die Therapeut:in oder andere Teammitglieder hinter Einweg-Spiegeln diesen Interaktionskreislauf beobachten und durch eine Intervention an geeigneter Stelle versuchen, das Muster zu unterbrechen, d. h., das Problemsystem zu verstören.

Zwei Weiterentwicklungen systemischer Theorie und Therapie sind bezüglich des Verständnisses psychischer Auffälligkeiten aus meiner Sicht entscheidend. Erstens die Entwicklung der Kybernetik zweiter Ordnung. Dabei verabschiedet man sich von der Vorstellung, dass sich Therapeut:innen oder andere Beobachter:innen außerhalb des Systems befinden. Jeder, der ein System beobachtet und beschreibt, ist damit Teil des Systems. Im oben genannten Beispiel spielt die Anwesenheit der Therapeutin, als Möglichkeit sich zu beklagen oder als beurteilendes Element, das zur Nervosität beiträgt, eine wichtige Rolle. Auch die Beobachterin ist nicht neutral und objektiv. Sie sitzt als Mensch mit eigener Biografie, eigenen Werten, Gefühlen etc. im Raum.

Zweitens hat sich der Fokus auf Familie als bisher einzige relevante Systemeinheit verändert. Im narrativen Ansatz spielen z. B. Diskurse eine zentrale Rolle: Welche Ideen gibt es in der Gesellschaft und damit verbunden in den Köpfen der Klient:innen zum Thema »eine gute Mutter oder ein guter Vater sein« oder zu »psychisch krank sein«? Warum steht die Mutter morgens mit dem Kind auf und der Vater arbeitet bis tief in die Nacht? Welche Diskurse von Männlichkeit und Weiblichkeit, Vatersein und Muttersein stehen dahinter?

Eine weitere Fokusveränderung bietet der hypnosystemische Ansatz. Hier werden die inneren Anteile, das innere System der Klient:in in den Blick genommen. In systemischen Weiterentwicklungen findet man also nicht nur neue therapeutische Interventionen, man lernt auch, neue Blickpunkte und Haltungen einzunehmen (siehe Abschn. 5.2).

Zusammenfassend kann festgehalten werden: Systemisch denkende Therapeut:innen betrachten nicht die psychische Krankheit innerhalb der Person, sondern das System, in dem sich Symptome beobachten lassen. Störungen sind keine Tatsachen – keine ontologischen Entitäten –, sondern mögliche Wirklichkeitskonstruktionen. Sie werden diskursiv auf unterschiedlichen Systemebenen hergestellt und sind nur zirkulär verstehbar. Deshalb geht es in der systemischen Therapie nicht darum, nach Ursachen zu suchen oder Symptome zu bekämpfen. Es wird vielmehr nach den Kontextfaktoren und den Wechselwirkungen, die ein Problem aufrechterhalten, geforscht, um dadurch neue Handlungsspielräume in und außerhalb des Systems zu eröffnen.

4.1.1 Systemtheoretischer Hintergrund

Was ist eigentlich ein System? Nicht nur Gruppen von Menschen wie Familien oder Teams bilden Systeme, sondern wir sprechen auch von Computersystemen, Zellsystemen, politischen Systemen usw. Was macht dann ein System aus? Ein System besteht aus mehreren Elementen, die miteinander in Verbindung stehen; es hat außerdem eine Außengrenze, also etwas, das unterscheidet, was noch zum System gehört und was zur Umwelt.

In der Systemtheorie wird zwischen lebenden und nicht lebenden Systemen (nicht triviale / triviale Systeme) unterschieden. Systeme erhalten sich selbst aufrecht. Triviale Systeme, wie z. B. eine Heizungsanlage mit Thermostat, haben zur Aufrechterhaltung ihrer Homöostase, hier der Temperatur, einen vorhersehbaren Ablauf eingespeichert: Fällt die Temperatur, springt die Heizung an, bis die Temperatur wieder konstant ist. Menschliche Systeme haben ebenfalls eine Tendenz, sich aufrechtzuerhalten; wie und auf welche Weise das passiert, ist aber nicht vorhersehbar. Beispielsweise nimmt in einer Familie, in der das älteste Kind erwachsen wird und auszieht, oft ein Geschwisterkind eine neue Rolle ein. Kündigt in einem Team eine »schwierige« Person, brechen möglicherweise plötzlich Konflikte auf, die bis dahin überdeckt wurden. Manchmal sind psychische Schwierigkeiten einer Person ein Element in einem System, welches die Homöostase aufrechterhält und so gesehen für das System überlebensnotwendig ist.

Das Prinzip der Autopoiese (Maturana u. Varela 2009) besagt hierbei, dass Systeme sich stetig selbst (wieder)herstellen und nicht willentlich von außen lenkbar sind. Sehen wir die Einzelperson oder die Familie als autopoietisches System, innerhalb dessen wir meinen, problemerzeugende Regelkreise/Kommunikationsmuster zu erkennen, können wir diese als Therapeut:innen von außen nicht gezielt umlenken. Wir können Beobachtungen zur Verfügung stellen oder mittels Interventionen versuchen, das Problemsystem aus dem Takt zu bringen, zu verstören. Wie das System darauf reagiert, können wir aber nicht entscheiden. Wir sind immer darauf angewiesen, Rückmeldungen aus dem System zu erhalten, ob etwas sich in die gewünschte oder weniger gewünschte Richtung verändert. Daran orientiert sich dann das therapeutische Vorgehen.

Ein systemisches Menschenbild nach Ludewig (2009) beruht auf zwei Prinzipien: Das eine ist die autopoietische Organisation des Menschen.

> »Menschen sind autopoietische organisierte, polysystemische Lebewesen, die aufgrund ihrer Komplexität für alle Zwecke von außen und innen undurchschaubar und unbestimmbar sind. [...] Man bleibt sich und dem anderen aus konstitutiven Gründen fremd« (Ludewig 2009, S. 54 f.).

Der andere Aspekt ist die soziale Konstitution des Menschen. Nicht umsonst heißt es so schön, kein Mensch ist eine Insel. Auch die autopoietischen Systeme entwickeln sich aus und stehen in ständiger Wechselwirkung mit ihren sozialen Umwelten. Das permanente gemeinsame Konstruieren von Sinn ermöglicht und strukturiert die Organisation unserer Wahrnehmung. Dieser Prozess wird als *Konsensualisierung* beschrieben. Wir Menschen versuchen über Sprache *(Linguieren, Konversieren)* zu begreifen, was ein anderer empfindet, oder versuchen uns selbst begreiflich zu machen, obwohl dies eigentlich biologisch unmöglich ist.

> »Es ist uns Menschen eigen, dass wir permanent bemüht sind, die uns biologisch auferlegten Grenzen zu überschreiten und Gemeinsamkeit herzustellen« (ebd.).

Niemand kann tatsächlich durch die Augen einer anderen Person sehen. Jeder ist in seiner Wahrnehmung und seinem Denken auf die eigenen Sinnesorgane und sein eigenes Gehirn angewiesen. Trotzdem versuchen Menschen, eine gemeinsame Sprache zu entwickeln, und es ist eigentlich verwunderlich, dass dies überhaupt funktioniert oder zumindest so weit funktioniert, dass wir Gesellschaft organisieren können. Ob mit dem Begriff »Tisch« zwei Menschen tatsächlich genau das Gleiche meinen, ist unüberprüfbar. Wir können uns aber meist einigen, dass man an einem Tisch sitzen möchte und darauf z. B. essen kann. Auch da gibt es Ausnahmen und wir sehen, dass selbst bei diesem einfachen Begriff Kultur und Erziehung eine große Rolle spielen. Kinder lernen in vielen Kulturen, dass man auf einem Stuhl und am Tisch sitzt, aber nicht überall auf der Welt braucht es einen Tisch zum Essen. Das alles ist hergestellter Sinn, eine gemeinsame Vereinbarung.

So erscheint es, wenn es bei »Tisch« schon kompliziert ist, nachvollziehbar, dass ein Begriff wie »Depression« für unterschiedliche Personen unterschiedliche Bedeutungen haben kann. Eine Depression kann man nicht sehen und anfassen, man kann um sie herum agieren, vielleicht kann man sie auch benutzen oder versuchen, sie zu verstehen. Dennoch bleibt es schwierig, über psychische »Störungen« zu sprechen und dabei eine gemeinsame Sprache zu entwickeln. Aus systemisch therapeutischer Sicht sind aber gerade diese Uneindeutigkeiten oft der Spielraum, in dem Bedeutungsgestaltung und damit das Einführen von veränderungsrelevanten Unterschieden möglich wird.

4.1.2 Beschreiben, bewerten, erklären

Im systemischen Denken versuchen wir in theoretischen Auseinandersetzungen, aber auch im Kontakt mit Klient:innen, die Dimensionen Beschreibung, Bewertung und Erklärung nicht zu vermischen. Wenn z. B. behauptet wird, jemand sei depressiv oder jemand habe Symptome einer Angststörung, dann finden wir in diesen Satzkonstruktionen sich selbst verstärkende Kreise gemischter Beschreibungs-, Bewertungs- und Erklärungsmuster. Ein bestimmtes Verhalten wird mit der Zuschreibung depressiv gleichzeitig *beschrieben* (Person weint viel, geht nicht aus dem Haus), *bewertet* (das ist schlecht, normabweichend, behandlungsbedürftig) und *erklärt* (die Depression steckt hinter dem Verhalten, stellt den Grund dafür dar).

Hier wird viel vorausgesetzt, das dann im konventionellen Sprachgebrauch schwer zu hinterfragen ist. Zum Beispiel liegt der Aussage eine Unterscheidung in depressives und nicht depressives Verhalten zugrunde. Nicht depressives Verhalten bedarf dabei keiner Erklärung, es gilt als normal, während depressives Verhalten erklärt und verändert werden sollte.

Im systemischen Ansatz beobachten wir »Störungsbegriffe« unter zwei Gesichtspunkten (Lieb 2014):

- Was sind die Merkmale eines Verhaltens, damit es vom System als abweichend (depressiv, krank, überängstlich etc.) beschrieben wird?
- Was sind die Merkmale des Systems, dass es Verhaltensweisen einen bestimmten Namen einer Störung, Krankheit etc. zuordnen muss/möchte?

Wir versuchen die Beschreibung aus ihrem diskursiv-wertenden Eingebettetsein zu lösen. Dann ist »nicht aus dem Haus gehen« erst einmal einfach nur »nicht aus dem Haus gehen«, kein Vermeidungsverhalten, kein sozialer Rückzug, kein Symptom einer Erkrankung. Bewertung und Erklärung sind separate, kontextabhängige Prozesse. Beispielsweise wäre es in Pandemie-Zeiten normal, nicht aus dem Haus zu gehen, und rauszugehen wäre die Abweichung.

Beobachten und beschreiben

Die Systemtheorie(n) bauen auf die beim Beobachten gemachten Unterschiede als Grundstein ihres Denkens auf. Um über Phänomene überhaupt nachdenken und sprechen zu können, müssen diese zunächst von jemandem beobachtet und anschließend beschrieben werden. Das Beobachten versteht man dabei als aktiven Prozess. Es werden nicht objektive Tatbestände aufgefunden, sondern die Beobachter:in orientiert sich an einer Leitdifferenz und beobachtet dahingehend, was Teil eines Systems ist und was nicht. Beobachter:innen unterscheiden z. B. zwischen dem Familiensystem und dessen Umfeld, zwischen Krankheitssymptomen und Normalverhalten, zwischen politischem Diskurs und Small Talk – oder was auch immer sie gerade im Fokus haben. Es geht dabei jeweils darum, ein System und seine Grenzen zu definieren.

Bewerten

In unserer Alltagssprache, aber auch im klinischen Diskurs sind Bewertungen oft mehr oder weniger subtil in Beschreibungen eingewoben. Ein bestimmtes Verhalten als Störung oder Erkrankung zu bezeichnen, gehört dabei schon zur Bewertung. Aber auch Begriffe wie »Arbeitsloser« für jemanden, der tagsüber etwas anderem nachgeht als Lohnarbeit, oder »Scheidungskind« für ein Kind, das viel erlebt hat in seinem Leben, unter anderem die Trennung der Eltern, beinhalten Bewertungen. Hier geht es einerseits um das Hervorheben bestimmter Merkmale einer Situation/Verhaltensweise etc. gegenüber anderen und andererseits um die negative oder positive Bewertung der Beobachtung. Auch wenn wir von einem »gelungenen Coping« sprechen oder davon, dass jemand »Karriere gemacht« hat, ist das zwar positiv, aber bewertend. Gerade im Bereich der Elternschaft gibt es eine Vielzahl bewertender Kommunikationsmuster. Es lassen sich viele Ideen auffinden, was richtig, gut und normal sein soll für junge Mütter und Väter und was eben nicht.

Da es fast nicht möglich ist, als Mensch gar nicht zu bewerten, versucht man in der systemischen Therapie Bewertungen von den Beschreibungen zu lösen und Klient:innen aktiv, im Sinne der Konstruktneutralität, nach ihren Bewertungen zu fragen: »Wie ist das für Sie mit dem Nicht-aus-dem-Haus-Gehen? Ist das eher angenehm oder unangenehm?« Man arbeitet möglichst nicht mit allgemeinen Bewertungen wie gut/schlecht, gesund/krank, normal/abnormal, sondern mit subjektiven, an den Zielen der Klient:innen orientierten Bewertungen wie mehr oder weniger hilfreich, zieldienlich oder anschlussfähig.

Erklären und verstehen

Es ist Menschen nicht nur ein Bedürfnis, Phänomene einordnen zu können in gut oder schlecht, sicher oder bedrohlich, am liebsten möchten wir die Dinge auch erklären können. Wie kommt es dazu, dass es im Sommer plötzlich blitzt und donnert – oder dass Menschen arbeiten bzw. nicht arbeiten gehen? Offenbar erscheinen uns die unerwarteten Phänomene erklärungsbedürftiger zu sein. Wir fragen öfter nach, wieso es im Sommer Gewitter gibt, als warum da die Sonne scheint. Es wird auch selten nach den Erklärungen für arbeitswilliges Verhalten gesucht.

Dabei wird in den sozialwissenschaftlichen Theorien zwischen dem Erklären von Ereignissen und dem Verstehen von Handlungen unterschieden. Verstehen bedeutet hier, es menschlich, aus dem eigenen Erfahrungsschatz heraus irgendwie nachvollziehen zu können. Wenn das nicht möglich erscheint, wollen wir es zumindest erklären. Psychotisches Verhalten, z. B. scheinbar zusammenhangloses Sprechen, kann manchmal nicht verstanden werden. Deshalb wird es dann mit der Erkrankung Schizophrenie erklärt, diese gilt als Ursache. Symptome werden üblicherweise durch die möglicherweise dahinterliegende Krankheit erklärt.

Für Systemiker:innen ist diese lineare Form von Ursache-Wirkungs-Zusammenhängen im Bereich des menschlichen Verhaltens nicht interessant, zumal es sich dabei um einen Zirkelschluss handelt. Es wird von Symptomen auf Krankheiten geschlossen, die wiederum als die Summe bestimmter Symptome definiert sind. Zusammenhänge werden stattdessen als komplexer angesehen innerhalb der Systeme und nicht isoliert verstanden.

Im Bereich der Symptombildung wird auch weniger nach dem Warum als nach dem Wofür gefragt. Damit sind Erklärungen gemeint, die weniger auf die Vergangenheit (wie kam es dazu?) als mehr auf die Gegenwart und Zukunft fokussieren (was ist der Sinn und Zweck?). Jemand geht nicht aus dem Haus, weil er/sie sich schützen möchte, gern daheim ist, Ruhe braucht. Jemand streitet laut mit dem Partner, weil er/sie gehört werden will, sich regulieren möchte, auf Unrecht aufmerksam machen möchte. Man kann menschliches Verhalten (bis zu einem gewissen Grad) durch verschiedene Faktoren erklären: Dispositionen, Erlebnisse aus der Vergangenheit, Umgebungsfaktoren. Das kann man auch mit Klient:innen besprechen, wenn das einen Mehrwert für sie bringt (im Sinne der Psychoedukation). Aber als Therapeut:innen ist es viel interessanter und fruchtbarer, davon auszugehen, dass menschliches Verhalten sich immer für etwas einsetzt. Manchmal verstehen wir das Warum nicht, aber es lohnt sich, nach einem möglichen Wofür Ausschau zu halten. Das Wofür entfaltet meist erst im sozialen Zusammenhang seine ganze Sinnhaftigkeit (vgl. Abschn. 9.5).

4.1.3 Krankheiten und Störungen

Im Bereich psychischer Leidenszustände haben sich in der Bevölkerung und im medizinischen Jargon die Begriffe psychische Störung und psychische Erkrankung etabliert. Aus systemischer Sicht betonen wir jedoch, dass weder Störungen noch Erkrankungen objektiv auffindbare Entitäten sind. Vielmehr handelt es sich um Beschreibungen von Beobachtungen, die auf bestimmten Unterscheidungen basieren. Diese Unterscheidungen gehen von der jeweiligen Beobachterin aus, die wiederum in einem sozialen Kontext steht. Wir übernehmen die Begriffe nicht unhinterfragt, sondern stellen ihr Zustandekommen in einen systemischen Kontext.

Psychische Störungen

Der Begriff Störung hat eine sehr negative Konnotation. Die meisten Menschen wollen nicht als psychisch gestört bezeichnet werden. Das sollen sie auch nicht. Nicht der Mensch ist gestört, es kommt jedoch manchmal zu Störungen in systemischen Prozessen. Dann wird das Verhalten eines Menschen, im Sinne einer Störung, als Abweichung vom Normalzustand bezeichnet. Systemtheoretisch wird also anhand der Leitdifferenz »nicht gestört« / »gestört« beobachtet (Lieb 2014). Da wir im systemischen Denken sog. »Normalzustände« nicht als statische Gegebenheiten betrachten, sind sowohl die normale Entwicklung als auch die Entwicklung von Störungen prozesshaft, multifaktoriell/multisystemisch und zirkulär zu verstehen.

- *Prozesshaft:* Weder »Normverhalten« noch »Störung« sind eines Tages einfach da, sie entwickeln sich über die Zeit in Systemen. Wobei der genaue Beginn oft nicht definiert werden kann, sondern eher das Überschreiten einer bestimmten Wahrnehmungsgrenze, oder ein Grenzerleben im Sozialbereich wird dann rückblickend als Beginn markiert. Beispielsweise wird ein Kind mit der Diagnose Trennungsangst von der Mutter so beschrieben: »Sie war ja schon immer anhänglich. Die Eingewöhnung im Kindergarten war

schwierig. Aber das kann ja *normal* sein. Als dann alle Kinder im Kindergarten Mittagsschlaf gehalten haben, nur meines nicht, war mir klar, *es stimmt etwas nicht*. Die Einschulung hat es dann bestätigt. Mein Kind kann das einfach nicht. Sie hat eine Angst*störung*.«
Hier ist sehr gut das Wechselspiel der Wahrnehmung der Mutter in Bezug auf das Kind und der sozialen Normen entlang der Leitdifferenz normal/gestört sichtbar.

- *Multifaktoriell/multisystemisch:* Eine Störung wie die hier beschriebene übermäßige Angst vor Trennung – übermäßig definiert anhand einer Vergleichsnorm – entwickelt sich nicht nur innerhalb *eines* Systems. An der Norm orientiert hätte das Kind eine zu enge Beziehung zur Mutter und eine zu schlechte Beziehung zur Betreuungseinrichtung. Wir haben also ein System innerhalb des Kindes (Charakter, Erfahrungen etc.), eines innerhalb der Familie (Mutter, Vater, Geschwister) und eines in der Tagesbetreuung bzw. Schule (Gruppe, Klasse, Lehrer:innen etc.). Überall können hier sog. Störungen auftreten.

- *Zirkulär:* Störungen treten nicht auf und sind dann da, sie stellen sich in kreisförmigen Beziehungsgeflechten immer neu her. In unserem Beispiel die Trennungsangst:
Das Kind erlebt Sicherheit bei der Mutter. Die Mutter hat ein gutes Gefühl, wenn das Kind in der Nähe ist. Das Gefühl ist auch für das Kind spürbar. Wenn aber eine Trennung droht, erleben Mutter und Kind Beunruhigung, sind aufgeregt. Sie machen keine gute Erfahrung bei der ersten Trennung. Zurück bei der Mutter erlebt das Kind wieder Sicherheit. Vor der nächsten Trennung ist die Mutter noch unsicherer. Sie beginnt zu zweifeln: »Wird das beim nächsten Mal gut gehen?« Mutter und Kind gehen verängstigt in den nächsten Trennungsversuch. Aus der Perspektive der Kindergartenpädagog:innen entwickelt sich ein Bild von einem unsicheren Kind. Das Kind geht bald später und seltener in die Einrichtung. Im Vergleich zu anderen Kindern hat es einen weniger guten Platz in der Gruppe. Dadurch erlebt es mehr Unsicherheit. Bis zur Einschulung wächst die Überzeugung: Bei Mama ist es sicher, in Gruppen mit anderen Kindern nicht.

Wir sehen also nicht nur das Zustandekommen von Störungen, auch die Aufrechterhaltung und die Auswirkungen auf die Umgebung müssen in zirkulären Prozessen betrachtet werden. Wobei immer auch die soziale Norm und deren Entwicklung mitgedacht werden müssen. Dass Kinder spätestens mit drei Jahren fähig sein sollten, außerhalb der Familie betreut zu werden, und mit sechs Jahren in die Schule gehen sollen, mit allen dazugehörigen Anforderungen, ist nicht »natürlich« oder ahistorisch. Das alles sind gesellschaftliche Vereinbarungen, gewachsen in Diskursen mit unterschiedlicher Machtverteilung und Interessenlagen.

Psychische Krankheit

Während die Unterscheidung normal/gestört bestimmte Verhaltensweisen im Vergleich mit einer gesellschaftlichen Norm bewertet, wird durch den Begriff Krankheit nach einer dahinterliegenden Erklärung gesucht. Die Vorstellung von psychischen Krankheiten, bei denen ein gestörtes Verhalten als Symptom einer tieferliegenden Erkrankung zu verstehen ist, hat sich in der Psychologie und Psychiatrie weitestgehend etabliert. Analog zu körperlichen Erkrankungen, bei denen beispielsweise Husten als Symptom einer Bronchitis gedeutet wird, wird dann z. B. ein Nicht-aus-dem Haus-Gehen als Symptom einer Depression gesehen oder ein Das-Schulgebäude-nicht-Betreten als Symptom von Trennungsangst.

Diese Sichtweise hat zwei große Vorteile für die Betroffenen. Die Leitdifferenz gesund/krank löst nicht nur die Differenz normal/gestört ab, sondern auch die Unterscheidung schuldig/unschuldig. Menschen, die erkrankt sind, können da nichts oder nur wenig dafür. Krankheit hat eine ent-schuldigende Funktion. Sie hilft uns als Erklärung dabei, dass uns Empathie und Verständnis entgegengebracht wird oder dass wir diese aufbringen. Jugendliche, die aufgrund mentaler Erkrankungen die Schule unregelmäßig besuchen, werden anders behandelt als solche, die einfach die Schule schwänzen. Ein suchtkranker Alkoholiker, welcher einen Rückfall erlitten hat, wird anders behandelt als jemand, der sich sinnlos betrinkt. Auch in Fällen von Erkrankungen stoßen Betroffene irgendwann an Grenzen, verlieren den Arbeitsplatz oder Partner:innen trennen sich – es wird aber mehr Rücksicht genommen, oft mehr Zeit gegeben, Fehlverhalten öfter entschuldigt.

Außerdem sind Krankheiten Eintrittskarten ins Gesundheitssystem. Man versucht Kranke zu behandeln, zu heilen. Dafür werden Ressourcen freigemacht - finanziell, zeitlich, räumlich usw. Im Versicherungssystem haben erkrankte Personen ein Recht auf Behandlungskostenübernahme, während Personen, die »nur« Probleme haben, die Kosten für Therapien selbst tragen müssen.

Diese Vorteile haben aber auch ihre Schattenseiten. Kranksein kann auch ein Stigma sein. Und bei den Betroffenen führt die Erklärung Krankheit häufig zu Passivität. Das Gesundheitssystem, z. B. im Krankenhaus, nimmt Patient:innen das Gefühl von Selbstverantwortung und Selbstbestimmung ab. Begriffe wie »chronisch krank«, »behandlungsresistent«, »rezidivierend« oder »endogen« können bei Betroffenen und deren Angehörigen Hoffnungslosigkeit und Resignation verstärken. Die Krankheit wird als Tatsache hingenommen, die weder verschuldet wurde noch veränderbar ist oder auf jeden Fall wiederkommen wird.

In der Psychiatrie und der Psychologie ringt man im Bereich psychischer Erkrankungen und Störungen um Objektivität durch eindeutige Diagnosen. Hier werden Kriterien erstellt, ab wann Verhaltens- und Erlebensweisen als pathologisch und damit behandlungsbedürftig eingestuft werden sollten. In Kategorisierungssystemen, wie dem ICD oder dem DSM, wird versucht, Störungsbilder umfassend zu beschreiben und anhand der Anzahl von Symptomen und deren Dauer und Intensität zu entscheiden, wer krank ist und wer nicht. Das ist zwar vor allem in Bezug auf die Finanzierung einer Therapie wichtig, hat aber auch einen Einfluss auf das Selbstbild von Betroffenen.

Am Beispiel der PPD kann ebenfalls gezeigt werden, dass die Einstufung als Krankheit eine soziale Übereinkunft darstellt. Ob jemand an PPD erkrankt oder nur »normal« überfordert ist, wird im klinischen Bereich häufig zunächst mit Screeningverfahren wie dem EPDS (Bergant u. Nguyen 1998) eruiert. Auch in diesem Verfahren fallen bei der Item-Gestaltung sowohl die Vermischung von Beschreibungen und Bewertungen als auch der Vergleich mit gesellschaftlichen Normen ins Auge. Der Test setzt sich aus 10 Items zusammen, z. B.: »In den letzten 7 Tagen fühlte ich mich unnötigerweise schuldig« oder »In den letzten 7 Tagen war ich ängstlich, aus nichtigen Gründen«. Wann es angebracht ist, sich schuldig oder ängstlich zu fühlen, wird nicht näher erläutert. Es gibt eine stille soziale Übereinkunft, ab wann ein Schuldgefühl unnötig oder ein Grund zur Sorge nichtig ist, die wir »so im Gefühl haben«. Was wiederum zeigt, wie wirkmächtig die Regeln und Normen unserer Gesellschaft sind und wie tief in unser Gefühlsleben eingewoben.

Psychische Krankheiten können nicht durch bildgebende oder andere objektive Verfahren aufgefunden werden. Das Gesundheitssystem muss sich aus Gründen der Praktikabilität auf Definitionen von gesundem bzw. krankhaftem Verhalten und Erleben einigen. Um diese Definitionen herum werden Kategoriesysteme, Symptomkataloge und Testverfahren entwickelt. Das macht den Inhalt der Definitionen aber nicht »wahrer« oder valider für die einzelne Person. Die Verwendung von Zahlen und Abstufungen erzeugen nur den Anschein einer Objektivität, die dann auf Betroffene und deren Systeme jedoch häufig als Autorität wirkt. Oft verstärken psychologische Testverfahren und die handelnden Akteur:innen im Gesundheitssystem das Gefühl, man hätte eine Depression *gefunden*, vergleichbar mit einem Befund eines bildgebenden Verfahrens am Körper. Dem ist aber nicht so.

Die Begriffe Krankheit und Störungen haben großen Einfluss auf das Denken im Bereich mentaler Gesundheit. Aus systemischer Sicht führen sie zu Problemen, verkürzen Sichtweisen und erzeugen ein Gefühl der »Pseudo-Realität«. Sie bringen aber auch Vorteile mit sich und können Ressourcen freimachen. In bestimmten Kontexten müssen wir mit diesen Begrifflichkeiten agieren, sollten aber nicht aufhören, sie auch mit unseren Klient:innen gemeinsam kritisch-systemisch zu hinterfragen.

4.1.4 Das Verhältnis von biologischen, psychologischen und sozialen Systemtypen

Bevor wir uns dem Inhalt eines systemischen Störungsmodells zu peripartalen psychischen Störungen zuwenden, lohnt es, sich vorab mit den unterschiedlichen Systemebenen und deren Beziehungen zueinander zu beschäftigen. Nach Luhmann (1984) können im Bereich des Menschlichen drei Systemtypen unterschieden werden: biologische, psychische und soziale Systeme. Die Systeme funktionieren autopoietisch, sind aber miteinander verbunden über das Prinzip der *strukturellen Koppelung* (siehe Abb. 1). Das bedeutet, die Systeme beeinflussen einander wechselseitig, bleiben dabei aber autonom und operieren jeweils nach eigenen Regeln.

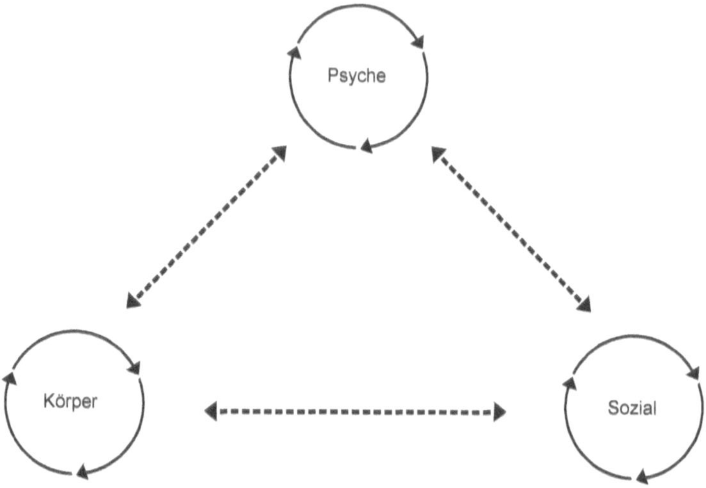

Abb. 1: Das Verhältnis der Systemtypen Körper und Psyche sowie des sozialen Systems

Der *Körper* des Menschen ist nichts Statisches. Auch biologische Systeme stellen sich immer wieder selbst her, gleichen Schieflagen aus und erzeugen neue Ungleichgewichte. Die Atmung, der Stoffwechsel, der Hormonhaushalt, das alles funktioniert zirkulär, über Rückkoppelungsmechanismen. Die vielen kleinen Probleme, die körperintern täglich gelöst werden, erreichen meist gar nicht unser Bewusstsein. Unsere inneren und äußeren Wahrnehmungen, die von unserem psychischen System zu sinnhaften Einheiten zusammengefasst werden, stehen in Wechselwirkung mit biologischen Vorgängen, sind aber nicht als deren direktes Abbild zu verstehen.

Die *Psyche* funktioniert nach intern festgelegten eigenen Regelkreisen. Gedanken und Emotionen beeinflussen sich gegenseitig und können auf den Körper eine Wirkung haben, direkt oder indirekt. Direkt z. B. im Sinne eines erhöhten Herzschlags bei einer Angstreaktion. Oder indirekt, indem innere Sinnkonstruktionen unser Verhalten beeinflussen im Umgang mit uns selbst und der sozialen Umwelt, wenn jemand z. B. aufgrund gewisser Gedankengänge mehr Sport treibt oder sich sozial zurückzieht.

Aber auch *soziale* Systeme unterliegen eigenen Dynamiken. Handlungen oder das Nicht-Handeln eines Akteurs können die Handlungswahrscheinlichkeit eines anderen erhöhen oder verringern. In sozialen Regelkreisen bilden sich oft Muster oder implizite Regeln heraus. Auch Gedanken und Gefühle beeinflussen das soziale Agieren. Dennoch können wir unsere Vorstellungen im System oft nicht exakt umsetzen wie beispielsweise im sozialen System Psychotherapie. Die Beziehung zwischen Klient:in und Therapeut:in reguliert sich stetig neu. Beiden sind die Therapieziele bekannt. Aber diese soziale Übereinkunft wirkt eben nur indirekt und in unvorhersehbarer Weise auf die Psyche und den Körper einer Klient:in. Niemand kann ein spezifisches Verhalten bei jemand anderem zuverlässig auslösen. Aber niemandes Verhalten ist unabhängig von seiner sozialen Umgebung.

Im Unterschied zum klassischen biopsychosozialen Modell ist im systemischen Denken der einzelne Mensch nicht die zu beobachtende Einheit mit den drei Subsystemen, sondern die Systemtypen werden als selbstreferenzielle, autopoietisch organisierte Einheiten betrachtet. Informationen können, aber müssen nicht aus einem System in ein anderes fließen. Wie sie dort verarbeitet werden, determiniert nicht die Information selbst, sondern die Struktur des empfangenden Systems. Dieses Prinzip gilt gleichermaßen in kommunikativen Prozessen innerhalb eines Individuums wie auch im sozialen Kontext zwischen Personen.

4.2 Systemische Perspektiven auf die postpartale Depression

4.2.1 Veränderungen im Peripartalzeitraum aus der Perspektive der werdenden Mutter

Veränderungen im Peripartalprozess können ebenfalls innerhalb der jeweiligen Systemtypen beschrieben werden. Die Systemtypen funktionieren auch hier autonom, sind aber über strukturelle Koppelungsprozesse verbunden. Veränderungen, zum Beispiel das Heranwachsen eines Babys im Mutterleib oder der Übergang vom Paar zur Familie, werden nicht linear, sondern als zirkuläre Prozesse verstanden, bei denen neu hinzutretende Elemente integriert und gegebenenfalls ausgeglichen werden müssen, um die Homöostase des Systems aufrechtzuerhalten (siehe Abb. 2).

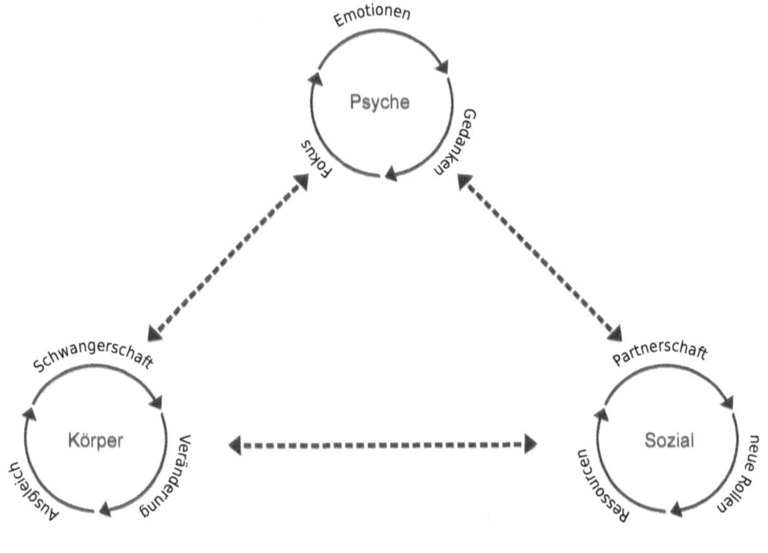

Abb. 2: Veränderungen im Peripartalzeitraum, dargestellt als zirkuläre Prozesse in den verschiedenen Systemtypen

Veränderungen im körperlichen System

Eine Schwangerschaft tritt ein und löst im Körper eine Kaskade von Veränderungsprozessen aus. Die hormonelle Lage verändert sich. Die Hormone stehen in Interaktionen mit Neurotransmittern im Gehirn (siehe Abschn. 3.1), was zu psychischen Veränderungen, aber auch körperlichen Beschwerden wie Übelkeit, häufigem Harndrang, unruhigem Schlaf usw. führen kann. Viel augenscheinlicher noch wächst im Uterus der Frau ein neuer Körper heran, dieser nimmt Raum ein.

Andere Organe müssen Platz machen. Es müssen sich zwei sehr komplex miteinander interagierende körperliche Versorgungssysteme (Blutkreislauf, Sauerstofftransport, Nährstoffe) herausbilden, verbunden über die Nabelschnur. Im günstigsten Fall wächst das Baby im Bauch der Mutter ohne gröbere Komplikationen heran. Der Körper der Mutter passt sich dem neuen Zustand, dem Schwangersein, an, stellt Ressourcen für das Baby bereit und gleicht eigene Mangelzustände aus. Dies geschieht körperintern oder durch anderes Verhalten der Mutter wie Schonung, mehr Kalorienaufnahme (biologische Ebene) oder durch Zugriff auf soziale Ressourcen, z. B. durch Inanspruchnahme von (staatlichen) Hilfeleistungen. Viele neue Regelkreise funktionieren dabei auf der Ebene des autonomen Nervensystems, nur ein Bruchteil erreicht das Bewusstsein der Mutter.

Mit der Geburt tritt wieder eine enorme körperliche Veränderung ein. Hormone wie Östrogen und Progesteron fallen rapide ab. Der Körper wird mit Schmerzen und Erschöpfungszuständen konfrontiert, die teilweise natürlich durch schmerzstillende und euphorisierende Hormonausschüttungen erträglicher werden. Die physischen Regelkreise der Mutter müssen sich nach der Geburt neu kalibrieren. Hier stellt sich nicht der Zustand vor der Schwangerschaft wieder ein, sondern etwas ganz Neues. Als frisch entbundene Mutter, die ihr Kind jetzt nicht mehr über die Nabelschnur, sondern mit ihrer Milch (wieder ein Kreislauf aus Hormonen, Neurotransmittern und Körpersäften) ernährt, ergibt sich ein ganz neuer Regelkreis. Das Kind, mit seinem eigenen Charakter, tritt als neuer Faktor ins System ein. Die beiden Körper müssen jetzt eine jeweils autonome, aber aufeinander abgestimmte Funktionsweise entwickeln. Auch hier geschieht vieles unterhalb der Bewusstseinsschwelle. Nur einen Teil nimmt die Mutter wahr, als Schmerz, als Euphorie, als seelisches Ungleichgewicht oder als körperliche Beschwerden. Einiges gleicht sich im Körper von selbst wieder aus, einiges kann nur über den Zugriff auf die psychische und soziale Ebene re-reguliert werden.

Veränderungen im psychischen System

Die Psyche erhält Informationen aus dem Körper und aus dem sozialen Umfeld und bildet daraus Sinnkonstruktionen in Form von Gefühlen und Gedanken, die sich wiederum kreisförmig aufrechterhalten. Das Eintreten der Schwangerschaft und die Informationen über deren Voranschreiten können zu positiven Gefühlen von Freude und freudiger Erwartung führen, müssen es aber nicht. In »freudiger Erwartung« werden weniger angenehme Veränderungen im Körper, wie Übelkeit oder Gewichtszunahme, als Zeichen der natürlichen Entwicklung gedeutet und subjektiv verringert oder relativiert. Entwickelt die Mutter positive Zukunftsvorstellungen, werden kleinere Sorgen oder Schreckmomente rasch selbst verarbeitet oder mithilfe des sozialen Umfelds schnell beruhigt. Die zuversichtliche Stimmung der Mutter kann sich auch günstig auf die körperliche Entwicklung des Babys auswirken oder auf ihr Ansehen im familiären Umfeld. So bekommt sie von ihrem Körper und von ihrem sozialen System weitere positive Rückmeldungen, die die Entwicklung eines kompetenten Selbstbilds und optimistischer Gedanken weiter verstärken. Umgekehrt können Sorgen oder eine ängstliche Grundstimmung dazu führen, dass Informationen aus anderen Systemtypen als besorgniserregend wahrgenommen werden. Die Wahrnehmung für »schlechte Zeichen« schärft sich und es entstehen mehr bange Gedanken. Angst und Sorge können Stresshormone in Gang bringen oder das soziale Verhalten verändern, wodurch weniger Ressourcen zum Ausgleich der Veränderungen zur Verfügung stehen. Diese Kreisläufe verstärken sich meist selbst weiter.

Die Geburt als großes Lebensereignis bleibt, oft auch bei guter Vorbereitung und positiver Einstellung, herausfordernd, wenn auch im günstigsten Fall selbstbestimmt bewältigbar. Sie kann aber auch ein überforderndes, traumatisches Erlebnis darstellen.

Der Übergang zur Identität als junge Mutter ist auch mit stabiler Psyche kaum im Alleingang zu bewerkstelligen. Mit tragfähigen Beziehungen und ausreichend sozialer Unterstützung ist die neue Rolle mit der Zeit bewältigbar. Im Transitionsprozess kommt es meistens zu heftigen Emotionen, die ganz unterschiedlich ausgedrückt und in das Gedankensystem integriert werden. Gedanken wie »Das ist zwar schwer, aber ich schaffe das« oder »Ich kann mir Hilfe holen, wenn ich sie brauche« können die emotionalen Schwankungen stabilisieren. Fühlt sich die Mutter alleingelassen oder überfordert, weil sie zu wenig Unterstützung hat oder im Zusammenhang mit bisherigen

Erlebnissen Hilfe schlecht annehmen kann, können negative Gefühle und Gedanken sich gegenseitig verstärken: »Ich fühle mich schlecht«, »Immer, wenn es mir schlecht geht, bin ich ganz alleine«, »Dass ich sogar jetzt alleine bin, zeigt, wie schlecht ich bin« oder ähnliche Zirkelschlüsse können das Denken und Fühlen dominieren. Aufgrund der hormonellen Instabilität, durch Schlafmangel und die gewaltigen Erlebnisse um die Geburt herum werden die Gefühle häufig intensiver erlebt als in anderen Lebensphasen.

Veränderungen im sozialen System

Babys werden in unterschiedliche soziale Situationen hineingeboren. Manchmal werden sie freudig erwartet, manchmal schon verzweifelt ersehnt (z. B. nach Kinderwunschbehandlung), manchmal sind sie mit Erschrecken und Leid verbunden, z. B. in Trennungssituationen, in Armut oder nach sexuellen Übergriffen. Es bilden sich mehrere neue oder veränderte soziale Systeme rund um die werdenden Eltern. Ist es ihr erstes Kind, kommt damit eine neue Dynamik in die Partnerschaft, bei Geschwisterkindern müssen sich familiäre Beziehungen neu organisieren. Die werdenden Eltern bilden mit Gynäkolog:innen und Geburtshelfer:innen ein neues »Team«-System, eingebettet im größeren Gesundheitssystem. Außerdem verändert sich die Position der werdenden Mutter im Arbeitsleben und unter den Kolleg:innen. Väter wachsen genauso wie Mütter in ihre neue Rolle hinein. Sind bereits Kinder in der Familie, kümmern sich Väter oder andere Verwandte mehr um die »Großen«, um die Mutter zu entlasten. Die Großeltern-Generation beteiligt sich und unterstützt. Freund:innen, die schon Eltern sind, stellen Erfahrungen bereit und geben Babykleidung weiter. Der Sozialstaat unterstützt monetär für den Verdienstausfall. Das Kinderbekommen, das Sichvermehren ist ein hochkomplexer sozialer Vorgang. Er bringt das soziale Gefüge auf vielen Ebenen ins Wanken und benötigt viel Energie, um die Aufgabe familiär wie auch gesellschaftlich zu bewältigen.

Führt man sich vor Augen, wie anspruchsvoll und kompliziert die Veränderungen im Peripartalzeitraum sind, ist es wenig erstaunlich, dass diese Systeme »störungsanfällig« sind. Der Beginn einer psychischen Störung oder Krankheit im oben beschriebenen Sinn ist nicht allein in einem der drei Systeme anzusiedeln, sondern entwickelt sich zirkulär, in deren Zusammenspiel. Damit ist nicht die Pathogenese innerhalb der Person gemeint, sondern die Symptomentwicklung in den kommunikativen Systemen. An einem Punkt dieser Entwicklung, manchmal sehr früh, manchmal spät und manchmal nie, wird eine postpartale Depression oder eine andere Diagnose angesprochen. Das ist immer ein sozialer Akt, der wiederum Auswirkungen auf alle drei Systemebenen hat.

4.2.2 Wie entstehen peripartale Symptome?

Postpartale Depressionen sind im Unterschied zu Depressionen in anderen Lebensabschnitten nur im Kontext des spezifischen Transitionsprozesses in der Peripartalzeit zu verstehen. Systemisch betrachten wir hierbei (Re-)Konstruktionen kommunikativer Strukturen innerhalb von Systemen – nicht Individuen und ihre individuellen Symptome. Wir können nun unterschiedliche Systeme in den Blick nehmen, um nach Reibungspunkten sowie nach möglichen Funktionen der PPD Ausschau zu halten. Aus meiner Sicht als systemische Paar- und Familientherapeutin ergibt es Sinn, zunächst das System »werdende Eltern« als Ausgangspunkt heranzuziehen. Die Familie befindet sich am Übertritt vom System »Paar« zum System »Familie«. In dieser Phase verändern sich Rollen, Erwartungen, Kommunikationsmuster und Zugehörigkeiten. Frauen müssen sich als Mütter, Männer als Väter neu definieren und ein neugeborener Mensch tritt in die Familie ein. Bestehende Allianzen in der Herkunftsfamilie sowie gewohnte Tagesabläufe werden infrage gestellt und müssen neu ausgehandelt werden. Zugleich entfalten gesellschaftliche Normen und Diskurse ihre Wirkung in einem temporär destabilisierten System, etwa in Bezug auf Vorstellungen von Mutterschaft oder Vaterschaft und dem Anspruch, gleichzeitig Paar und Eltern zu sein.

Symptome, die bei der PPD meist von Müttern artikuliert werden, sind nicht einem personenbezogenen Defizit oder der Akkumulierung von Risikofaktoren zuzuschreiben, sie sind kommunikative Ereignisse mit entsprechenden Folgen. Sie sind Ausdruck von Bedürfnissen und entstehen in der Reibung am Übergang zu einer neuen Systemkonstellation. Das Auftauchen depressiver oder anderer

Symptome kann entweder zeigen, dass es noch Ungleichgewichte im neuen System gibt, weshalb es noch nicht reibungslos funktioniert, oder – und dies ist m. E. noch öfter der Fall – dass sich neue Strukturen zu rasch herausgebildet haben. Es hat sich ein neues Gleichgewicht etabliert, häufig in einer gesellschaftlich vorgeprägten Form, das zwar funktioniert, aber nicht für alle Beteiligten so passt.

Die komplexen Herausforderungen von Schwangerschaft und Geburt spielen für Mütter ebenfalls eine wichtige Rolle bei der Symptombildung. Doch sind es auch hier nicht die »objektiven Erfahrungen« von Schwangerschaftskomplikationen oder einer schweren Geburt, sondern deren Einordnung in das bisherige Erfahrungssystem. Es ist die Lesart, die Versprachlichung im internen sowie im sozialen System, die eine Weiterverarbeitung in Richtung einer PPD oder einer anderen psychischen Störung primär beeinflusst.

Auch auf gesellschaftlicher Ebene finden viele Adaptionsprozesse – unterstützende und normierende – und damit viel Dynamik rund um die werdenden Eltern statt. Fortpflanzung ist so essenziell für die Menschheit, dass die Gesellschaft im Großen (z. B. im Gesundheitssystem) wie im Kleinen (z. B. in der Familie) viele Orte, Narrative und spezifische Praktiken entwickelt hat, um diesen Übergang irgendwie zu meistern. Dass es immer wieder Mütter und Väter gibt, die es problemlos bewältigen, sich zu »vermehren« – sowohl im biologischen Sinn als auch im Sinne eines Über-sich-Hinauswachsens –, sollte ebenso systemisch beschrieben und hinterfragt werden wie die sogenannten problematischen Entwicklungen.

4.2.3 PPD am Übergang vom Paar zur Familie

Betrachtet man die Entstehung peripartaler Symptome im Systemkontext »Paarbeziehung« können wir fragen, welche Rolle Erwartungen an die Elternschaft, Veränderungen in der Paar-Zufriedenheit oder offene und verdeckte Konflikte bei der Entstehung einer PPD spielen. Und wir können fragen, welchen Platz psychische Erkrankungen/Störungen im neuen Beziehungsgeflecht zwischen Mutter, Vater und Kind einnehmen.

Lenkt man die Aufmerksamkeit auf das Thema frühe Elternschaft und Paarbeziehung zeigt sich ein ambivalentes Bild. Auf der einen

Seite stehen hohe Erwartungen. Ein Kind zu bekommen, sei die Krönung der Liebe: »Wenn aus Liebe Leben wird, erhält das Glück einen Namen«, liest man beispielsweise auf Geburtskarten. Es entsteht der Anschein, als müsste die Beziehungsqualität in dieser Zeit auf ihrem Höhepunkt stehen. Auf der anderen Seite – betrachtet man die empirische Forschung – wird ein Abwärtstrend in vielen Parametern der Beziehungsqualität sichtbar (Bogdan, Turliuc a. Candel 2022). Vergleicht man Paare im gleichen Alter und mit gleicher Beziehungsdauer, mit und ohne Kinder, beschreiben jene mit Kindern mehr Unzufriedenheit mit der Beziehung. Mütter sind dabei im Durchschnitt noch unzufriedener als Väter. In der Entwicklungspsychologie wird die Geburt eines Kindes mittlerweile zu den »normativen Krisen« wie Pubertät und Midlife-Crisis gezählt. Dieser Umstand ist jedoch interessanterweise vielen Klient:innen nicht bewusst, sie sind stark geprägt vom Modell »Kind als Krönung der Liebe« und glauben, als Paar zu versagen. Damit ist eine Unzufriedenheit in der Beziehung im Peripartalzeitraum häufig schwer nach außen artikulierbar. Orientierung an zu hohen gesellschaftlichen Standards, Scham und die allgemeine Überforderung in dieser Lebensphase verhindern oftmals, dass Paare sich Unterstützung holen.

Die vielfältigen Herausforderungen am Übergang zur Elternschaft verdichten sich demzufolge in der Paarbeziehung. Hier sind es meiner Erfahrung nach vor allem drei Themenkreise, die zu großer Unzufriedenheit beitragen.

1. *Belastung durch den Arbeitsaufwand bei der Versorgung eines Neugeborenen*
   Kleine Babys sind sehr betreuungsintensiv. Sie müssen alle paar Stunden gestillt/gefüttert werden, und das bei Tag und Nacht gleichermaßen. Die ebenso häufig benötigten Pflegehandlungen sind anfangs noch ungeübt und werden als stresserzeugend erlebt, begleitet von der Angst, »etwas kaputtzumachen«. Das Schreien der Babys wird oft als sehr anstrengend und emotional fordernd erlebt. Schon in den ersten Wochen nach der Geburt stoßen beide Elternteile häufig an die Grenzen ihrer Belastbarkeit. Das Paar befindet sich in einem von Erschöpfung geprägten emotionalen

Ausnahmezustand. Für ausgleichende angenehme Tätigkeiten, Regeneration und Entspannung bleibt kaum Zeit.

2. *Verteilung der Arbeit – Traditionalisierungsfalle?*
Es ist unterschiedlich, inwieweit eine gleichberechtigte Arbeitsteilung in Sorge- und Erwerbsarbeit für Paare bereits vor der Geburt ein Thema ist. In meiner Praxis erlebe ich Paare, denen das ein großes Anliegen ist und bei denen es mit vielen Vorgesprächen und Reflexionsarbeit dann auch gelingt, die Arbeit sowie den Bindungsaufbau gut aufzuteilen – wobei gerade anfangs doch die Mutter meist involvierter in der Babyversorgung ist.

   Paare, die das vorher nicht ausreichend besprochen haben, laufen oft in die sog. Traditionalisierungsfalle. Dieser Prozess kann in etwa so ablaufen: Die Mutter beginnt aufgrund der biologischen Gegebenheiten, das Baby zu versorgen, und der Vater geht, manchmal auch wegen des höheren Einkommens, bald wieder arbeiten. Die Mutter wird immer sicherer im Umgang mit dem Säugling, der Vater ist außer Haus beschäftigt und hat weniger Möglichkeiten, elterliche Kompetenzen aufzubauen. Das hat zur Folge, dass bald nur noch die Mutter das Kind beruhigen oder zum Einschlafen bringen kann. Die Mutter weiß, welche Nahrung das Kind verträgt, kennt sich mit der Bekleidung besser aus etc. Über die Monate und vielleicht Jahre wächst auf der anderen Seite die Einkommensdifferenz zwischen Mutter und Vater. Und die Mutter entscheidet nach der Elternzeit – oft nach dem zweiten Kind –, nur noch in Teilzeit zu arbeiten. Sie wird immer mehr zur Expertin der häuslichen Sphäre, zur Familienmanagerin, während der Vater sich für die finanzielle Versorgung zuständig fühlt. Für einige Paare ist das eine gewünschte Form der Arbeitsteilung, für andere gilt das nicht. Sie sind in Rollen hineingeraten, wie in einem Sog, gegen den es dann schwer anzukämpfen scheint.

3. *Körperlichkeit und Sexualität*
Die Geburt und der fordernde Alltag mit Säuglingen haben auch einen großen Einfluss auf die körperlichen Aspekte der Beziehung. Dass es aus medizinischen Gründen in den ersten 4–6 Wochen nach der Geburt keinen Geschlechtsverkehr geben soll, ist dabei oft gar

nicht die einschneidendste Veränderung. Viele Frauen erleben noch viele Monate nach der Geburt ein Unwohlsein in ihrem Körper. Sie beschreiben, sich im Spiegel kaum selbst zu erkennen, und wollen manchmal im Alltag nicht gerne von ihrem Partner berührt werden. Das hängt auch mit dem sog. »Overtouched-Phänomen« zusammen: Junge Mütter sind oft durch das Stillen in so häufigem und langem Körperkontakt mit ihren Babys, wobei sehr viel Oxytocin und Prolaktin ausgeschüttet werden, dass sie weiteren Körperkontakt als unangenehm erleben. Partner nehmen wahr, dass ihre Berührungen nicht genossen und erwidert werden, und das verunsichert sie. Männliche[4] Partner versuchen in dieser Zeit oft, sich gerade über Berührungen Beziehungssicherheit und Verbindung zu holen. Im günstigen Fall suchen die Partner das Gespräch miteinander oder tragen, wenn nötig, hier auch Konflikte aus. Im ungünstigeren Fall, wenn die Belastungen ohnehin hoch sind oder es schwerfällt, über sexuelle Anliegen zu sprechen, wird das Thema tabuisiert. Frauen ziehen sich häufig immer weiter zurück, entwickeln vielleicht auch Angst vor schmerzhaftem Geschlechtsverkehr aufgrund von Geburtsverletzungen und meiden deshalb alles, was in diese Richtung gehen könnte. Väter fühlen sich dadurch noch weiter abgelehnt, isoliert und ausgeschlossen. Manche Väter entwickeln auch (unbewusst) Eifersucht auf das Baby, das jetzt die ganze körperliche Aufmerksamkeit der Frau erhält.

Konflikte in dieser Lebensphase werden häufig nicht angesprochen. Nach außen – im Freundeskreis oder der erweiterten Familie – ein gutes Bild abzugeben und der vermeintlichen Norm zu entsprechen, kann für viele Paare sehr wichtig sein. Im Kontakt miteinander verstricken die Partner sich vielleicht in sich aufschaukelnde Konflikte oder agieren sehr vermeidend. Manche Paare fürchten Streit, weil der Gedanke an eine Trennung in dieser Zeit für beide Eltern höchst bedrohlich sein kann. Angst um Existenzgrundlagen und darüber, den Kontakt zum Kind zu verlieren, sowie die Anforderung, jetzt für das Kind da zu sein und die eigenen Bedürfnisse hintanzustellen, verhindern in manchen Fällen offene Aussprachen. Ob die unbewusste Erwartung herrscht,

4 Besser: der nicht gebärende Partner, egal welchen (selbstdefinierten) Geschlechts und in welcher Familienkonstellation.

dass offen ausgetragene Konflikte ein Trennungsrisiko darstellen, hängt mit der bisherigen Lebenserfahrung zusammen.

Systemisch betrachtet kommen also neue Herausforderungen mit neuen Aufgaben und der Frage nach deren Verteilung hinzu. Bisherige Regulationsmechanismen, wie Zeit für Regeneration, gute Gespräche, Sexualität oder auch die Möglichkeit, Konflikte offen auszutragen, können wegfallen. Das System wird Belastungen ausgesetzt und die bewährten Wege, solche zu bewältigen, erscheinen plötzlich nicht mehr zugänglich.

Beispielsweise könnte in einem Paarsystem, wenn ein Partner eine sehr stressige Zeit in seinem Beruf hat, der andere mehr Arbeit im Haushalt übernehmen. Nach der Geburt eines Kindes haben beide jedoch zu viel zu tun, es gibt gefühlt keine zusätzlichen Zeitressourcen, die genutzt werden könnten. Oder es kann ein Partner in einer Phase, in der er oder sie vom anderen weniger Aufmerksamkeit bekommt, sich mehr auf seine berufliche Identität oder seine Rolle im Freundeskreis fokussieren. In der ersten Baby-Zeit treten vielleicht diese anderen Rollen in den Hintergrund, die Gespräche mit dem Partner sind möglicherweise die einzigen Gespräche mit erwachsenen Personen. Es sind also, bildlich gesprochen, viele bekannte Ausweichrouten gesperrt. Das System muss neue Wege finden, sich zu rekalibrieren. Dazu gibt es mehrere Möglichkeiten: Manchmal kommen entlastende Personen zu Hilfe, Verwandte, Freund:innen oder professionelle Helfer:innen. Manchmal werden die Standards und Erwartungen gelockert, es gelingen Umdeutungen und Neudefinitionen, man findet z. B. neue Rituale, die Bindung und Nähe herstellen. Manchmal bedarf es einer Symptombildung – nicht im Sinne einer nicht gelungenen Entwicklungsaufgabe, sondern als wichtiger Teil der Entwicklungsdynamik. Symptome können hier als Lösungsversuche gelesen werden, die in ausweglosen, festgefahrenen Situationen – wenn keine neuen Wege erschlossen werden können – wieder Bewegung ins System bringen.

Innerhalb der Paarbeziehung hat das Entwickeln einer PPD auch immer einen Aspekt, der sich aus der Beziehungshistorie und dem aktuellen Beziehungserleben speist. Auf der anderen Seite gibt es einen Aspekt, der beziehungsgestaltend wirkt. Hier ein Beispiel für das prozesshafte Geschehen: Eine Mutter fühlt sich überfordert und von ihrem Partner mit der Versorgung des Babys alleingelassen. Darüber hinaus hat sie einen hohen Leistungsanspruch an sich selbst und es fällt ihr schwer, ihren Partner einzubinden. Die permanente Überforderung und der Kampf mit ungewollten Emotionen tragen dazu bei, dass sich depressive Symptome wie Rückzug, häufiges Weinen, Vernachlässigung der eigenen Hygiene etc. entwickeln. Irgendwann wird das für den Partner unübersehbar. Er muss reagieren, sich selbst mehr einbringen, mehr nachfragen oder Hilfe holen. An dieser Stelle wird dann das Verhalten der Mutter als PPD markiert. Diese Markierung ermöglicht eine neue Systemdynamik. Der Vater muss eine aktivere Rolle einnehmen und es werden zusätzliche Ressourcen aktiviert. Diese Betrachtungsweise soll nicht implizieren, dass die Betroffene diese Verhaltensweisen bewusst zeigt, um dieses Ziel zu erreichen. Deshalb vermeide ich hier auch den heiklen Ausdruck »sekundärer Krankheitsgewinn«. Es geht mehr um eine Betrachtungsweise, in der man Symptome oder deren sprachliche Markierung als eigene Akteurinnen im System versteht. Das wird dann therapeutisch relevant, wenn wir Symptome externalisieren (siehe Abschn. 9.5).

Die Symptome verändern das gesamte Familiengeflecht. In manchen Fällen wirken Symptome einer PPD vor allem bindungsstiftend. In solchen Verläufen kümmern sich Väter, wenn die betroffene Mutter es nicht mehr kann, vermehrt um das Kind. Die Väter werden aktiver und kompetenter in der Versorgung des Säuglings und können damit beginnen, eine intensivere Bindung zum Kind aufzubauen. Die Mutter vermag sich ein wenig zu erholen, findet Zeit für Therapie und ist dann vielleicht offener gegenüber Beziehungsangeboten ihres Mannes, der sie und ihre Welt jetzt besser versteht. Sind soziale und emotionale Ressourcen im System vorhanden, können die Schieflagen, die mit zur Depression beigetragen haben, gut ausgeglichen werden. Aber das ist nicht immer so. Oft sind die Dynamiken hartnäckiger. Manchmal gibt es gute Gründe, beispielsweise frühe Traumatisierungen, warum Väter den Umgang mit den Säuglingen nicht gut aushalten oder warum Mütter sich nicht helfen lassen können – z. B. tief verankerte Glaubenssätze wie »Ich kann mich im Leben nur auf mich selbst verlassen« oder »Wer Hilfe annimmt, begibt sich in Abhängigkeit und bezahlt später die Rechnung dafür«. In solchen Fällen braucht es ein (therapeutisches) Ansetzen auf mehreren Ebenen. Der Weg aus der Krise ist multidimensional und benötigt ein komplexeres Helfer:innensystem (vgl. Kap. 11).

Abseits der PPD gibt es auch Symptomgruppen, die negativ auf den Bindungsaufbau wirken können. Klient:innen mit Zwangssymptomatik übergeben dem Partner vielleicht keinen Aspekt der Babybetreuung oder Hausarbeit, weil alles auf eine bestimmte Art erledigt werden muss, sonst drohen unaushaltbare Angstzustände. Klient:innen mit Wahnideen entwickeln manchmal Angst vorm Partner oder Ängste, dass er dem Baby etwas antun könnte. Umgekehrt befürchten Partner einer stark psychisch beeinträchtigten Mutter manchmal, dass sie dem Baby schaden könnte, und versuchen den Kontakt zu unterbinden. Dies soll veranschaulichen, dass wir im Sinne der Autopoiese nicht wissen, welche Effekte Symptome und deren Benennung auf das Familiensystem haben. Nur durch systematisches, konstruktneutrales Nachfragen können wir gemeinsam mit den Betroffenen herausarbeiten, welchen Platz die Symptome aktuell in ihrem jeweiligen Familiensystem einnehmen. Anschließend erst beginnen wir damit, die Frage zu bearbeiten, unter welchen systemischen Veränderungen die Symptome obsolet werden könnten.

4.2.4 Ein systemisches Störungsmodell postpartaler Depressionen

Bisher wurden Symptome der PPD vor allem im Kontext des sozialen Systems junger Familien dargestellt. Erweitern wir das Modell auf alle drei Systemtypen (körperlich, psychisch und sozial), kann das im Folgenden dargestellte Störungsmodell entwickelt werden (siehe Abb. 3).

Bei postpartalen Depressionen legt ein hormoneller Trigger, der mit dem Einsetzen der Depression einhergeht, im klassischen psychologischen Verständnis einen körperlichen Beginn des Störungsgeschehens nahe. Diese Erklärung ist aber unzureichend, da die hormonellen Veränderungen von Frauen unterschiedlich wahrgenommen und verarbeitet werden. Psychische und soziale Aspekte sind nicht nur ebenso wichtig, sie beeinflussen auch die Hormonausschüttung und deren Wirkungsweise. Zu überlegen, welcher Impuls aus welchem Subsystem die Depressionsentwicklung angestoßen hat, ist aus systemischer Sicht ohnehin müßig (vgl. Abschn. 4.1.2). In der folgenden Beschreibung wird zwar mit der körperlichen Ebene begonnen, gedanklich ist es aber wichtig, alle drei Ebenen parallel und im gegenseitigen Austausch im Blick zu halten.

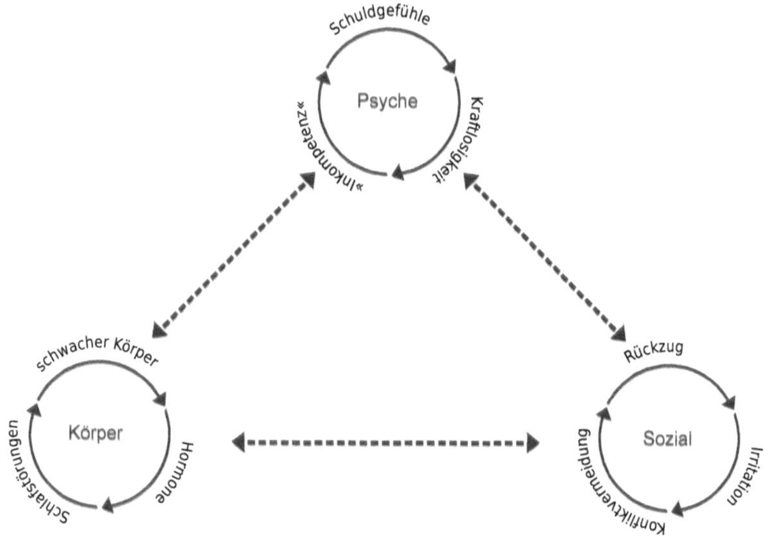

Abb. 3: Systemisches Störungsmodell einer postpartalen Depression

Auch mit Blick auf das körperliche System sehen wir, wie in Abschnitt 3.1 gezeigt werden konnte, dass hormonelle Prozesse auf zirkulärer Rückkoppelung beruhen. Nach der Geburt fallen Östrogen und Progesteron zwar rapide ab, dies kann aber durch Oxytocin (das Bindungs- und Stillhormon) in gewissem Sinne ausgeglichen werden. In manchen Fällen bleibt dieser Ausgleich allerdings aus und die Hormone geraten aus dem Gleichgewicht. Die betroffene Mutter fühlt sich schlecht, labil und entwickelt Schlafstörungen. Der Schlafentzug schwächt den Körper weiter. Die Mutter fühlt sich vielleicht zu schwach, um das Haus zu verlassen. Das System bekommt weniger Sauerstoff und Sonne. Bewegung, die dem Körper guttäte, bleibt aus. Es wird immer schwerer für das Hormonsystem, wieder ins Gleichgewicht zu finden.

Im psychischen System kommt die Information »schwacher Körper« an. Manche psychischen Systeme würden das vielleicht beantworten mit »Ich habe etwas Schweres erlebt, ich brauche mehr Unterstützung« oder »Ich muss jetzt besonders lieb zu mir sein und mir etwas gönnen«. Frauen, die eine PPD entwickeln, könnten die Informationen »Schwäche« eher eingliedern in ein Gefühl von Inkompetenz: »Ich fühle mich schwach, das heißt, ich versage«, »Ich sollte stark sein«, »Alle anderen Mütter sind stark und glücklich; mit mir stimmt etwas nicht«. Das sind Gedanken, die in depressives Grübeln münden können. Viele sich depressiv erlebende Mütter verbinden damit den Gedanken »Ich bin eine schlechte Mutter«. Daraus entwickeln sich eine negative Affektlage und Schuldgefühle, die wiederum die Psyche und den Körper schwächen können. Es wird noch schwieriger nach draußen zu gehen, um dem Körper etwas Gutes zu tun oder sich neuen, anderen Informationen auszusetzen. Es kann sich ein geschlossener Gedankenkreislauf etablieren, der z. B. lauten kann: »Ich bin schwach und kann deshalb nicht rausgehen – weil ich nicht rausgehe, bin ich eine schlechte Mutter – als schlechte Mutter muss ich mich zurückziehen – das zeigt, wie schwach ich bin« (vgl. hierzu das Fallbeispiel Frau Emil). Als Nebenprodukt dieses Zirkels wird der Körper tatsächlich schwächer, weil das Zuhausebleiben den Muskelabbau fördert – eine Koppelung zwischen psychischen und körperlichen Systemen.

Betrachten wir, wie im vorherigen Abschnitt, das soziale System, in welchem sich Symptome einer PPD zeigen, wird augenscheinlich, dass die Symptombildung und Aufrechterhaltung hier tief verankert ist. Im Zuge der vielfachen Veränderungen, die oben beschrieben wurden, kann die Entwicklung von Symptomen nötig und sinnvoll sein – die Sinneinheit »hier stimmt etwas nicht« kann sich in Form einer PPD zeigen. Dies entspricht einer Koppelung von sozialen und psychischen Systemen. Aber auch in der Reaktion auf die Symptombildung spielt die soziale Interpretation eine entscheidende Rolle in der Abmilderung oder Vertiefung der Symptome. Eine Frau, die damit bisher gute Erfahrungen gemacht hat, könnte ihre negativen Gefühle zum Anlass nehmen, sich dem Partner besonders ausführlich mitzuteilen und um

Hilfe zu bitten. Oder der Partner könnte aufgrund von Beobachtungen, dass es seiner Frau nicht gut geht, nachfragen: »Was ist da los? Was brauchst du?« So würde das soziale System eine positive Verbindung zum psychischen System der sich depressiv erlebenden Frau herstellen und vielleicht indirekt für Ausgleich sorgen. Im ungünstigeren Fall kann sich die Frau aber eher zurückziehen, was wiederum sowohl als Symptom selbst als auch als Reaktion auf Symptome gelesen werden kann. Der Partner fühlt sich möglicherweise hilflos und verliert die Orientierung, reagiert vielleicht ebenfalls depressiv. Unter Umständen fühlt er sich auch abgelehnt, wenn die Frau sich zurückzieht und negativ auf Körperkontakt reagiert. Hier können Konflikte entstehen, die zur Folge haben, dass die betroffene Frau sich noch weiter isoliert. Streit oder unterdrückte Konflikte kosten auch Energie und schwächen die Eltern körperlich und psychisch. Die psychischen Systeme des jeweiligen Elternteils finden darin die Bestätigung, dass sie auch als Partner:in inkompetent ist und sich schuldig fühlen muss. Der/die Betroffene kann noch weniger rausgehen, findet weniger Schlaf etc. Der sich negativ verstärkende Regelkreis der PPD ist somit in vollem Gange.

Dieses Modell soll nicht als abschließende oder einzig richtige Erklärung gelesen werden. Es bietet vielmehr eine Möglichkeit, wie wir das Entstehen und die Aufrechterhaltung peripartaler Symptome verstehen können – vorausgesetzt, wir verschieben den Fokus von individuellen Problemen hin zu Dynamiken in Systemen.

Auch andere systemische Verstehweisen sind denkbar und bringen wesentliche Vorteile gegenüber klassischen pathogenetischen Modellen mit sich: Sie

- bleiben kontextbezogen und relational,
- verzichten auf normative Bewertungen,
- vermeiden Pathologisierung des Individuums,
- verstehen Symptome als sinnvolle Beiträge zur Regulation von Systemen,
- eröffnen durch die Frage nach dem Wofür neue Lösungsräume – nicht nur für die einzelne Person, sondern für das gesamte System,

- betrachten Symptome nicht als Defizit, sondern als Ausdruck von Gestaltungspotenzial,
- erkennen, dass nachhaltige Lösungen systemische Veränderungen erfordern und
- begreifen die PPD als eine mögliche (gesellschaftlich geteilte) Markierung - nicht als endgültige Diagnose.

Bisher wurde das Paar- und Familiensystem als primärer Bezugsrahmen herangezogen. Doch peripartale Symptome lassen sich ebenso im Zusammenhang mit weiteren relevanten Systemen verstehen - etwa der Herkunftsfamilie, dem medizinischen Versorgungssystem oder sozialen Netzwerken und Communitys. Diese zusätzlichen Perspektiven werden im folgenden Kapitel sowie in den Fallbeispielen weiter ausgeführt.

5 Ergänzende therapierelevante Perspektiven

Nachdem nun einige grundlegende Annahmen der Systemtheorie und ein systemisches Störungsmodell peripartaler psychischer Probleme beschrieben wurden, stelle ich im Folgenden noch ergänzende theoretische Blickwinkel vor, die m. E. für die störungsspezifische Therapie von PPD hilfreich sind. Wir sprechen schon lange nicht mehr von *der* systemischen Therapie; Weiterentwicklungen und Einflüsse anderer Methoden prägen mittlerweile das Denken und das praktische Handeln vieler systemisch arbeitender Therapeut:innen. Dass sich Systemiker:innen von anderen Sichtweisen beispielsweise aus der Bindungstheorie, der Hypnotherapie oder der narrativen Therapie inspirieren lassen, bedeutet nicht, systemische Grundsätze über Bord zu werfen. Vielmehr existieren mittlerweile unterschiedlich weit entwickelte theoretische Integrationsversuche innerhalb der systemischen Therapie – ein Feld, dessen vollständige Darstellung den Rahmen dieses Buches sprengen würde (vgl. Wagner 2010). Aus meiner Sicht sind es vor allem der narrative und der hypnosystemische Ansatz, die nicht nur unseren Methodenkanon erweitern, sondern komplett eigenständige Denkperspektiven für Systemiker:innen anbieten. Zunächst sollen aber einige Ansätze der klassischen Bindungstheorie erläutert werden, die in der Auseinandersetzung mit den Folgen peripartaler psychischer Probleme unerlässlich sind.

5.1 Bindungstheoretische Perspektive

Die klassische Bindungstheorie kann aus systemischer Sicht sowohl genutzt als auch hinterfragt werden. Wenn wir mit jungen Familien arbeiten, steht die Frage nach den Auswirkungen peripartaler Probleme auf die Bindungssicherheit oft mit im Raum. Ich persönlich, nicht zuletzt durch meine frühere Tätigkeit als Familienbegleitung, erlebe Bindung als Wert und Orientierungspunkt für junge Familien oft als hilfreich. Durch diesen Blickwinkel eröffnen sich eine Fülle an Interventionsmöglichkeiten und Handlungsoptionen, die den Alltag mit Babys und Kleinkindern erleichtern und somit zu ersten Erfolgserlebnissen und Selbstwirksamkeitserfahrungen der jungen Eltern beitragen. Andererseits kann eine unkritische Anwendung bindungstheoretischer Klassifikationen - wie die Einteilung in sichere und unsichere Bindung, in feinfühlige und weniger feinfühlige bzw. weniger kompetente Mütter - sehr bewertend ausgelegt werden. Hierbei wird neuer Druck erzeugt. Viele Mütter sind in Sorge, ein schlechtes Bindungsverhalten zu zeigen bzw. in den ersten Lebensmonaten Fehler gemacht zu haben, die die Bindung zu ihren Kindern nachhaltig beschädigt haben. Das ist nicht hilfreich, solche starren Auslegungen sind aus systemischer Sicht zu hinterfragen und zu verflüssigen, um neuen, eigenen Ideen Platz zu machen. Trotzdem lohnt sich ein Blick durch die Bindungsbrille auf das Geschehen im Peripartalzeitraum und auf die Rolle, die PPD-Symptome darin spielen können.

5.1.1 Eltern und Kind: Bindung als sichere Basis

Bindungstheorien, erstmals in den 1950er-Jahren von John Bowlby postuliert und später von Mary Ainsworth und anderen weiterentwickelt, sind heute klassische Konzepte in Psychologie und Pädagogik (Grossmann u. Grossmann 2011). Begriffe wie »Mutter-Kind-Bindung«, »Bonding« oder »sichere Bindung« findet man derzeit nicht mehr nur in der wissenschaftlichen Auseinandersetzung. Sie haben längst auch in pädagogischen Ausbildungen, Vorbereitungskursen für Pflegeeltern, Elternratgeberliteratur und unzähligen Mütter-Blogs und Social-Media-Kanälen Einzug gehalten. Der Erziehungsstil des *Attachment Parenting,* also der bindungs- und bedürfnisorientierten Erziehung, wird immer bekannter, es finden Kongresse und Fortbildungen dazu statt. Bindung ist also quasi in aller Munde.

Der Begründer der Bindungstheorie, John Bowlby, war ursprünglich Teil der psychoanalytischen Schule, stellte mit seiner Theorie frühkindlichen Verhaltens aber psychodynamische Grundannahmen infrage. In Opposition zur klassischen freudianischen Triebtheorie proklamierte Bowlby ein eigenes Bindungssystem als Motivator kindlichen Verhaltens. Bindungswünsche werden dabei als das sozial-emotionale Band beschrieben, das Mutter und Kind verbindet. Die vier dort aufgeführten Bindungsstile *sichere Bindung, unsicher vermeidende, unsicher ambivalente und desorganisierte Bindung,* kombiniert mit Mary Ainsworth' Konzept mütterlicher Feinfühligkeit, sind mittlerweile weitverbreitet und gut beforscht (Grossmann u. Grossmann 2011).

Berechtigterweise gibt es aber auch substanzielle Kritik an der aus heutiger Sicht sehr eingeschränkten Einteilung, die viele andere Beziehungsformen ausblendet und lediglich auf Mütter in westlichen Kulturen fokussiert. Trotzdem besteht in den meisten fachlichen Kreisen die Übereinkunft, dass eine sichere Bindung, erworben in den ersten Lebensjahren, die Grundlage für Beziehungsfähigkeit, Resilienz und damit das Fundament eines glücklichen, »gelungenen« Lebens darstellen kann.

In diesem Abschnitt soll der Frage nachgegangen werden, wie genau eine solche Bindung aufgebaut wird und was eine peripartal auftretende psychische Erkrankung für einen Einfluss darauf haben kann. Später in diesem Buch wird darüber hinaus darauf eingegangen werden, wie auftretenden Bindungsproblemen therapeutisch begegnet werden kann.

Der Aufbau einer Mutter-(oder Vater-)Kind-Bindung ist ein zirkulärer Prozess. Im Mutterleib ist das Kind physisch über die Nabelschnur mit der Mutter verbunden. Nach der Entbindung, mit dem Durchtrennen der Nabelschnur, müssen Mutter und Kind ein neues Versorgungssystem etablieren. Das Baby bekommt seine Nahrung jetzt nicht mehr automatisch über die Nabelschnur, es müssen die Signale des Babys von den Eltern gedeutet und beantwortet werden. Beim Aufbau einer sicheren Bindung geht es einerseits um die Befriedigung physischer Bedürfnisse des Säuglings nach Nahrung, Wärme und Sauberkeit, andererseits auch um das emotionale sich aufeinander Einschwingen von Eltern und Kind, die *interaktive Affektregulation* (Reck 2007). Diese Prozesse laufen kommunikativ über die Sprachebene, die nonverbale Kommunikation und die Handlungsebene ab.

> »Optimal ist es […,] wenn die Eltern den Rhythmus des Kindes aufgreifen, leicht variieren, ohne das Kind jedoch aus dem eigenen Rhythmus zu bringen« (Reck 2007, S. 236).

Ein eingespielter Kommunikationsrhythmus beinhaltet Sequenzen von »Matching«, also von koordinierten kommunikativen Abschnitten, und *»interactive repair«*, einem Wiederherstellen der Koordination. Gerade dieses Wechselspiel von Einklang und sich wieder aufeinander einstellen ermöglicht das Feintuning der interaktiven Affektregulation.

Der Aspekt körperlicher Versorgung und die Aspekte emotionaler und kommunikativer Koordination zusammen machen das von Ainsworth beschriebene Konstrukt der Feinfühligkeit aus. Feinfühlige Reaktionen von Eltern auf Signale ihres Babys werden nach Ainsworth (1978) definiert über

1. Promptheit bzw. zeitliche Kontingenz,
2. elterliche Wärme,
3. Angemessenheit der Reaktion.

Feinfühligkeit und sichere Bindung sind keine statischen Eigenschaften. Sie entwickeln sich in zirkulären Prozessen, in denen sie beständig wiederhergestellt werden.

Eltern und Kind lernen sich in den Wochen nach der Entbindung neu kennen. Sie müssen sich an den neuen Zustand erst gewöhnen. Das Baby wird – auch abhängig vom angeborenen Temperament und seinen vorgeburtlichen Erlebnissen –, wenn es das erste Mal Hunger oder anderes Ungemach erlebt, erschrecken und mehr oder weniger laut weinen und schreien. Bisher wurde es über die Nabelschnur versorgt, es kennt solche Mangelzustände noch nicht. Die Eltern werden vom ersten Weinen ihres Babys wahrscheinlich auch erschrecken, bisher war das Baby im Bauch gut versorgt. Sie werden ebenso abhängig von ihrem Temperament und ihren bisherigen Erfahrungen reagieren. Das Weinen von Babys löst bei Müttern und Vätern in der Regel starke psychische und physische Reaktionen aus. Eltern sind, wenn es zu keinen »Störungen« im bisherigen Prozess gekommen ist, anfangs sehr auf die Signale ihres Babys fokussiert. Sie nehmen alles, was vom Baby kommt, intensiver wahr. Im günstigsten Fall nehmen die Mutter oder der Vater also bereits ein Quengeln oder leise Äußerungen von Unwohlsein beim Baby wahr und reagieren darauf, indem sie Kontakt aufnimmt, näherkommen, streicheln, beruhigend sprechen etc. Wird das Baby lauter, weil es Nahrung braucht, verstehen die Eltern das günstigenfalls als Aufforderung und stellten »prompt und angemessen«, also feinfühlig, Nahrung zur Verfügung. So machen Babys die Erfahrung von sicherer Bedürfnisbefriedigung durch die Eltern. Eltern erleben, dass sie ihre Kinder gut versorgen und beruhigen können, und empfinden sich bald kompetenter. Beide Seiten fühlen sich über die Zeit immer sicherer (siehe Abb. 4). Sollte die Bedürfnisbefriedigung gerade nicht möglich sein oder das Kind »untröstlich« weinen, ist das Miteinanderaushalten, das Vermitteln von Ruhe und Sicherheit auch in unangenehmen Situationen eine weitere elterliche Kompetenz, die es dem Kind ermöglicht, eigene und gemeinsame Regulationsmechanismen aufzubauen.

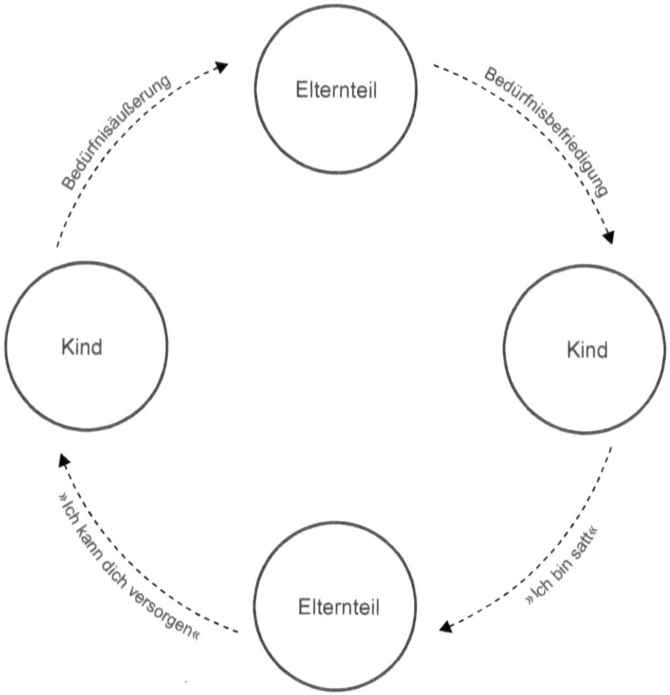

Abb. 4: Sicherheitskreislauf der Eltern-Kind-Bindung

Folgt man der klassischen Bindungstheorie, führt so ein gelungener Bindungsaufbau zu einer weiterhin positiven Entwicklung des Babys. Demnach lernen Babys, die sicher gebunden sind, bald die Welt zu erkunden, trainieren ihre Motorik, machen gute Erfahrungen - und wenn sie negative Erfahrungen machen, etwas nicht gelingt oder sie sich wehtun, kehren sie zurück zur sicheren Basis, finden Trost und neuen Mut für die nächsten Schritte. So werden die Babys autonomer, können bald andere Nahrung als Muttermilch aufnehmen und sich physisch von den Eltern wegbewegen. Das freut und entlastet die Eltern. Wenn sich die Dinge gut eingespielt haben, das Bindungsband gefestigt ist, können sich die Eltern teilweise wieder anderen Dingen zuwenden, z. B. der Paarbeziehung oder ihrem Beruf.

Das ist natürlich nur eine idealtypische Darstellung. Nirgends verlaufen Entwicklungslinien nur stetig nach oben. Auch wissen wir ja aus systemischer Sicht nicht, wie Erfahrungen sich im psychischen System einer Person einordnen. Eine solche Denkweise der gelungenen und weniger gelungenen Bindung kann auch Druck aufbauen, dass Eltern immer prompt und angemessen zu reagieren hätten. Wir sehen, vieles, was das Leben ausmacht, wird hier ausgeblendet.

Dem bisher Beschriebenen nach ist die Voraussetzung eines sicheren Bindungsaufbaus, dass sich sowohl Eltern als auch Kind in einem positiven Grundzustand befinden. Ist das Kind krank, hat es Schmerzen oder ist vom Geburtserlebnis traumatisiert, wirken die Bedürfnisbefriedigungs- und Beruhigungsversuche der Eltern vielleicht nicht auf die gleiche Weise, wie wenn das Kind »unbelastet« wäre. Das Kind schreit möglicherweise untröstlich weiter. Sind Mutter oder Vater krank, depressiv oder verstört vom bisher Erlebten, können sie sich dem Kind nicht offen zuwenden. Sie nehmen Signale des Babys nicht wahr oder deuten sie anders, als wenn es ihnen gut ginge. Sie reagieren vielleicht gar nicht, aus Angst, etwas falsch zu machen. Oder sie sind unsicher in ihrer Reaktion, agieren fahrig und ihre Beruhigungsversuche sind unauthentisch. Diesen Stress nimmt das Kind wahr und lässt sich dann nicht beruhigen.

Das folgende Beispiel aus meiner Zeit als Familienbegleitung illustriert, wie so ein belasteter Interaktionskreislauf aussehen kann.

Frau Friedrich (26 Jahre)

Vor einigen Jahren habe ich noch Hausbesuche als Familienbegleiterin gemacht. Ich besuchte eine Mutter, deren Kind sich schlecht füttern ließ. Die Wohnung befand sich in einem großen Sozialbau am Stadtrand. Schon beim Betreten der Wohnung wirkte die Atmosphäre dort traurig

auf mich. Das Kind schlief noch und die Mutter erzählte mir, dass sie aus einem anderen Land komme und noch nicht lange hier sei. Sie kenne hier niemanden außer ihrem Mann, der viel arbeite. Sie sei hier den ganzen Tag mit ihrem Baby allein.
Das Stillen habe von Anfang an nicht klappen wollen. Sie hatte kaum Milch, aber eine Hebamme, die das Stillen unter allen Umständen fördern wollte. Sie probierte dann lange mit dem Brusternährungsset, und die ersten acht Wochen waren eine Qual. Das Kind habe sehr wenig am Stück getrunken, sie habe es stündlich angelegt und kaum geschlafen. Sie habe dabei solche Angst gehabt, das Kind könnte verhungern oder keinen guten Start ins Leben haben, weil sie ihm keine Muttermilch geben konnte.
Als sie sich dann nach acht Wochen entschlossen habe, nur mit normalen Fläschchen zu füttern, habe sie sich als Versagerin gefühlt, erzählt sie unter Tränen. Das Füttern sei immer noch schwierig. Er trinke einfach nicht, wie er solle, und sie habe permanent Angst, dass er unterentwickelt sei, und wiege ihn täglich.
Als das Kind aufwacht, macht es auf mich einen körperlich gut entwickelten Eindruck. Ich bemerke aber, wie nervös die Mutter wird. Sie wirkt nicht mehr traurig, sondern sehr hektisch. Das Kind beginnt zu quengeln und die Mutter sagt, sie habe schon befürchtet, dass er Hunger haben könnte. Sie nimmt mir das Kind aus der Hand, legt es ins Laufgitter und beginnt, das Fläschchen zuzubereiten. Dabei spricht sie nicht, hält keinen Blickkontakt mit dem Kind und seufzt nur ab und zu in sich hinein. Mit zittrigen Händen schraubt sie dann das Fläschchen zusammen und nimmt das Kind, das mittlerweile lauter meckert, aus dem Laufgitter. Das Kind biegt sich durch und weg von der Mutter. Beim Näherkommen des offensichtlich von beiden ungeliebten Fläschchens ist es beim Kind endgültig vorbei und er brüllt aus vollem Hals. An Füttern ist nicht mehr zu denken. Die Mutter versucht dennoch verkrampft und hilflos, ihm das Fläschchen zum Mund zu führen, aber er dreht den Kopf weg. Sie legt ihn zurück, setzt sich an den Tisch, weint ebenfalls und sagt: »Das ist alles so furchtbar.« ...

Hier ist also eine Mutter, der es nicht gut geht. Ihr fehlen Sozialkontakte, sie ist einsam und erschöpft. Und sie hat körperlich die Erfahrung gemacht, dass sie wenig oder keine Milch hat. Dass Prozesse der psychischen und sozialen Ebene hier mit hineinspielen, ist anzunehmen. Gleichzeitig wurde ihr von einem der wenigen Kontakte, die sie hier hat, der Hebamme, suggeriert, dass sie ohne Muttermilch dem Baby nicht alles zukommen lasse, was es brauche. Sie begann, sich unter Druck zu setzen, und unter Stress und Schlafmangel kam dann noch weniger Milch.

Das Kind hat nicht unbedingt die Erfahrung gemacht, dass die Mutter nicht erkennt, wenn er Hunger hat, oder dass sie keine Milch für ihn hat. Aber es hat die Erfahrung gemacht, dass seine Mutter Angst hat, dass sie unzufrieden mit sich ist und mit ihm. Die Fütterungssituationen mit der Mutter sind keine sicheren Momente. Wenn er Hunger hat, bewertet es die Mutter als negativ: »Ich hab schon befürchtet …« Sie hält ihn von sich weg und spricht nicht mit ihm, während sie Essen zubereitet. Sie bringt ihm die Flasche nicht zuversichtlich und als Lösung, sondern als Zeichen ihres Versagens und voller Angst, dass es wieder nicht klappen könnte. In so einer Situation zu essen, ist sehr schwierig. Das Kind ist überfordert, dreht den Kopf weg und macht sich steif. Er bleibt »lieber« hungrig, trinkt wenig oder trinkt nur hastig und in Panik und hat dementsprechend Probleme mit der Verdauung, was wieder zu vermehrtem Schreien führt und das Nervenkostüm der Mutter noch weiter schwächt. Dem Kind fehlt Sicherheit, der Mutter fehlt das Kompetenzgefühl und es entsteht ein »Unsicherheitskreislauf« (siehe Abb. 5).

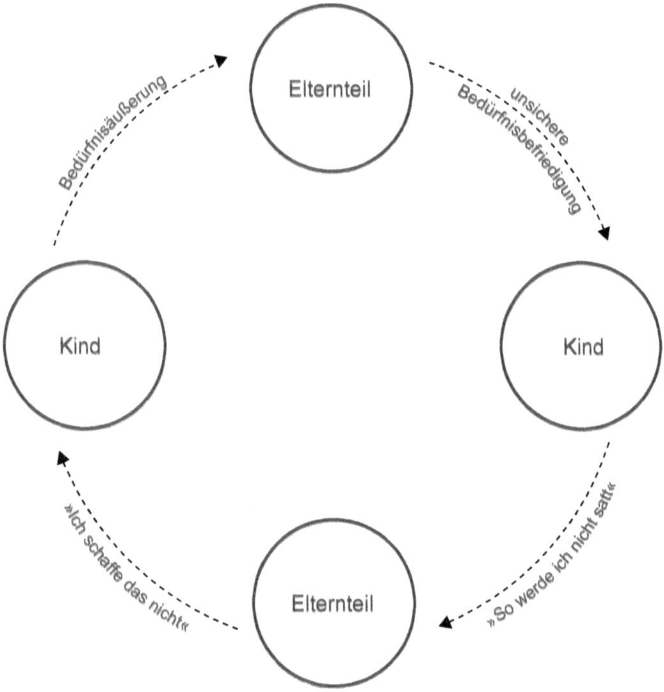

Abb. 5: Unsicherheitskreislauf der Eltern-Kind-Bindung

Die vereinfachte Darstellung des »Sicherheits- und Unsicherheitskreislaufes« wird in der Pädagogik genutzt, um das prozesshafte Bindungsgeschehen zu illustrieren. Vielen Eltern hilft dieses Bild zu verstehen, dass Bindung keine Einbahnstraße ist. Dass weder Elternteil noch Kind »schuld« sind, wenn es Bindungsschwierigkeiten gibt, und dass sich so ein »Teufelskreis« auch umkehren lässt.

Auf der anderen Seite muss bedacht werden, dass diese Darstellungsform zwei idealtypische Entwicklungen vorlegt und damit vielleicht suggeriert, dass es nur das eine oder das andere gäbe und nichts dazwischen. Dem ist natürlich nicht so und so eine Betrachtung kann auch Druck erzeugen. Bindungsaufbau ist ein komplexes Geschehen, in dem es innigere und distanziertere, sicherere und verunsicherte Momente gibt, und das ist auch gut so. Kinder brauchen authentische und keine perfekten Eltern. Trotzdem verdanken wir der Bindungstheorie und den daraus folgenden Konzepten wie dem *Attachment Parenting* eine m. E. auch für die Familientherapie wichtige Basis.

5.1.2 PPD und Bindung

Im klinischen Kontext betrachtet man weniger Erziehungsideale als vielmehr die beobachtbaren Wechselwirkungen zwischen postpartalen depressiven Symptomen und der Mutter-Kind-Bindung. Wenn Mütter oder Väter sich depressiv erleben und sich dementsprechend dem Kind gegenüber verhalten, hat dies Folgen für die Eltern-Kind-Beziehung und auch für die Selbstwahrnehmung von Mutter, Vater und Kind. Die Expertin für Klinische Kinder- und Jugendpsychologie Corinna Reck fasst zusammen, dass bei Müttern mit PPD, im Vergleich zu anderen Müttern, die interaktionellen Abstimmungsprozesse zwischen Müttern und Kindern deutlich beeinträchtigt sind (Reck 2007). Von PPD betroffenen Müttern (auch Vätern) fällt es schwerer, mimisch und vom Tonfall angemessen auf kindliche Äußerungen zu reagieren. Sie reagieren oft verlangsamt oder gar nicht.

Wie oben beschrieben, bedarf es für das Aufbauen einer sicheren Bindung einerseits der bedürfnisadäquaten Handlungsweisen der Eltern (stillen, füttern, schaukeln, Windeln wechseln etc.), andererseits aber auch des kommunikativen Feintunings. Das Matching ist ein komplexer kommunikativer Prozess. Offenes, empathisches Hinhören und emotionsverstärkendes oder abschwächendes Sprechen sowie das Vermitteln von Sicherheit und Ruhe sind für Eltern, die gerade mit depressiven Gefühlen kämpfen, schwer intuitiv möglich. Manche von PPD betroffene Eltern befürchten, dass sie einen schlechten Einfluss auf das Kind hätten. Daher vermeiden sie den Kontakt zum Baby so weit wie möglich oder meinen, das Verhalten eines normalen Elternteils eigentlich nur vorzutäuschen. Beispielsweise beschreibt eine Patientin, dass sie für das Kind singt und es dabei mechanisch schaukelt, während sie sich eigentlich leer und taub fühlt. Hierbei muss auch erwähnt werden, dass das Weinen des Babys als Trigger frühkindlicher traumatischer Erlebnisse fungieren und zu dissoziativen Symptomen führen kann (vgl. hierzu Fallbeispiel Frau Gustav, siehe Abschn. 9.11).

Aus kindlicher Perspektive sind Säuglinge auf die emotionale Tönung in der Kommunikation angewiesen. Sie passen sich an die Stimmung der Eltern an und empfinden dabei ebenfalls Stress oder verfallen in Apathie. In Studien konnte gezeigt werden, dass Kinder depressiver Mütter im Allgemeinen weniger positiven Affekt zeigen und sich häufiger aus der Kommunikation zurückziehen. Interessanterweise tun sie das nicht nur bei ihren Müttern, sondern generalisieren das Verhalten auch auf andere Personen (Reck 2007). Postpartales depressives Geschehen ist insofern nicht auf die Betroffene beschränkt. Schnell spielt sich zwischen Mutter und Kind ein sich selbst verstärkender Kreislauf ein, und das in der Zeit, in der Babys üblicherweise beginnen, die Struktur und Melodie von Sprache aufzusaugen und ihr emotionales Repertoire aufbauen. Die Effekte auf Spracherwerb und auf emotionale Differenzierungsfähigkeit sind enorm (Valla et al. 2016).

So ist es wenig verwunderlich, dass elterliche postpartale Depressionen starken Einfluss auf die weitere Entwicklung von Kindern haben. Langzeitstudien zeigen, dass diese Kinder möglicherweise ein erhöhtes Risiko tragen, selbst im Laufe ihres Lebens an Depressionen zu erkranken. Sie erbringen oft schwächere akademische Leistungen und zeigen im Schulalter häufiger sowohl internalisierende als auch externalisierende Verhaltensauffälligkeiten (Nonnenmacher et al. 2018).

Dies sind natürlich statistische Zusammenhänge, die keine Aussagen über die Entwicklung in Einzelfällen zulassen. Ähnliche Forschungsergebnisse findet man in der Bindungsforschung in Längsschnittstudien zum Thema kindliche Entwicklung bei unsichererem Bindungsstil. Ob das Konstrukt Bindungsstil diese Effekte gänzlich mediiert oder ob es Spezifika gibt bezüglich der Auswirkungen von PPD, wäre eine spannende weiterführende Forschungsfrage.

5.2 Die narrative Perspektive

Seit den 1980er- und 1990er-Jahren entwickelte sich in Psychologie, Soziologie und Philosophie ein neuer Ansatz, der das Erzählen von

Geschichten ins Zentrum der Konstruktion von Identität stellte. Im psychotherapeutischen Feld sind es hier vor allem die Arbeiten rund um Michael White und David Epston (White u. Epston 1990), die als Ausgangspunkt narrativer Theorie und Praxis gelten. Narrative Therapie kann als Weiterentwicklung oder Ergänzung zum klassischen systemischen Ansatz betrachtet werden. Auch im Hinblick auf postpartale psychische Störungsbilder trägt diese Herangehensweise unverzichtbare Aspekte sowohl zum theoretischen Verständnis als auch zur therapeutischen Praxis bei.

Im narrativen Verständnis besteht das Leben aus einer Vielzahl von Ereignissen, die durch einen Narrationsfaden zu Geschichten verbunden werden. So ein »roter Faden« ist nichts Faktisches oder Neutrales. *Wie* Ereignisse zu Geschichten verbunden werden, ist gestaltbar. Diese Gestaltungsmacht macht sich die narrative Therapie zunutze. Hierbei stehen sogenannte »dominante« und »alternative« Geschichten im Zentrum. *Dominante Erzählungen* in der Lebensgeschichte einer Klient:in entstehen meist unter dem Einfluss dominanter Geschichten in ihrer Familie oder Community. Sie entspinnen sich rund um Werte, die im Umfeld der Klient:in wichtig sind oder historisch einmal wichtig waren. Geprägt sind diese dominanten Geschichten auch durch herrschende Diskurse in der Gesellschaft (Foucault 1993). Diskurse entstehen nicht natürlich oder zufällig, sie sind eingebettet in gesellschaftliche Machtverhältnisse und erhalten diese gleichzeitig aufrecht.

In der narrativen therapeutischen Praxis belässt man es nicht bei der dominanten lebensgeschichtlichen Erzählung, sondern entwickelt Geschichten, die diese infrage stellen können, sogenannte *alternative Geschichten,* durch das Ausbauen, »Verbreitern« der Erzählung *(thickening a story),* bis neue Aspekte hinzutreten, die heilsam sein können. Das wichtigste Therapieziel ist, dass Klient:innen lernen, eine Position als Autor:innen ihrer Lebensgeschichten einzunehmen.

Die narrative Perspektive trägt zum Verständnis des Phänomens postpartaler Depression in zweierlei Hinsicht bei, indem es die folgenden Fragen aufwirft:

1. Was bedeutet das Auftreten einer PPD in der Lebensgeschichte einer Frau? Welche Kontinuitäten und Brüche sehen wir zu den bisherigen Lebenserzählungen?

2. Wie beeinflussen gesellschaftliche Verhältnisse, eingeschrieben in Diskurse, das Erleben und den Umgang mit PPD? Welche Erzählungen kursieren übers Muttersein und Vatersein - in der Familie und in der Gesellschaft?

Diesen Fragen soll im folgenden Abschnitt nachgegangen werden.

5.2.1 Kontinuitäten und Brüche in Lebensgeschichten

Mutter oder Vater zu werden, ist für die meisten Lebensgeschichten ein gewichtiges Ereignis, ein großes, neues Kapitel beginnt. Hier wende ich mich zunächst den weiblichen Lebensgeschichten und dem Thema Mutterschaft zu (zu männlichen Perspektiven vgl. Kap. 6).

Meistens haben Frauen schon vor der Schwangerschaft Vorstellungen darüber, wie man sich als junge Mutter fühlen wird. Wenn das Erleben dann von diesen Erwartungen abweicht, Schwierigkeiten oder sogenannte Störungen auftreten, gibt es unterschiedliche Arten, wie Betroffene dies in ihre Lebensgeschichte und das Verständnis ihrer Identität einarbeiten.

In meiner Praxis habe ich zwei unterschiedliche Linien der Einordnung von PPD beobachten können. Ich bin Frauen begegnet, die bisher eine Geschichte über sich erzählt haben, in der ihnen vieles gelingt, sie die Dinge unter Kontrolle haben, in denen ihre Pläne aufgehen. Diese Frauen erzählen, wenn es peripartal zu psychischen Problemen kommt, oft vom großen Bruch in der Biografie. Ein Beispiel: »Schule, Studium, Beruf, Heirat, alles hat funktioniert und jetzt plötzlich funktioniert nichts mehr, ich funktioniere nicht wie geplant, das passt nicht zu mir.«

In der anderen biografischen Linie herrschen Erzählungen von »Kontinuitäten des Versagens« vor. Zum Beispiel: »In meinem Leben hab ich immer Pech, es war immer schon chaotisch und ich bekomme nichts auf die Reihe. Jetzt ist es auch sehr schwer mit dem Baby und meiner Depression. Wieder mal bin ich alleingelassen.« Für das weitere therapeutische Vorgehen ist es wichtig, diese beiden Richtungen zu differenzieren, denn sie bieten unterschiedliche Herausforderungen, aber auch Ressourcen.

Ein Fallbeispiel zu postpartaler Depression als Kontinuität einer dominanten Geschichte vom Nicht-robust-Sein:

Fallgeschichte Frau Heinrich (33 Jahre)

Frau Heinrich ist Sachbearbeiterin und verheiratet. Sie beschreibt sich als ruhigen, zurückgezogenen Menschen. In ihrer Freizeit geht sie gerne in die Natur. Sie hat eine leichte körperliche Beeinträchtigung, mit der sie aber »eigentlich alles machen kann«. Seit fünf Jahren ist sie in einer glücklichen Beziehung mit einem älteren Mann und seit 2 Jahren mit ihm verheiratet. Vor etwa 18 Monaten ist sie Mutter geworden. Sie beschreibt ihre Situation im Erstgespräch so:

»Ich weine viel. Mir ist das alles zu viel. Das Kind ist jetzt sehr lebhaft und ich komme nicht hinterher ... Aber eigentlich war mir das von Anfang an zu viel. Das Schreien, die Nächte, die Anstrengung. Ich halt so was nicht gut aus. Ich bin einfach nicht so robust wie andere. Mein Mann kann sie handeln, aber ich schaff das nicht, und sie spürt das. Ich glaube, sie liebt nur meinen Mann. Aber das kann ich auch verstehen ...«

Wir sprechen zunächst über ihr Anliegen. Sie erhofft sich durch die Therapie »zu lernen, eine normale Bindung zu ihrer Tochter aufzubauen« und »Entlastung durch Gespräche«. Dann frage ich, warum sie glaubt, weniger robust zu sein als andere.

»Das war immer schon so. Ich bin einfach nicht belastbar. Ich brauch viel Ruhe und mit Kind ...« Sie verdreht die Augen.

Ich frage, was »immer schon« bedeutet?

»Naja, eben schon als Kind. Meine Schwester war die Anpackerin und ich wurde geschont zu Hause. Und mir war es dann in der Schule zu laut, ich bin nicht zurechtgekommen. Ich bin einfach schnell gestresst und halt nicht viel aus.«

Frau Heinrich erzählt eine Lebensgeschichte von »ich bin weniger robust« und »mir ist alles zu viel« – implizit auch vom Nicht-liebenswert-Sein. Sie interpretiert ihr Nichtzurechtkommen mit der Situation als junger Mutter als Kontinuität der Erzählung »ich bin nicht robust«. Das scheint die bisher dominante Erzählung ihres Lebens zu sein. Sie erlebt diese Probleme als in ihrer Person verhaftet und hinterfragt nicht, woher die Geschichte vom Nicht-robust-Sein kommt, wer in die Erzählung einstimmt und wie sie sich auswirkt. Da kann der narrative therapeutische Weg ansetzen.

Ein Beispiel für erlebte Brüche durch peripartale psychische Schwierigkeiten ist die Geschichte von Frau Berta, die bereits in Abschnitt 2.3 vorgestellt wurde.

FRAU BERTA (34) ist Pädagogin und war sehr gut vorbereitet auf die Baby-Zeit. Sie spricht über die Jahre vor dem Kind als Jahre des kontinuierlichen Aufbaus. Sie hatte sich ihren Berufswunsch erfüllt und immer den Eindruck gehabt, viel Talent mitzubringen und sich an ihren Arbeitsstellen schnell »wie ein Fisch im Wasser« zu fühlen. Die Beziehung zu ihrem Mann hatte zwar auch Höhen und Tiefen, aber sie hatten gemeinsame Ziele, eine große Hochzeit und den Hausbau und waren da »immer ein gutes Team«. Der Kinderwunsch ist nach der Hochzeit recht rasch in Erfüllung gegangen und jetzt ist plötzlich alles anders. Das Baby lässt sich nicht beruhigen und braucht viel Körperkontakt. Das war anders geplant. Die Gefühle, die sie derzeit empfindet von innerer Leere und Wut sind »falsch«. »So kenne ich mich gar nicht. Das passt nicht zu mir.«

Frau Berta erzählt von ihrem bisherigen Leben als Geschichte vom »kontinuierlichen Aufbau« und vom »sich schnell wie ein Fisch im Wasser fühlen«. Die schwierige Situation mit dem Baby und die eigenen negativen Gefühle sind ihr fremd. Sie erlebt die Schwierigkeiten als etwas, das ihr passiert, nicht als etwas, was mit ihrem Wesen zu tun hat. Sie schämt sich, versucht ihr »Versagen« zu verheimlichen und kämpft vor allem mit ihren eigenen Standards und Erwartungen, die ihr unverrückbar erscheinen. Am Anfang der Therapie hinterfragt sie nicht, woher ihre Ansprüche kommen oder auf welchen Ebenen der Druck, den sie sich macht, entsteht. Sie sieht die hohen Anforderungen an Mütter als »normal« an: »Alle anderen schaffen das ja auch und wirken total glücklich auf ihren Instagram-Bildern« (siehe dazu Abschn. 5.2.3).

5.2.2 Das Verhältnis von Problemen und Personen

In den beiden Beispielen wird nicht nur deutlich, dass die Geschichten, die Klient:innen über ihr Leben erzählen, großen Einfluss auf die Interpretation ihrer Situation haben, es wird auch deutlich, wie unterschiedlich Klient:innen sich gegenüber ihren Problemen positionieren. Frau Heinrich erlebt ihre PPD als Teil ihrer Person: Sie sei nicht robust, deshalb gehe es ihr jetzt schlecht. Auch die interaktionalen Aspekte ihres Problems - die Bindungsstörung mit ihrem Kind - führt sie auf ihre Person zurück. Sie kann verstehen, dass ihre Tochter nur ihren Mann liebt, weil sie sich selbst als wenig liebenswert erlebt. Die Diagnose PPD nimmt sie als Teil ihres Problems wahr, das aber darüber hinausgeht und »schon immer« da war.

Frau Berta dagegen hadert zunächst mit dem PPD-Begriff. Sie geht zuerst davon aus, dass mit dem Baby etwas nicht stimmt, es anders sein sollte. Nach längerer Recherche zieht sie in Betracht, »vielleicht doch hormonell etwas abgekriegt« zu haben, »irgendwas Postpartales«. Sie verbindet die jetzige Situation aber nicht mit ihrer Person oder ihrer Geschichte.

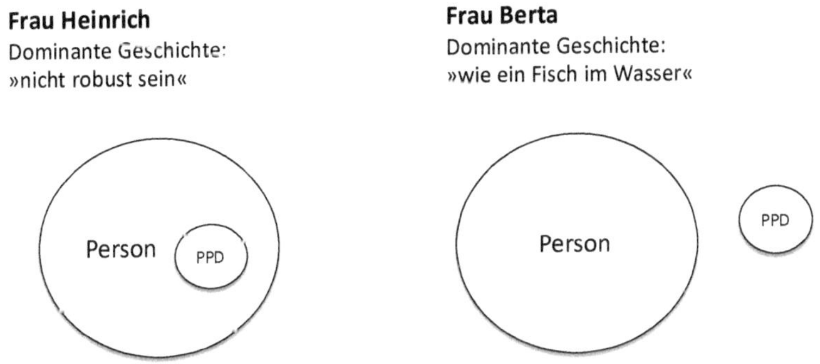

Abb. 6: Das Verhältnis von Person und Problem in zwei Beispielen

Im narrativen Ansatz ist es wichtig, Person und Problem konzeptionell voneinander zu trennen: »Nicht die Person ist das Problem. Das Problem ist das Problem.« Dies ist ein wichtiger Leitgedanke in der narrativen Therapie. So wird aus einer »depressiven Person«, »eine Person, die von Depressionen besucht wird«. Die betroffene Person kann dadurch besser erkennen, was der Besuch der Depression bei ihr und ihrem Umfeld bewirkt. Vielleicht kann sie dann nachforschen, wie die Depression eingeladen wurde und zum Bleiben motiviert wird. Und schließlich auch, wie man sie wieder hinausbegleiten könnte. Zu solchen Gedankenspielen werden Klient:innen von narrativ arbeitenden Therapeut:innen gerne angeregt (vgl. Abschn. 9.6).

An diesen unterschiedlichen Problem-Person-Verhältnissen kann gezeigt werden, dass eine solche Differenzierung zwischen Problem und Person im Bereich peripartaler Probleme an ganz verschiedenen Punkten ansetzen muss. Dafür ist es nötig, mit der Klient:in zunächst ihr persönliches Verhältnis zu ihrem Problem zu erörtern.

5.2.3 Gesellschaftliche Diskurse und die Rolle von Social Media

Wenn Probleme dadurch entstehen, dass eine Diskrepanz zwischen aktuellem und gewünschtem Erleben wahrgenommen wird, erscheint es aus systemischer Perspektive sinnvoll, nicht in erster Linie das Erleben und Verhalten einer Person zu hinterfragen, sondern vor allem deren Vorstellung des gewünschten und als normal definierten Zustands. Im Fall von Frau Berta wurde deutlich, dass sie sehr klare Erwartungen und Vorstellungen darüber hat, was eine »normale« Mutter ausmacht. Woher diese Vorstellungen kommen, wer sie vermittelt hat und womit Frau Berta ihr vermeintliches »Versagen« vergleicht, sind zentrale Fragen, mit denen sie sich in der Therapie erstmals beschäftigt.

Hier spielt das Konzept der »Diskurse«, ein Kernelement des narrativen Ansatzes, eine entscheidende Rolle. Diskurse sind dabei nicht einfach Diskussionen oder Gespräche, sondern beziehen sich, gemäß der Foucault'schen Theorie, auf

> »Systeme von Aussagen, Praktiken und institutionellen Strukturen, die auf gemeinsamen Werten beruhen. Sie prägen, wie Menschen denken, sprechen und handeln und werden gleichzeitig dadurch aufrechterhalten« (Hare-Mustin 1994, Übers.: M. A.).

Diskurse beeinflussen, welche Geschichten erzählt und welche verschwiegen werden, sie zeigen sich in Redewendungen, Werbeslogans oder Hashtags, aber auch in der Gestaltung öffentlicher Räume und Institutionen wie Krankenhäusern oder Gefängnissen, in denen gesellschaftliche Machtverhältnisse zum Ausdruck kommen (Foucault 1993).

Aus der systemisch-narrativen Perspektive entstehen postpartale Depressionen nicht vorrangig innerhalb einer Person, sie entstehen zwischen Personen und werden begünstigt durch Diskurse in der Gesellschaft. Amanda Worrall, eine narrative Therapeutin aus Australien, beschäftigt sich in ihren Forschungsarbeiten gemeinsam mit von PPD betroffenen Frauen mit Diskursen, die postpartalen psychischen Problemen den Boden bereiten und diese weiter verstärken. Sie hat in direkter Kooperation mit einer Gruppe betroffener Frauen Hauptstränge dieser dominanten Erzählungen herausgearbeitet (Worall 2019):

- *Expert:innen und Diskurse um »Wissen«*
  Schwangerschaft und Geburt fallen in der westlichen Kultur in die Expertise der medizinischen Wissenschaft. Frauen erhalten viele medizinische Ratschläge, die sie nicht anzweifeln dürfen. Es gibt eine hierarchische Beziehung zwischen Müttern und Vertreter:innen des medizinischen Systems. Viele Schwangere und junge Mütter geben an, sich von Ärzt:innen von oben herab und nur als Versorgerinnen des Kindes, nicht als eigener Mensch angesprochen zu fühlen. Es scheint nur *eine* Art tatsächlichen Wissens, orientiert an westlichen schulmedizinischen Standards, zu geben. Andere Formen von tradiertem Wissen, Naturheilkunde, »weibliche« Überlieferungen oder auch eigene Körperwahrnehmungen der Frauen gelten demgegenüber als untergeordnet.

- *Geschichten über perfekte Schwangerschaften und Geburten*
  Von Frauen wird erwartet, in der Schwangerschaft Freude zu empfinden und zu strahlen. Es gibt unzählige Tipps und Hinweise für den perfekten Geburtsablauf. Es entstehen unter Frauen, sobald eine Frau ihre Schwangerschaft verkündet, oft rasch Gespräche, was jetzt getan werden *muss*, um in der *richtigen* Klinik auf die *richtige* Weise entbinden zu können. Geschichten über Schwierigkeiten während der Geburt werden meist unterbrochen, mit dem Hinweis, Schwangeren keine Angst machen zu wollen. In vielen Geburtsvorbereitungskursen werden z. B. Fragen zum Thema Kaiserschnitt nicht zugelassen. Es gibt sehr deutliche implizite Regeln, was Schwangeren zum Thema Geburt gesagt werden darf und soll und was nicht.

- *Diskurs zur hysterischen Mutter*

Schon vom Wortursprung her sind der weibliche Körper und das Thema Hysterie miteinander verbunden. Sorgen oder allein der Ausdruck von Emotionen werden im medizinischen, aber auch im privaten Bereich leicht als Hysterie hormongefluteter Jungmütter abgetan. Hier sind es oft Blicke, Gesten oder auch das Nichtbeantworten von Fragen, die als Ausdruck eines Jahrhunderte alten Diskurses gelesen werden können.

- *Opfern und ertragen*
  Auch ein zutiefst historisch eingebettetes Thema ist die Verbindung von Mutterschaft mit Selbstaufopferung und Ertragenmüssen. Gerade in christlich geprägten Kulturen hat das Ideal der milde lächelnden, aufopferungsvollen Mutter noch große Wirkkraft. Viele Mütter haben Angst, eigene Beschwerden oder den Wunsch nach Verbesserung ihrer eigenen Situation anzusprechen, weil sie sich dann egoistisch und schwach fühlen.

- *(Selbst-)Verurteilung getrennterziehender Mütter*
  Besonders getrennterziehende Mütter fühlen sich oft schuldig. Sie befürchten, ihren Kindern einen schlechten Start ins Leben zu ermöglichen und sie allein durch ihren Beziehungsstatus zu schädigen. Die wenigsten Allein- bzw. Getrennterziehenden haben sich ihre Situation ausgesucht, trotzdem quält sie oft ein schlechtes Gewissen, welches sie als ein privates Gefühl erleben. Dass es viele Jahre eine große Schande war, Kinder alleine großzuziehen, – und auch heute noch Männer in Gewaltbeziehungen Frauen mit diesem Szenario bedrohen, – wird meist nicht unmittelbar damit in Verbindung gebracht. Auch Mitleidsbekundungen oder Erstaunen von Müttern in einer Partnerschaft gegenüber Alleinerzieherinnen, wie »Wahnsinn, wie du das schaffst ganz alleine, ich würde ja zusammenbrechen«, werden oft von Betroffenen als weiterer Beleg für die Schuldigkeit interpretiert. Hier wird deutlich, dass Diskursives nicht nur gesprochen, sondern auch gehört wird (Worall 2019).

Gerade im Bereich früher Elternschaft werden Diskurse auf vielfältige Art und Weise reproduziert. Die Diskursdynamik ist dabei so zu verstehen, dass Inhalte und Normen nicht direkt aus den Machtzentren der Gesellschaft in die Köpfe der Mütter transferiert werden. Vielmehr entstehen an vielen Orten, an denen Eltern zusammenkommen, eigene Dynamiken, die diese Diskurse internalisieren und reproduzieren. Das heißt, Erzählungen, die jungen Müttern nicht guttun und ihre Perspektive enger werden lassen, kursieren nicht nur in der Gesellschaft draußen, sondern werden von jungen Müttern aufgenommen und dann in Mütter-Communitys von einer an die andere weitergeben, zum Beispiel in Form von Tipps, Ratschlägen, Erzählungen oder Warnungen. Heute spielen sich viele solcher diskursiven Verdichtungen in den sozialen Medien ab.

Neben dem gelegentlichen Aufsuchen von Baby-Gruppen und Spielplätzen findet viel der Kommunikation unter jungen Müttern online statt. Vor einigen Jahren waren es noch die Diskussionen in Baby-Foren wie beispielsweise auf Eltern.de, wo sich teilweise erbitterte Kämpfe um den *richtigen* Weg für Mütter abspielten. Heute sind es das Buhlen um Aufmerksamkeit und die Kraft der Bilder auf Instagram®, TikTok® und Co., wo Müttern gesagt wird, was gut und richtig ist und womit sie im täglichen Vergleich stehen – oft in jeder freien Minute. Studien geben an, dass Mütter bis zu acht Stunden täglich online sind, davon einen Großteil der Zeit in sozialen Netzwerken wie Instagram (Piazza, Cummins a. Grenyer 2022). Im Vergleich zu früheren Diskussionen in Foren stehen hier weniger die Meinungsunterschiede als idealisierte Mama-Blogger im Fokus, denen gefolgt wird. Die neuen (semi)professionellen »Mompreneurs« ziehen vor allem mit nachbearbeiteten niedlichen Babybildern und eigenem perfekten Styling die Aufmerksamkeit auf sich.

Seit einigen Jahren warnen Expert:innen im Bereich der postpartalen Gesundheitsversorgung weltweit, dass der vermehrte Social-Media-Konsum negative Effekte auf die psychische Gesundheit von Müttern haben kann. Auch die Gesellschaft PSI (Postpartum Support International) veröffentlicht regelmäßig Artikel dazu, wie die Dynamiken auf Instagram und Co. zu Störungsbildern wie der postpartalen Depression, peripartalen Angststörungen und Zwängen beitragen. Problematisch seien dabei vor allem die folgenden Punkte:

- *ständige Vergleiche: a culture of comparison*

Bilder auf Social Media zeigen oft nur die besten Momente des Tages oder sind von professionellen Fotograf:innen inszeniert. Viele Mütter vergleichen ihren Alltag mit diesen idealisierten Darstellungen und fühlen sich schnell inkompetent und ungenügend. Besonders sogenannte Mom-Influencer, die scheinbar ein perfektes Leben führen, dienen oft als unrealistische Vorbilder. Dabei wird leicht vergessen, dass schwierige, chaotische oder emotional belastende Momente meist unsichtbar bleiben, da sie kein Foto wert sind. Hinzu kommt, dass Mütter zahlreichen Expert:innen zu unterschiedlichen Themen folgen – beispielsweise Babyernährung, Fitness, Freizeitaktivitäten, DIY-Spielzeug oder Haushaltstipps. Die einzelne Mutter versucht, Expertin in all diesen Bereichen zu werden, und hat das Gefühl, jeden Tag weit hinter ihren Idealen zurückzufallen. Selbst in kurzen Pausen greifen Mütter reflexhaft zum Handy und geraten erneut in diese Vergleichsdynamik, wodurch sich der Stress weiter erhöht.

- *Angst vor Verurteilungen*
  Neben den idealisierten Darstellungen gehen Mütter miteinander online oft hart ins Gericht. Themen wie biologische Ernährung, umweltfreundliche Babyartikel, Impfentscheidungen oder Erziehung im Kleinkindalter sind emotional hoch besetzt. Leider nimmt die Dynamik auf Social Media bezüglich unpopulärer Meinungsäußerungen schnell einen anprangernden Charakter in Form des gefürchteten »Shitstorms« an. Nutzer:innen haben Angst vor negativen Kommentaren oder befürchten, blockiert zu werden. Bei psychisch weniger stabilen Müttern können solche negativen Online-Erfahrungen manchmal sogar Auslöser für manifeste psychische Krisen sein.

- *Informationsflut*
  Für Mütter, die gerade an Schlafmangel leiden und sich deshalb schwer konzentrieren können, ist schlicht und einfach die Menge an Informationen, die sie täglich konsumieren, überwältigend. Widersprüchliche Aussagen, ständige Aktualisierungen von Sicherheitsempfehlungen und immer neu auftauchende Hashtags und Fachbegriffe führen dazu, dass Mütter sich inkompetent und unwissend

fühlen und das Gefühl haben, nicht hinterherzukommen, so sehr sie sich auch anstrengen. Häufig fokussiert sich dann die Aufmerksamkeit noch mehr darauf, online up to date zu sein, und andere Aktivitäten, die vielleicht einen Ausgleich oder eine Art Realitätscheck darstellen könnten, werden weiter vernachlässigt.

- *Isolation und FOMO*
  Noch nie hatten Mütter so viele Kontakte und haben sich gleichzeitig so einsam gefühlt wie heute. Aus Angst, dem Ideal nicht zu entsprechen, bleiben Mütter, denen es nicht gut geht, vermehrt zu Hause. Viele meiner Klient:innen beziehen ihre Informationen nur noch von Instagram und besuchen keine physischen Gruppen mehr – Pandemie-Zeiten verstärkten dieses Muster. Lange Zeit das Haus nicht zu verlassen und gleichzeitig ständig mitzulesen, was Mutter und ihr Baby täglich erleben könnten, belastet viele Klient:innen. FOMO *(fear of missing out)* bezieht sich in diesem Fall weniger auf eigene Erlebnisse als darauf, was Kinder im ersten Lebensjahr vermeintlich schon erleben sollten. Musikgruppe, Babyschwimmen, erster Urlaub und erste Geburtstagsfeier sind nur einige der Erlebnisschablonen, die auf Instagram Fixpunkte im Babyleben darstellen. Wenn Aktivitäten dann doch mit großer Anstrengung umgesetzt werden, entstehen neue inszenierte Bilder, die online geteilt werden. Dies führt zu Erleichterung bei der jeweiligen Mutter, erhöht jedoch wiederum den Druck auf andere Mütter, die mitlesen (Kelly 2018).

Der vermehrt online stattfindende Austausch unter Müttern kann unter den Prämissen der Social-Media-Logik also viel zu den Problemen psychisch belasteter junger Mütter beitragen. Im Therapieprozess ergibt es daher Sinn, aktiv diese Ebene des Diskurses anzusprechen und zu bearbeiten. Für viele Frauen stellt die Nutzung sozialer Medien zudem hilfreiche Ressourcen bereit. Auch in Zukunft wird es immer wichtiger werden, als narrative Therapeut:in diese Erzählebene, auch im Sinne kreativer Lösungen, miteinzubeziehen.

Insgesamt stellt uns die narrative Perspektive auf postpartale psychische Störungen nicht nur Möglichkeiten zur Verfügung, die Einordnung des Geschehens in die Lebenserzählung nachzuvollziehen, sondern auch den gesellschaftlichen Kontext mitzudenken. Die früher gepflegte Vorstellung, dass Therapieräume ideologiefreie Orte seien, an denen es gelingen kann, gesellschaftliche Dynamiken außen vor zu lassen, ist nicht hilfreich – gerade im ideologisch so umkämpften Feld der Mutterschaft. Über Diskurse können wir ein Verständnis entwickeln, wie gesellschaftlich herrschendes Denken das Denken und Fühlen von Klient:innen beeinflusst und wie es gemeinsam stetig reproduziert wird. Und diese Erkenntnisse können wir gemeinsam mit Betroffenen therapeutisch nutzen.

5.3 Hypnosystemische Perspektive

Während es der narrative Ansatz ermöglicht, den therapeutischen Blick zu erweitern, gelingt es mithilfe des hypnosystemischen Konzepts und dem Arbeiten mit Trancezuständen, weiter in die Tiefe zu gehen. Auch hier handelt es sich nicht um einen Ersatz, sondern um eine Weiterentwicklung und Ergänzung des klassischen systemischen Ansatzes. Besonders im Einzelsetting erweist sich der hypnosystemische Ansatz als sehr fruchtbar. Die therapeutische Praxis wird damit nicht nur um eine Vielzahl hypnotischer, erlebnisorientierter Interventionen, sondern auch um ein umfassenderes Menschenbild bereichert. Durch die Nutzung formaler und informeller Trancezustände[5] können Therapeut:innen und Klient:innen sich mit dem Organismus als Ganzes, sprich auch mit den unwillkürlichen, unbewussten Prozessen beschäftigen. So wird eine Auseinandersetzung der Klient:in mit ihrer Innenwelt gefördert. In Form von hypnosystemischer Teile-Arbeit kann das komplexe System innerer Dynamiken veranschaulicht werden, ohne dabei systemisch-konstruktivistische Grundüberzeugungen zu vernachlässigen. Das systemische Prinzip (ein Störungsgeschehen wird nicht statisch oder monolithisch betrachtet) findet ein neues Anwendungsfeld im inneren System einer Person, sei es als innere Familie, innere Konferenz oder Ähnliches.

5 Formale Trancen werden mit einer angekündigten Induktion eingeleitet, informelle Trancen entstehen im Gespräch.

5.3.1 Trancezustände und die Beachtung des Unwillkürlichen

Hypnosystemisches Denken nach Gunther Schmidt und anderen (Schmidt 2004) ist ein integrativer Ansatz, der Elemente der systemischen Therapie mit Elementen der Hypnotherapie nach Milton Erickson (Erickson u. Rossi 1979) kombiniert. In der allgemeinen Bevölkerung werden Begriffe wie Hypnose oder Trance oft mit Bühnenhypnose, Willenlosigkeit oder »Rückführungen« in Verbindung gebracht. In der klinischen Hypnose nach Erickson werden Trance und Hypnose aber anders definiert. *Trancezustände* gelten dabei als Zustände der Aufmerksamkeitsfokussierung. Im Laufe jedes Tages ist unsere Aufmerksamkeit im Normal- oder Wachzustand mehr oder weniger weit gestreut, sobald wir uns sehr auf etwas konzentrieren, fokussiert sich die Aufmerksamkeit, wir begeben uns in Trance. Hierzu gibt es einige sehr alltagsnahe Beispiele: Wenn jemand vergisst, aus der U-Bahn auszusteigen, weil er oder sie gerade intensiv über etwas nachdenkt, wäre das ein Trancezustand. Ein Schockzustand nach einem Unfall, in dem die verletzte Person keine Schmerzen spürt, gehört zu den Trancephänomenen. Ebenso wie ein angeregtes Gespräch unter Freund:innen, in dem man das Kaffeehaus um sich herum ausblendet, als ein Zustand fokussierter Aufmerksamkeit, als Trance verstanden werden kann.

Diese Trancezustände werden in der Hypnotherapie genutzt, teilweise durch bewusste Tranceinduktionen (Hypnose), um den Zugang zu unbewussten inneren Ressourcen freizulegen (für Anwendungsbeispiele vgl. Abschn. 9.8 und 9.9.1).

Das hypnosystemische Bild davon, wie menschliches Verhalten interpretiert werden kann, trägt in zweierlei Hinsicht zu einem neuen Verständnis peripartaler Pathogenese bei, und zwar einerseits im Hinblick auf die oben beschriebene Aufmerksamkeitsfokussierung im Sinne der sogenannten Problemtrance. Andererseits im Hinblick auf ein in der systemischen Theorie ursprünglich weniger beachtetes Feld: das Feld der unwillkürlichen, dem bewussten Verstand manchmal unverständlichen psychischen Prozesse.

Unwillkürliche Prozesse

Hypnosystemisch wird das Erleben und Verhalten von Menschen aus dem Zusammenspiel zweier Prozessebenen erklärt, der willkürlichen und der unwillkürlichen Prozesse. Lernt man z. B. eine neue Person kennen, streckt man willkürlich seine Hand aus und sagt seinen Namen, gleichzeitig wird unwillkürlich vielleicht das Gesicht röter, die andere Hand wandert in die Hosentasche oder eine Erinnerung streift unser Bewusstsein. Unwillkürliche Handlungen und Gedanken spielen sich oft unterhalb unserer Wahrnehmungsschwelle ab oder bekommen nur wenig Aufmerksamkeit. In den Fokus geraten sie meist erst dann, wenn sie den willkürlichen Intensionen zuwiderlaufen. In diesem Beispiel bemerkt die Person die Hand in der Tasche und den assoziativen Gedanken vielleicht nicht, spürt aber die Wärme und damit die Röte im Gesicht, weil sie das nicht möchte. Sie möchte sich auf der willkürlichen Ebene souverän und selbstbewusst vorstellen, die Farbe des Gesichts verändert sich aber unwillkürlich. Diese Widersprüche werden hypnosystemisch als Widerspruch der »Ich-« und »Es-Prozesse« bezeichnet. Dabei ist nicht das »Es« im freudschen Sinn gemeint, sondern der Widerspruch zwischen »*ich* will dieses tun« und »*es* passiert mir jenes«, »*es* passiert ganz unwillkürlich«. Es-Prozesse sind immer schneller und energieeffizienter als Ich-Prozesse. Sie kommen den bewussten Intentionen damit oft zuvor.

Die Entwicklung von Symptomen im Rahmen einer PPD oder einer anderen psychischen Problemlage kann hypnosystemisch als Reibungspunkt zwischen willkürlichen und unwillkürlichen Prozessen verstanden werden. Diese widersprüchlichen Botschaften der beiden Ebenen lassen sich beispielhaft an einigen Symptomen der PPD darstellen (siehe Tab. 2).

Symptom	**Ich-Prozess, willkürlich**	**Es-Prozess, unwillkürlich**
Antriebslosigkeit	»Ich will einen Spaziergang mit dem Baby machen.«	»Es geht nicht.« »Es fehlt die Energie.« »Mein Körper ist schwach.«
Anhedonie	»Ich bin auf einer Geburtstagsfeier und will fröhlich sein.«	»Es fühlt sich leer in mir an.« »Alles ist wie hinter einer Nebelwand.«

Gedankenkreise	»Ich will zur Ruhe kommen.« »Ich will schlafen.«	»Es drehen sich Gedanken zu einem Konflikt in meinem Kopf.« »Die Sorgen um mein Baby lassen mich nicht los.«
Konzentrationsschwierigkeiten	»Ich will diesen Artikel zur Kindergesundheit genau lesen.«	»Meine Gedanken schweifen ab.« »Das bisher Gelesene wird vergessen.«
Schlechtes Gewissen, »Mom Guilt«	»Ich will das Fläschchen zubereiten, ohne nachzudenken.«	»Vorwürfe, dass ich beim Stillen versagt habe, werden in meinem Kopf laut.«
Aggressive Impulse im Umgang mit dem Baby	»Ich will gelassen reagieren, wenn mein Kind schreit.«	»Bilder, dem Baby den Mund zuzustopfen oder es aus dem Fenster zu schmeißen, tauchen vor meinem inneren Auge auf.«

Tab. 2: Widersprüche der willkürlichen und unwillkürlichen Prozesse bei einer PPD

Fast alle psychischen Probleme entstehen an der Differenz von willkürlichen und unwillkürlichen Prozessen.

Problemtrance

Konflikte zwischen willkürlichen und unwillkürlichen Prozessen sind oft anstrengend und binden viel Aufmerksamkeit. Die meisten Menschen, die Therapie in Anspruch nehmen möchten, sind schon weit in diesen Konflikt verstrickt. Dass jemand sich als psychisch hilfebedürftig erlebt, hat meistens eine längere Vorgeschichte der inneren Auseinandersetzung. Hier soll am Beispiel einer Klientin mit PPD - die sich täglich vornimmt, mit ihrem Baby im Kinderwagen spazieren zu gehen, und täglich an diesem Vorhaben scheitert - gezeigt werden, wie eine Problemtrance entsteht.

FRAU EMIL (27 Jahre) kommt in die Therapie, weil sie sich unendlich müde fühlt und es häufig nicht schafft, aus dem Haus zu gehen. Wenn es für jemanden in Ordnung ist, müde zu sein und nicht spazieren zu gehen, entsteht kein psychotherapeutisch relevantes Problem. Für Frau Emil bedeutet aber Nicht-spazieren-gehen-Können, als Mutter versagt zu haben, tatsächlich depressiv oder sonst irgendwie »gestört« zu sein. Täglich wacht sie mit dem Gedanken auf, heute unbedingt mit dem Baby spazieren gehen zu müssen, und täglich verliert sie diesen Kampf mit sich selbst. Das kostet viel Kraft.

Ihr Fokus richtet sich den ganzen Tag über darauf, was sie alles nicht schafft. Abends liegt sie wach im Bett, will schlafen, aber Gedanken an ihr Versagen und die Wichtigkeit des morgigen Spaziergangs halten sie wach. Die bleierne Müdigkeit am nächsten Tag liefert neue Beweise für die eigene Unfähigkeit, spazieren zu gehen, und die eigene Labilität im Allgemeinen.

Dieser Zustand des Fokussiertseins auf das Problem wird als *Problemtrance* bezeichnet. Klient:innen erleben sich sehr eng mit dem Problem assoziiert, immer neue Belege für ihr Problem treten in Erscheinung und anderes, Dinge, die gelingen oder positiv sind, wird kaum noch wahrgenommen.

Die Problemtrance verstärkt das Problem nicht nur aufgrund der erhöhten Aufmerksamkeit, die Energie für andere Lösungen bindet, sie hat auch einen sozialen Effekt. Sich selbst beispielsweise ständig als unfähig zu erleben, überträgt sich auf Stimmlage, Gestik und Mimik. Menschen sind sehr kompetent darin, solche Signale unwillkürlich zu lesen und dementsprechend zu reagieren. Partner:innen oder Freund:innen der Betroffenen könnten beispielsweise auf diese Signale hin der Person nichts mehr zumuten, sie bemitleiden oder den Kontakt zu ihr meiden. Das alles nimmt die Betroffene als weiteren Beleg ihrer Unfähigkeit oder Nicht-Liebenswürdigkeit auf. So können die einzelnen Symptome in Wechselwirkung mit der Umgebung leicht zu einer generalisiert negativen Selbstwahrnehmung chronifizieren.

Therapeutisch ergibt es Sinn, die Problemtrance immer wieder zu unterbrechen. Ziel dieser Unterbrechungen ist es aber nicht, das Symptom durch Ablenken der Aufmerksamkeit zum Verschwinden zu bringen, sondern Klient:innen die Möglichkeit anzubieten, sich anders, nicht problemassoziiert, zu erleben. Die unwillkürlich auftretenden Symptome entstehen nämlich nicht zufällig oder sind da, um uns das Leben schwer zu machen. Im hypnosystemischen Verständnis bleiben Symptome dann bestehen, wenn sie sich für tiefer liegende Bedürfnisse einsetzen.

5.3.2 Innere Anteile und das Seitenmodell

An dieser Stelle ist es hilfreich, sich vor Augen zu führen, dass Menschen meistens nicht nur *eine* Motivation oder *einen* Beweggrund für ihr Handeln haben. Menschen sind viel-seitige Wesen. Ein differenzierter Blick auf unterschiedliche Anteile im inneren System hilft Therapeut:innen und Klient:innen dabei, Symptome neu zu denken und nachhaltigere Lösungen zu entwickeln.

Das Konzept, mit inneren Teilen zu arbeiten – das übrigens auch in einigen anderen Therapieschulen sehr zentral ist –, bleibt nicht stehen bei Symptomen als Ist-Soll-Differenz oder der Differenz zwischen willkürlichen und unwillkürlichen Prozessen. Es geht einen Schritt weiter. Die unwillkürlichen Prozesse, die die Probleme verursachen, werden verstanden als innere Teile einer Person, mit einer eigenen Geschichte und eigenen Absichten. Wenn wir beim Beispiel »nicht spazieren gehen können« bleiben, forschen wir hier nach, was diese Seite erreichen möchte. Dieser innere Anteil setzt sich vielleicht für das Bedürfnis nach Ruhe ein, nach Schonung oder nach Schutz. Im Therapieprozess lernen Klient:innen, sich dem Bedürfnis hinter dem Symptom zuzuwenden und dieses Bedürfnis ernst zu nehmen.

Gunther Schmidt (Schmidt 2004), einer der Begründer der Hypnosystemik, beschreibt, dass Klient:innen zu Therapiebeginn meist sehr eng mit dem inneren Teil assoziiert sind, der Symptome reduzieren möchte. Im hiesigen Beispiel mit der Seite, die es schaffen möchte, spazieren zu gehen, und alle Widerstände dagegen brechen will. Als hypnosystemische Therapeut:in darf man so einen Arbeitsauftrag aber nicht missverstehen als Auftrag der gesamten Person, sondern nur als Auftrag einer Seite von ihr. Es gibt in der Klientin ebenso eine andere Seite, und zwar die, die das Symptom produziert, und auch diese setzt sich für Bedürfnisse der Klientin ein. Diese Seite hat im Laufe von Frau Emils Leben vielleicht gelernt, dass es sinnvoll sein kann, liegen zu bleiben, krank zu sein und nicht zu funktionieren. Auch bei störendem/

»dysfunktionalem« Verhalten gibt es innerhalb des Organismus immer gute Gründe dafür. Um die Anliegen beider Seiten klar in den Blick zu bekommen, müssen wir gemeinsam mit der Klientin erst eine Metaposition entwickeln. Diese wird dann im Therapieprozess zur *steuernden Ich-Instanz* (Schmidt 2004) ausgebaut.

In der Gestaltung der therapeutischen Beziehung ist es also wichtig, sich nicht mit der scheinbar »gesünderen« Seite zu verbünden. So würden wir Teil der Systemdynamik werden, aus der die Klientin sich lösen sollte. Anhand der Erstellung eines Seitenmodells (Gross u. Popper 2022) begeben wir uns gemeinsam mit der Klientin in eine Beobachterposition außerhalb dieser Dynamik. Wir entwickeln einen verständnisvollen Blick auf beide Seiten und lernen etwas über Bedürfnisse, Intentionen und die lebensgeschichtliche Entwicklung beider Anteile. Erst mit diesem bewussten Perspektivwechsel können wir ein gemeinsames Verständnis für die Dynamik, die Symptome erzeugt und aufrechterhält, entwickeln.

Über unterschiedliche Angebote von Tranceinduktion können Klient:innen besser auf die Bedürfnisse und Ressourcen beider Seiten zugreifen. Die Klientin lernt ihre unterschiedlichen Seiten kennen und verstehen. Die Seiten fühlen sich gehört und die Klientin kann sich mithilfe ihrer steuernden Instanz verschiedenen »Sowohl-als-auch-Lösungen« annähern. Im Seitenmodell geht es nicht ums Auflösen von Ambivalenzen oder um das Finden von Kompromissen. Ambivalenzen sind therapeutisch gewollt und werden ausgeweitet, statt sie zuzudecken. Meist verändert schon das »Gesehenwerden« für die Symptom-Seite vieles, weil sie mit weniger drastischen Mitteln für ihre Bedürfnisse eintreten kann. Auch die Stärkung der steuernden Ich-Instanz und deren Dissoziation (im Sinne von Entkoppelung) von »gesünderen« Seiten bringen meist viel Ruhe ins System.

Auch bei peripartalen psychischen Problemen sind unterschiedlichste innere Anteile am Werk. Zu Therapiebeginn treffen wir meistens zuerst den Teil, der eng mit dem Idealbild der Mutter assoziiert ist. Dieser Teil möchte das Problem lösen, die Symptome beseitigen und als Mutter liebevoller, aktiver, gelassener oder Ähnliches werden. Als hypnosystemische Therapeut:in ist es aber wichtig, sich daran zu erinnern, dass auch die Symptome aus guten

Gründen heraus da sind. Deshalb erkunden wir ebenso die andere Seite. Die Seite, die ungewollt zu passiv ist und im Bett bleibt, die Seite, die vielleicht aufbrausend ist und wütend auf das Baby, oder die Seite, die »gefühlskalt« ist und das Baby nicht »richtig« liebt. Auch diese Seiten setzen sich für wichtige Bedürfnisse der Klientin ein, und sie kann lernen, ein kooperativeres Verhältnis mit ihnen zu entwickeln.

Je nach Modell kann es auch mehr als zwei Seiten geben. Beispielsweise einen Teil, der die Klientin hart kritisiert und beschimpft für ihre Unfähigkeit, das Symptom loszuwerden, einen Teil, der vielleicht vollkommen erstarrt ist oder sich klein fühlt in gewissen Momenten, oder einen Teil, der ablenkt und Notfall-Lösungen anbietet, wie Substanzgebrauch, Gewalt oder Selbstverletzung. Mehr zu dieser Dynamik wird im Fallbeispiel in Abschnitt 9.7 beschrieben.

Um sich die Teilarbeit aus hypnosystemischer Sicht anzueignen, ist es meiner Meinung nach sinnvoll, sich mit unterschiedlichen Teilemodellen auseinanderzusetzen. Im Zusammenhang mit der PPD sind für mich vor allem das Seitenmodell nach Martina Gross (Gross u. Popper 2022), das Modell der inneren Konferenz nach Gunther Schmidt (Schmidt 2004), das Modell der inneren Familie nach Richard C. Schwartz (Schwartz u. Sweezy 2022) und das Modell mit inneren Kritikern, Opfern und Wächtern nach Jochen Peichl (Peichl 2013) sowie dessen theoretische Einordnung der hypnosystemischen Teilearbeit (Peichl 2018) relevant.

Insgesamt ermöglichen es unterschiedliche therapeutische Perspektiven – wie die hier vorgestellten bindungstheoretischen, narrativen und hypnosystemischen Perspektiven –, peripartale psychische Probleme als vieldimensionales Geschehen zu erfassen. Als Therapeut:innen bleiben wir damit flexibel im Denken, offen und neugierig, selbst in Prozessen, die uns langwierig oder festgefahren erscheinen. Es stehen uns so nicht nur mehr Interventionen zur Verfügung, auch eine leichte Variation der therapeutischen Haltung bringt neue Dynamiken in die Therapie. Klient:innen sind oft für unterschiedliche Ansätze verschieden gut »empfänglich« und es findet sich bald ein therapeutischer Weg, der der individuellen Klient:in besonders stimmig, aufschlussreich oder spannend erscheint.

6 Blinde Flecke: PPD und Vaterschaft

6.1 Auch Männer leiden unter PPD

In Forschung und Praxis im Peripartalbereich liegt ein starker Fokus auf der Dyade Mutter-Kind und das, obwohl nur 7 % der Familien mit Kindern unter einem Jahr Ein-Eltern-Familien sind. Es stellt sich also die berechtigte Frage, wie Väter ihre Rolle im neu entstandenen Familiengefüge definieren und ob deren Adaptionsprozesse nicht viel zu lange von der Psychotherapieforschung übersehen wurden. Erst seit einigen Jahren wird Phänomenen wie der hormonellen Veränderung, welche rund um die Geburt auch bei Männern festzustellen ist, der paternalen Bindung, also der Bindung zwischen Vater und Kind, und auch den gar nicht so selten auftretenden postpartalen Depressionen bei Männern Aufmerksamkeit geschenkt. Dies ist vor dem Hintergrund, wie lange das »Babythema« als reines »Frauenthema« angesehen wurde, wenig verwunderlich. Bei all den Veränderungen im Geschlechterverhältnis über die letzten Jahrzehnte hält sich das Bild traditioneller Arbeitsteilung im Bereich der Versorgung und Erziehung von Kleinkindern am hartnäckigsten. Dies hat nur teilweise biologische Gründe; Frauen tragen das Kind während der Schwangerschaft im Körper, sie gebären und haben nach der Geburt die Fähigkeit, zu stillen. Es sind aber durchaus gesellschaftliche Aushandlungsprozesse, die darüber entscheiden, wie lange das Kind vorwiegend von der Mutter betreut wird und was dieses »vorwiegend« bedeutet. Die Zeit, in der Männer keine einzige Windel gewechselt, sich um keine Familienmahlzeit gekümmert haben und es darüber hinaus als beschämend empfunden hätten, nicht alleine die finanzielle Last der Familie zu tragen, liegt nur ein oder zwei Generationen zurück. Heute existieren geteilte Elternzeit-Modelle zumindest theoretisch, auch wenn deren Umsetzung häufig vor verschiedenen gesellschaftlichen Hürden steht. Es wird ein Ruf nach »neuen Vätern« hörbar: Väter, die sich einbringen, die Verantwortung übernehmen, die *Mental Load* (die mentale Belastung) teilen und Mütter auch darin unterstützen, ihre beruflichen Ziele verwirklichen zu können. Gleichzeitig wirken die tradierten Rollenbilder in den Köpfen der »neuen Väter« teilweise weiter und erhöhen den Druck, alles unter einen Hut zu bringen. Der Anspruch an sich selbst, die Ernährerrolle in der Familie einnehmen und psychisch immer stark zu müssen, den sprichwörtlichen Fels in der Brandung zu repräsentieren, ist häufig noch präsent. Viele Männer haben aufgrund ihrer Sozialisation noch Schwierigkeiten, über ihre Gefühle zu sprechen, was auch deutlich wird in der geringeren Anzahl an Männern, die sich psychotherapeutische Hilfe suchen. Vor diesem Hintergrund scheint es nicht überraschend, dass es auch Männern in der herausfordernden Zeit der Familiengründung oft nicht gut geht und sie ebenfalls an postpartalen psychischen Problemen leiden.

Wie im Abschnitt 4.2.2 erläutert, ist der Prozess des peripartalen Übergangs und der Einstimmung auf ein neues Familienmitglied hochkomplex. Männer (bzw. der nicht gebärende Elternteil) erleben den Prozess im Allgemeinen etwas anders als Frauen. Sie erfahren von der Schwangerschaft, erleben diese aber nicht am eigenen Leib. Viele Väter sind heute bei Ultraschalluntersuchungen dabei, sprechen mit der werdenden Mutter über ihre Gefühle und Erwartungen und versuchen, beim sog. »Nestbau« zu unterstützen. In meiner Praxis erlebe ich trotzdem immer wieder Paare, in denen die Partner in dieser Phase unterschiedliche Tempi vorlegen, und daraus können sich erste Konflikte entwickeln. Frauen haben manchmal früher und dringender den Wunsch, sich vorzubereiten, Bücher zu lesen, Dinge zu besorgen. Manche Väter erleben das teilweise als Druck erzeugend, überbesorgt oder viel zu hektisch – sie sind weniger aufgeregt, man könnte auch sagen zuversichtlicher. Selbst wenn heute einige Väter bemüht sind, mit dem Baby im Bauch zu sprechen, damit es sich an ihre Stimme gewöhnt, erleben sie keine Morgenübelkeit und keine Kindesbewegungen, sie können die pränatale Bindung zum Kind nicht im gleichen Ausmaß aufbauen. Viele werdende Väter machen sich Gedanken über ihre Rolle, über das bevorstehende Familienleben oder haben manchmal Ängste und Sorgen, was den neuen Lebensabschnitt anbetrifft. Trotzdem ereilt sie die Wucht der Situation oft erst mit der Geburt.

In der modernen Geburtshilfe ist es mittlerweile üblich für Väter, bei der Geburt dabei zu sein. Viele Väter wünschen sich das auch oder wollen ihre Frauen zumindest nicht alleine lassen. Die Geburt gemeinsam zu erleben, kann ein sehr berührendes Erlebnis und wichtig für die Beziehung des Paares sowie für die paternale Bindung sein. Trotzdem soll hier nicht unerwähnt bleiben, dass die Begleitung der Partnerin durch den Geburtsprozess auch überwältigend und schockierend – manchmal sogar traumatisierend – erlebt werden kann. Die Ehefrau oder Lebensgefährtin in einer solch intensiven Ausnahmesituation mit Schmerzen, Angst und an der Grenze zur körperlichen Überforderung zu erleben, hinterlässt manchmal Eindrücke, die schwer zu verarbeiten sind.

Herr Ludwig (36 Jahre)
»Ich konnte ihr einfach nicht helfen. Sie hat bei jeder Wehe geschrien und gebettelt, dass es aufhören soll. Am Anfang konnte ich noch ihre Hand halten und ihr Wasser geben, aber als es dann ernst wurde, wollte sie das nicht mehr. Die Hebamme hat mich zur Seite geschoben. Niemand hat mehr mit mir gesprochen, ich wusste nicht, ob das noch normal ist. Alle waren gestresst, wegen des Herzschlags, aber niemand hat mir was erklärt. Ich bin einfach nur dagestanden und war wie paralysiert.«

Wenn ein Kind gesund zur Welt kommt, erleben viele Väter ein Gefühl tiefer Erleichterung und Zuneigung. Oft berichten sie, unmittelbar »ganz vernarrt« in das Neugeborene zu sein. Dennoch kann insbesondere beim ersten Kind die Zeit nach der Geburt für Väter ambivalent und herausfordernd werden.

In der frühen Wochenbettphase entsteht durch das Stillen und verschiedene Pflegehandlungen häufig eine enge physische und emotionale Verbindung zwischen Mutter und Kind. Väter reagieren darauf sehr unterschiedlich: Einige sind von Beginn an aktiv beteiligt, übernehmen das Wickeln, Tragen oder Baden des Babys. Andere empfinden Unsicherheit im Umgang mit dem Neugeborenen, das ihnen sehr empfindlich und zerbrechlich erscheint, oder sie trauen sich bestimmte Aufgaben weniger zu.

Zudem nehmen viele Väter schon einige Wochen nach der Geburt ihre berufliche Tätigkeit wieder auf. Sie verbringen den Großteil des Tages außer Haus und erleben bei ihrer Rückkehr eine erschöpfte Partnerin, ein schlafendes oder schreiendes Kind – und verpassen die meisten der ruhigeren, verbindenden Momente mit dem Baby. Die Lebensrealitäten der beiden Elternteile beginnen, sich zunehmend voneinander zu unterscheiden. Jeder der Beziehungspartner scheint fast wie in seiner eigenen Welt zu leben. Die Häufigkeit von Körperkontakt und die verbalen Bestätigungen in der Paarbeziehung nehmen in dieser Lebensphase meist ab. Dies löst bei manchen Vätern das Gefühl aus, entbehrlich oder isoliert zu sein. Auch für Väter ist der Unterschied zwischen den Erwartungen an das neue Familienleben, die vor der Geburt aufgebaut wurden, und dann der tatsächlichen Lebensrealität oft mit Enttäuschung verbunden. Darüber zu reden, wirkt für viele Betroffene aber wie ein Tabubruch.

Erst seit etwa 15 Jahren rückt das Thema postpartale Depression (PPD) auch bei Vätern stärker in den Fokus der Forschung. In einer großen Metaanalyse bisheriger Forschung zu paternaler PPD im Jahr 2021 konnte gezeigt werden, dass zwischen 4–23 % der befragten Männer von depressiven Symptomen berichteten (Ansari et al. 2021). Die Autor:innen haben auch mögliche Risikofaktoren zusammengefasst. Eine eigene Vorgeschichte psychischer Schwierigkeiten, insbesondere depressiver Episoden scheint auch hier der größte Prädiktor zu sein. Des Weiteren ist aber der Einfluss einer PPD-Erkrankung der Partnerin gewichtig. Die Wahrscheinlichkeit, als Partner einer unter PPD leidenden Mutter ebenfalls depressive Symptome zu entwickeln, wird auf bis zu 30 % geschätzt. Das erscheint aus systemischer Sicht sehr interessant. Die Belastung scheint sich im Familiensystem im Sinne einer Überforderungsweitergabe weiterzuverbreiten (vgl. Kim a. Swain 2007). Als weitere Risikofaktoren gelten:

- Unzufriedenheit mit der Paarbeziehung,
- finanzielle Instabilität,
- Arbeitslosigkeit,
- mangelnde Unterstützung durch Familie oder Freund:innen,
- durch die Versorgung des Neugeborenen erlebter Stress,
- mangelnde Selbstwirksamkeit in der Vaterrolle,
- andere stresserzeugende Lebensereignisse in dieser Zeit.

Väter mit PPD zeigen häufig klassische Depressionssymptome wie Niedergeschlagenheit, Hoffnungslosigkeit und sozialen Rückzug. Allerdings sprechen einige Studien von, im Vergleich zu betroffenen Frauen, höherer Reizbarkeit und Aggressivität. Die Hemmschwelle, sich professionelle Hilfe zu suchen, ist bei betroffenen Vätern – insbesondere mit Migrationshintergrund – häufig noch höher als bei Frauen. Scham, Rollenerwartungen und Unsicherheiten in Bezug auf die eigene Betreuungsrolle wirken oft als zusätzliche Barrieren (Letourneau et al. 2011).

Auch die Auswirkungen väterlicher PPD auf die kindliche Entwicklung werden zunehmend untersucht. Langzeitstudien zeigen, dass väterliche PPD ebenfalls einen negativen Einfluss auf die Qualität der Vater-Kind-Bindung haben können. Kinder depressiver Väter neigen, analog zu Depressionen bei der Mutter, im Schulalter eher zu Verhaltensauffälligkeiten und Lernschwierigkeiten (Ramchandani et al. 2005). Die Effekte verschiedener Belastungen der Familie hier genau zu trennen, fällt über den korrelativen Ansatz wiederum schwer.

Ein neuer Forschungsfokus sind hormonelle Veränderungen beim Vater im Peripartalzeitraum. Mittlerweile ist bekannt, dass der Testosteron-Spiegel bei aktiv eingebundenen Vätern bereits während der Schwangerschaft der Partnerin sinkt (Daneshnia, Chechko a. Nehls 2024). Hier wird nun überlegt, ob eine besonders starke Testosteron-Verringerung mit dem Auftreten peripartaler Depressionen einhergehen könnte. Eine andere Hypothese lautet, dass ein zu geringer Anstieg an Östrogen und Cortisol nach der Geburt Männer anfälliger für Stimmungsschwankungen und Bindungsschwierigkeiten macht. In Bezug auf Veränderungen der hormonellen Balance sind Frauen also nicht die Einzigen, die durch Schwangerschaft und Geburt vor große Herausforderungen gestellt werden.

Insgesamt sind demzufolge auch Väter durch die Geburt eines Kindes mit komplexen körperlichen, psychischen und sozialen Adaptionsprozessen konfrontiert. Besonders Letztere betreffen sowohl ihre neue Rolle als junger Vater und die neue partnerschaftliche Rolle als auch die Rolle moderner Väter in der sich wandelnden Gesellschaft.

Im folgenden Abschnitt spreche ich mit einem jungen Vater, den ich als besonders aktiven, um Gleichstellung bemühten Vater kennengelernt habe.

6.2 Interview: Perspektive eines Vaters, PPD und Männlichkeiten

MARIA ASENBAUM Vielen Dank für Ihre Bereitschaft, bei diesem Interview mitzumachen. Ich beginne gleich mit der ersten Frage: Was denken Sie, können Männer auch unter postpartalen Depressionen leiden? Ist das etwas, worüber Sie schon mal nachgedacht haben?

HERR KONRAD Interessanterweise hatte ich beim Vorablesen der Interviewfragen das Gefühl, zu dieser Frage am wenigsten sagen zu können. Ich muss eingestehen, dass ich mir die Definition von postpartalen Depressionen nicht genau durchgelesen habe, ich kann also nicht sagen, ob ich auch betroffen war. Für mich war es eigentlich belastender, meine Partnerin so zu erleben. Ich habe am Anfang in der ersten Babyphase nicht das Gefühl gehabt, dass es mich belastet. Das war sicher bei meiner Partnerin viel stärker. Ich hatte mir vorab schon das Schlimmste ausgemalt. Dadurch war für mich die erste Zeit mit Kind eigentlich weniger schlimm als gedacht. Ich habe es eher so gesehen: »Es schreit ja nur drei Stunden am Tag und nicht den ganzen Tag.« Während es für meine Partnerin so war: »Oh Gott, es schreit drei Stunden am Tag!«

Nach dem Papa-Monat war da ein Bruch spürbar. Meine Partnerin war einen großen Teil des Tages auf sich alleine gestellt mit dem Kind. Da habe ich während der Arbeitszeit in den ersten Monaten mehrmals Anrufe bekommen: »Du musst jetzt sofort kommen, ich schaff's nicht mehr.« Das hat natürlich bei mir auch für Stress gesorgt, weil ich ab dem frühen Nachmittag wusste, ich bin jetzt nur mehr auf Bereitschaft in der Arbeit, es könnte jeden Moment so weit sein, dass sie anruft und ich heimkommen muss. Unser Kind war ein sehr schlechter Schläfer. Als ich heimgekommen bin, bin ich dann erst mal zwei Stunden mit ihm im Kinderwagen spazieren gegangen, damit es schläft.

Ich habe nie bereut, dass wir Kinder bekommen haben, aber ich kann mittlerweile solche Lebenszufriedenheitskurven sehr gut nachvollziehen, wo man sieht, dass man so einen Höhepunkt Anfang zwanzig hat und dann in der Mitte der 30er mit Kindern und der beruflichen Stressphase die Zufriedenheit einen ziemlichen Knick hat, so geht es mir schon auch. Es gibt ja diese »Regretting-Motherhood-Bewegung«, und meine Freunde, die auch Väter sind, und ich sagen dann schon manchmal: »Regretting Fatherhood« gibt es auch. Also nicht in dem Sinne, dass Familien in die Brüche gegangen wären, weil der Mann gesagt hat: »Boah, das ist überhaupt nicht das, was ich mir vorgestellt habe, das schaffe ich nicht, das will ich nicht.« Obwohl es das wahrscheinlich auch gibt. Eher auf so einer Ebene, dass man sagt, das ist schon wirklich alles heftig und man würde gerne wieder mal gut schlafen oder einfach mehr Zeit haben für Sport oder was auch immer.

Aber ich bin da sicher in einer Blase, wo Väter sich in der Familie engagieren. Aus der Ferne kenne ich auch Väter, die sehr ähnlich weitermachen wie vor den Kindern, obwohl es anders ausgemacht war. Wir haben das schon halbe-halbe gemacht. Wir haben ausgemacht, dass ich gleich lange in Elternzeit gehe, und sie hat das dann auch von mir eingefordert. Das war wichtig, ich finde das sehr gut, dass sie das gemacht hat. Ich glaube, in Beziehungen, wo das dann nicht so funktioniert, ist es schwieriger. Dann kann man in eine Depression verfallen, weil es vielleicht nicht so aufgeteilt ist, wie man es sich vorgestellt oder ausgemacht hat.

Und ein zweiter Punkt, warum Frauen, denke ich, oft belasteter sind – so erlebe ich es bei fast allen Müttern im Vergleich zu Vätern, die ich kenne, – Frauen machen sich mehr Gedanken und Sorgen. Meine Partnerin und ich haben oft diskutiert, dass ich z. B. zu wenig Erziehungsratgeber lese, bis zu einem gewissen Punkt sicher berechtigt. Natürlich stehen da auch gescheite Dinge drinnen, aber ich habe das Gefühl, das »Männliche«, wenn man das so verallgemeinern könnte, ist eher so: »Tun wir mal. Schauen wir mal.« Auch auf die Gefahr hin, dass man schlechte Muster, die man irgendwie mitbekommen hat, reproduziert.

Auf der anderen Seite finde ich es einfach auch echt belastend, wenn man das Gefühl hat, man muss alles nach Ratgebern durchoptimieren. Immer bedenken, wie könnte das vielleicht wirken, wenn ich das oder das mache im Umgang mit dem Kind? Das ist belastend. Da habe ich das Gefühl, dass die meisten Väter, die ich kenne, da entspannter sind [als die Frauen] und dass sich da oft Konfliktlinien entwickeln. Konflikte erlebe ich öfter, als dass die Väter auch in depressive Geschichte kippen würden. Man könnte vielleicht sagen, die psychische Belastung äußert sich anders.

MA Und für Sie persönlich und Ihre psychischen Themen: Was hat da das Elternwerden für eine Rolle gespielt?

HERR K. Also, beim ersten Kind war es am Anfang weniger belastend. Es war dann wirklich die Zeit, als wir überlegt haben, ob wir ein zweites Kind bekommen sollen. Das war für mich psychisch die schwierigste Phase. In dieser Zeit sind bei mir einige Dinge zusammengekommen. Aber ein Punkt war für mich besonders die Erfahrung vom ersten Kind, wie unglaublich anstrengend das war und wo ich das Gefühl hatte, meine Partnerin ist nicht so belastbar, wie sie glaubt zu sein oder wie sie gern wäre. Ich war mir nicht mehr sicher, ob ich das beim zweiten Kind noch abfangen könnte.

Es war einerseits die Belastung meiner Partnerin und andererseits, wie man so schön sagt, die Rushhour des Lebens. Da war einfach unglaublich viel los, sodass ich zeitweise nicht mehr gewusst habe, wie weiter. Die Aussicht, in dieser Phase ein zweites Kind zu bekommen, hat mich extrem gestresst. Man will natürlich für Kinder auch da sein, und wenn man merkt, man schafft es gerade nicht, dann ... Und da haben dann diese Ratgebergeschichten viel reingespielt. Danach ist der ideale Abstand zwischen den Kindern drei Jahre. Das war konstanter Stress. Beim zweiten Kind war es viel mehr Druck, wir waren nicht mehr die Jüngsten. Und das Gefühl war ständig da: So, das muss halt jetzt irgendwie funktionieren.

MA Möchten Sie noch etwas dazu sagen, wie Sie das Thema Vaterwerden erlebt haben?

HERR K. Ich habe vor dem Vaterwerden sehr viel Respekt gehabt. Der Grund, wieso ich eigentlich sehr lange keine Kinder wollte, war, dass mein eigener Vater nicht sehr präsent war in meiner Kindheit. Ich habe mir immer gedacht: Sollte ich mal Kinder bekommen, dann würde ich das meinen Kindern ersparen. Ich hatte nicht das Gefühl, dass ich vorher sicher sein kann, ob ich es ihnen ersparen kann, und deshalb war ich erst unsicher, ob ich Kinder haben will. Dann haben wir uns doch dafür entschieden und dann geht es einfach von einem Tag auf den anderen, dass du versuchst, dich darauf einzustellen.

Es ist dann aber ganz anders, als du geglaubt hast, dass es sein wird. Aber ich finde, in der ersten Zeit hat es unsere Beziehung sehr gestärkt. Das war schon ein Moment, wo es sich so angefühlt hat: »Okay, jetzt gehören wir wirklich zusammen. Egal was jetzt passiert, selbst wenn wir uns trennen, werden wir uns weiterhin sehen (müssen).« Und das hat uns gestärkt. Es war so ein Gefühl von: »Ja, das machen wir jetzt, wir machen was Großes gemeinsam.« Das finde ich nach wie vor schön, das Gefühl zu haben, man hat einen Menschen gemacht und kann dem etwas mitgeben. Und jetzt sind die Kinder in einem Alter, wo man merkt, dass sie positive (und negative Dinge) von einem annehmen. Das ist schön. Von dem her würde ich es eben auch nie bereuen.

MA Und weil Sie auch Ihren eigenen Vater angesprochen haben, gab es für Sie Erwartungen oder etwas, was Sie gedacht haben, wie Väter sein sollten?

HERR K. Basierend auf meiner Erfahrung ist das Grundlegendste mal präsent zu sein, zumindest präsenter. Das war für mich schon immer klar, dass ich es nicht wollen würde, dass ich Vollzeit plus arbeite und meine Kinder nur abends sehe und sie sich dann von mir nicht ins Bett bringen lassen, weil ich einfach zu wenig da bin.

Ich bin in einer Blase, wo sich Väter vergleichsweise engagieren. Trotzdem ist es noch sehr interessant, wie unterschiedlich sie sich engagieren und wie unterschiedlich sich andere Familien die Care-Arbeit aufteilen. Und deswegen würde ich nicht verallgemeinern, dass Väter so oder so sein sollen. Ich kenne Familien, die ein total traditionelles Rollenmodell gewählt haben, wo die Mütter nicht arbeiten gehen, die Väter aber trotzdem unglaublich gern was mit den Kindern machen und sich einbringen. Väter, die z. B. Homeoffice machen - ob das möglich ist, hängt dann vom Arbeitgeber ab -, die dann zwischendurch im Homeoffice die Kinder wickeln und so weiter. Das ist schon mal ein ein bisschen anderer Entwurf, auch wenn es äußerlich traditionell wirkt. Da habe ich mich ein bisschen verändert, weil ich früher ein ganz klarer Verfechter von halbe-halbe war, sonst wird sich nie etwas ändern. Aber heute denke ich, das sollte jede Familie für sich entscheiden können.

Gleichzeitig glaube ich, dass es sich manche Väter sehr einfach machen, weil sie mehr verdienen und meinen, damit wäre die Entscheidung, wer arbeiten geht, getroffen. Also so sollte es nicht sein. Aber wie sollen Väter sein? Ich glaube, das muss jeder Vater, jede Familie für sich selbst beantworten. Aber ich denke schon, dass es den Kindern guttut, wenn die Väter möglichst präsent sind, und das tut auch den Vätern gut. Das haben wir an unserem Modell sehr geschätzt, dass wir beide Welten kennen. Dass Vater und Mutter einfach wissen, wie anstrengend ein Tag allein mit den Kindern so ist, dass wir uns das nicht gegenseitig erklären müssen und es dann nicht verstehen würden.

MA Mütter erleben ja oft viel Druck oder beschäftigen sich mit Bildern, wie eine perfekte Mutter sein soll. Gibt es das aus Ihrer Sicht auch bei Vätern? Erleben Sie gesellschaftlichen Druck?

HERR K. Also, da würde ich sagen, dass aus meiner Beobachtung sich Mütter vielleicht einen gewissen Druck auch selbst machen, wie ich vorhin erwähnt habe mit der Ratgeberliteratur, aber gleichzeitig ist natürlich der Druck auf Mütter viel größer als der auf Väter.

Ich habe Glück gehabt bei meinem Arbeitgeber, dass das überhaupt kein Thema war, dass ich in Elternzeit gegangen bin. Ich habe mir zwar schon auch anhören müssen: »Wenn du erst nach einem Jahr wiederkommst, kannst du dann überhaupt noch was?« Aber ich glaube, das ist auf einem absolut nicht vergleichbaren Niveau mit dem, was Frauen abbekommen. Es wäre genauso gut gewesen, wenn ich gesagt hätte, ich gehe nicht in Elternzeit. Da hätte ich keinen Druck gehabt und ich hätte da überhaupt nichts in der Richtung gespürt. Und das ist, glaube ich, was bei Frauen viel öfter passiert.

Zum Beispiel beim Abholen im Kindergarten höre ich öfter: »Ah, Sie holen auch das Kind vom Kindergarten ab!«, als dass man hört: »Wieso holt der Vater das Kind nie ab vom Kindergarten?« Also, das ist sicher nach wie vor so. Oder am Spielplatz ist mir das einmal passiert, dass ich zufällig eine Mutter mit Kind drei Tage hintereinander dort getroffen habe, und sie hat dann ganz entgeistert gefragt: »Sind Sie etwa ein Elternzeit-Papa?« Also eher so etwas passiert, eher dieses Positiv-überrascht-Sein bis Unverständnis in diese Richtung. Das erlebe ich als Vater in Elternzeit öfter, als dass es Druck gäbe, dass man sich mehr engagiert, dass man präsenter sein soll.

Ich habe einmal sogar ein interessantes Gespräch mit meinem Vater geführt, wo sich ein Missverständnis aufgelöst hat. Als ich ihm gesagt habe, ich arbeite nur Teilzeit, hat er so reagiert: »Echt nur Teilzeit, und geht das überhaupt, und was sagt der Arbeitgeber dazu?« Und so weiter. Und dann haben wir darüber geredet, und da hatte ich dann das Gefühl, interessanterweise hat er anscheinend da mehr Druck gehabt. Er meint, hätte er nicht Vollzeit gearbeitet mit einer jungen Familie, da hätte er noch diesen alten Druck gehabt: »Du kannst deine Familie nicht ernähren.« Dieser Druck ist von mir abgefallen, den spüre ich nicht mehr. Vielleicht empfinden das andere Väter schon noch so, wenn das finanzielle Argument näherliegt. Aber ja, unterm Strich spüre ich als Vater wenig bis kaum Druck, wie ich mich meinen Kindern gegenüber verhalten oder sie erziehen soll.

MA Und gibt es bestimmte Bilder oder Idealvorstellungen, Vorbilder, wo Sie sagen: »Wow, so ein Papa, das ist cool, so wäre ich gern«?

HERR K. Extrem schwierige Frage. Es gibt jetzt nicht den Vater, bei dem ich denke, genauso möchte ich sein. Aber das hängt damit zusammen, dass das sehr individuell ist, wie die Arrangements sind. Bei vielen Vätern habe ich das Gefühl, sie sind total nett mit den Kindern, aber das sind dann vielleicht Väter, die Vollzeit arbeiten. Da frage ich mich dann, vielleicht hätte ich andere geistige Ressourcen für meine Kinder oder würde mich mehr auf sie freuen, wenn ich an einem Tag aus der Arbeit komme und sie sind vom Kindergarten schon abgeholt und viel ist schon erledigt und ich spiele nur kurz eine Stunde vorm Essen mit ihnen, als wenn ich sie, wie derzeit, fast immer vom Kindergarten abhole, sie dann den Nachmittag bespaße und dabei noch koche. Aber vielleicht ist auch das wieder was Positives.

Wäre interessant, wie Frauen auf diese Frage antworten. Ich glaube schon, dass es auf diversen Kanälen sehr viele scheinbar perfekte Mütterbilder gibt, wo man sich dann denkt, das ist mein Vorbild und so möchte ich auch sein. Das würde jetzt fast wieder sagen, dass den Druck Väter vielleicht nicht haben, dass es auch weniger dieser scheinbaren Vorbilder gibt.

Für mich persönlich gibt es, wie gesagt, dieses eine Vorbild nicht, nicht in meinem Freundeskreis und – vielleicht konsumiere ich die falschen Medien – auch nicht in den Medien. Ich glaube, es ist generell so, wenn man liest, ich glaube, es sind in Österreich 1 oder 2 % der Männer, die länger als ein halbes Jahr in Elternzeit gehen, dann bin ich praktisch einer von 1 %. Dann kenne ich sogar noch einen zweiten in meinem Bekanntenkreis. Da ist es extrem unwahrscheinlich, dass Männer, die ich kennenlerne, als Vorbild infrage kämen.

MA Können wir vielleicht ein bisschen zu dem kommen, wie es Ihnen dann psychisch geht oder ob Sie das Gefühl haben, dass das, was Sie als Vater leisten oder leisten sollten, müssten, mit Ihrer psychischen Befindlichkeit was zu tun hat?

HERR K. Also, das würde ich bei uns schon auf jeden Fall sagen, dass das Stresslevel, vor allem seit dem zweiten Kind und vor allem seit wir beide wieder arbeiten gehen, extrem hoch geworden ist und der Abstimmungsaufwand einfach unglaublich.

Und das macht mir schon psychisch Stress. So dass ich das Gefühl habe, ich kann auf meine psychische Gesundheit eigentlich gerade kaum achten, aufgrund dieses Stresslevels und aufgrund dessen, dass ich nach wie vor das Gefühl habe, dass ich bei meiner Partnerin mehr abfangen muss. Das ist eine Diskussion, die wir öfter führen: dass meine Partnerin sagt, sie ist nicht dafür zuständig, dass ich mir Auszeiten nehme, was stimmt. Aber gleichzeitig hatte ich mehrmals das Gefühl, wenn ich dann sage, ich würde mir gerne eine Auszeit nehmen oder ich brauche das jetzt, dass dann die Rückmeldung nicht so unterstützend ist, wie ich es mir wünschen würde.

MA Und wie wirkt sich das dann aus, wenn es so viel Stress gibt und Sie nicht auf Ihre psychische Gesundheit achten können?

HERR K. Es wirkt sich in einer größeren Gereiztheit aus. Der Geduldsfaden ist sicher kürzer mit meiner Partnerin, aber auch mit den Kindern. Das sind schwierige Phasen. Also ich glaube, ich kann schon sehr viel Stress aushalten, aber ich schalte dann in so einen Funktionsmodus, wo ich die Dinge abhake und versuch, irgendwie alle Bälle in der Luft zu behalten. Da streicht man halt all die Dinge, die nett sind, wie am Abend Freunde treffen oder Sport oder Beziehungszeit. Und das sind dann sicher die Phasen, wo es uns als Familie am schlechtesten geht, weil die Kinder das auch merken und wir das in der Beziehung sowieso merken, und das ist nicht so leicht, da wieder rauszukommen.

MA Würden Sie in dem Zusammenhang auch von depressiven Phasen sprechen?

HERR K. Ich tue mir immer schwer mit dem Depressionsbegriff. Also ab wann ist es eine Depression? Ich war vor einigen Jahren ein Jahr in Therapie. In den ersten Sitzungen ist es um die Frage gegangen, wieso bin ich in Therapie? Sind das Depressionen? Und da habe ich gesagt: »Naja, ich war bis jetzt nie in Therapie, weil ich das Gefühl hatte, irgendwie bewältige ich meinen Alltag ganz gut.« Für mich war depressiv einer, der gar nicht mehr kann, der nicht mehr aufsteht. Erschöpfung erlebe ich auf jeden Fall, massive Erschöpfung. Ab wann es depressiv ist? Das ist extrem schwer, das zu sagen.

MA Ist Depression etwas, was Sie nicht haben möchten? Sehen Sie sich nicht so?

HERR K. Ich habe das Gefühl, dass Depression oder am Arbeitsplatz ein Burn-out bei anderen, das ist für mich wirklich was sehr Schwerwiegendes, wo ich merke, die Leute, die können einfach nicht mehr. So krass würde es ich bei mir nicht sehen. Wobei, jetzt muss ich mich vielleicht ein bisschen relativieren, je länger ich darüber nachdenke. Also, der Grund, wieso ich damals in Therapie gegangen bin, war, weil ich definitiv eine Panikattacke hatte. Und so ein, zwei solcher Momente hat es halt seitdem auch noch gegeben.

MA Auch interessant, oder? Also wäre jetzt eine interessante Anschlussfrage, dieses »es ist erst eine Krankheit, wenn ich wirklich nicht mehr kann«, ob das auch was mit »Männlichkeiten« zu tun hat oder mit einem »männlichen« Krankheitsbegriff von »wie viel muss ich aushalten, bis ich krank bin«?

HERR K. Ja, das ja. Es ist sicher was, worüber Männer zu wenig reden, und wir lassen die Dinge zu lang aufstauen, und dann äußert es sich vielleicht in schwerwiegenderen Symptomen.

In unserer Beziehung haben wir in der Hinsicht ein totales Spannungsfeld: Einerseits gibt es den Eindruck, ich würde es [dass es mir psychisch nicht gut geht, Anm. M. A.] zu wenig sagen oder nicht richtig äußern, aber wenn ich es äußere, dann ist der Zeitpunkt schlecht oder ich kriege eher so die Rückmeldung: »Eigentlich erwarte ich mir von dir, dass du funktionierst.« Oder vielleicht besser nicht im Sinne von »erwarten«, aber im Sinne von: »Ich verlasse mich darauf, dass du funktionierst.«

MA Das führt uns gleich zur nächsten Frage: Wie denken Sie, wenn es Ihnen oder Ihrer Partnerin psychisch nicht gut geht, was macht das dann mit der Beziehung? Also bringt Sie das eher näher zusammen, rückt Sie das eher auseinander oder noch was ganz anderes?

HERR K. Ich finde, es hängt total von der Situation ab. Wir hatten Phasen, wo sehr viel zusammengekommen ist, in denen wir uns extrem voneinander entfernt haben. Gleichzeitig waren wir noch nie an dem Punkt, wo es so kaputt war, dass wir gesagt haben, okay, das war es jetzt. Zum Glück ist es nicht so, dass beide immer total am Limit sind. Wenn man das Glück hat und man erwischt eine Phase, wo einer am Anschlag ist und der andere nicht, dann kann einen das, finde ich, schon auch wieder näher zusammenbringen. Da merkt man, was man an der Beziehung hat, wenn man weiß, der andere hat gerade auch keine entspannte Phase, aber sagt trotzdem: »Fahr du einmal ein Wochenende alleine wo hin oder was auch immer du brauchst.« Das bringt einen sehr viel näher zusammen. Ich glaube, die Kunst ist heute zu schauen, dass es diese Momente gibt und dass man eben von diesen intensiven Phasen wieder runterkommt und die halt nicht immer mehr werden, bis man irgendwann sagt, ich kann das nicht mehr handeln als Partner:in.

MA Also, wenn ich Sie richtig gehört hab, dieses Auseinanderbringen, wenn es möglich ist, das anzusprechen und dann doch noch mal zu versuchen, Verständnis aufzubringen, bringt einen das wieder näher zusammen, ja?

HERR K. Ja, die Alternative wäre zu sagen, das war es jetzt. Also wenn man die Schwäche des Partners nicht anerkennt, so unangenehm sie auch sein mag, kann ich mir nicht vorstellen, dass eine Beziehung dauerhaft funktionieren kann. Es kann immer noch sein, dass man sagen muss: »Okay, ich sehe das, ich persönlich habe keine Kapazität, das abzufangen, aber wir versuchen irgendwas zu ändern oder du fängst eine Therapie an oder wir machen gemeinsam Therapie oder wir müssen einfach an irgendwelchen Schrauben drehen und holen Hilfe.« Wenn man sich darauf nicht mehr einlassen kann, wenn man nur sagen kann, ja, okay, aber damit musst du selber fertigwerden, ich verstehe das nicht oder kann nicht mehr, kann ich mir nicht vorstellen, dass das lange funktionieren wird.

MA Also würden Sie zustimmen, wenn ich sagen würde: Psychische Probleme bringen auch Bewegung ins System?

HERR K. Im Idealfall ja, würde ich sagen. Wobei, nicht nur so. Das ist ein ewiges Thema unserer Beziehung, dass wir jeweils vom anderen gerne hätten, dass man die Signale schon früher selber spürt und sieht. Das wäre natürlich das Beste, dass man alles schon sieht und spürt und dem Partner früher alles Mögliche abnehmen kann. Ich glaube, das kann man nicht verlangen. Aber was man schon verlangen kann, ist, dass wenn man die Probleme oder Symptome äußert, und wahrscheinlich, wenn es am Anfang nicht genug gehört wird, wird man es immer dramatischer äußern, dann muss es früher oder später Bewegung ins System bringen. Sonst kann man nur mehr sagen, okay, ich ziehe mich jetzt völlig zurück und schaue, dass ich da irgendwie durchkomme. Aber ich kann mir nicht vorstellen, dass das mit der Beziehung nichts macht. Wenn das der Partner dann noch nicht merkt, dann hat man vielleicht wirklich ein Wahrnehmungsproblem, und auf Dauer glaube ich nicht, dass es dann gehen kann.

MA Abschließend würde ich gerne nochmals auf das Thema psychische Schwierigkeiten in der Peripartalzeit und Männlichkeiten zurückkommen. Welchen Eindruck haben Sie, wie Männer oder einige Männer über psychische Belastungen in der Zeit als junge Väter reden?

HERR K. Da bin ich vielleicht auch untypisch, weil ich viele Freundinnen habe, und das ist halt ein Thema, das man schwer besprechen kann in einer Mann-Frau-Konstellation, weil man dann natürlich sehr schnell bei der Frage ist: Wie macht's der Partner oder die Partnerin? Und da tue ich mich schwer, das anzusprechen, weil ich irgendwie dann nicht möchte, dass diese Freundinnen gern hätten, dass die Männer mehr machen würden, und dass dann rauskommt, ich soll mit diesen Männern reden und ihnen sagen, dass sie mehr machen sollen oder so. Das ist vielleicht so ein bisschen eine latente Sorge von mir.

Ich rede mit anderen Vätern über diese Themen sicher viel zu wenig, weil ich finde, dass es sehr wenige Väter gibt, mit denen ich auf dieser Ebene reden kann. Das ist sicher ein Problem, wo ich jetzt sagen würde, das haben Mütter weniger, weil Frauen sich leichter tun, einfach zu reden, vor allem über solche Themen zu reden. Daran fehlt es sicher. Da haben Väter sicher Aufholbedarf und das hätte eine andere Qualität. Da teilt man dann schon Dinge, die kann ich mit befreundeten Müttern nicht besprechen, die verstehen dann manche Dinge auch nicht.

MA Also mit den Freundinnen ist es schwer, mit den Freunden ist es auch schwer?

HERR K. [lacht] Ich würde sagen, es ist mit den Müttern total leicht, über manche Dinge zu reden, leichter fast als mit Vätern, aber schwer bis unmöglich, über andere Dinge zu reden. Und mit den Vätern ist es schwer, wirklich Väter zu finden, wo man sich gut aufgehoben fühlt. Also mit einem Vater, der Vollzeit arbeitet, brauche ich über sowas nicht reden oder mit einem Vater, der einfach die Karriere über alles stellt und wo man dann gesagt bekommt: »So viel, wie du aufgegeben hast, das könnte ich mir überhaupt nicht vorstellen.« Also ich finde, man hat als Vater schon das Gefühl, dass es leichter ist, als Mütter gemeinsame Themen zu finden als mit Vätern, weil die Väterrollen einfach noch so divers sind. Und da Väter zu finden, mit denen man einfach sehr gut reden kann und wo es eine ähnliche Lage ist, ist nicht so einfach. Wenn das gut passt, finde ich es super wertvoll. Also das ist sicher ein Thema, wo wir Männer uns irgendwie noch bessern müssen. Ich glaube, Männer nehmen einfach sehr viel an und hinterfragen viel zu wenig. So wie ich vorher gesagt hab: »Mit Vollzeit arbeitenden Vätern brauche ich nicht reden.« Vielleicht würde er zumindest gern mal reden über das, wie es mir damit geht, oder vielleicht ist er total unglücklich in dieser Rolle. Aber ich nehme irgendwie an, ein Vater, der Vollzeit arbeitet, mit dem brauche ich nicht übers Kinder-vom-Kindergarten-Abholen reden, weil er das nie macht.

MA Und hat das was mit »Männlichkeiten« zu tun, dass man dann lieber – sorry, vielleicht ist das wieder ein Klischee – also, dass man nicht unnötigerweise redet?

HERR K. Ja, wahrscheinlich. Also ich glaube immer, dass man nie verallgemeinern kann. Aber es ist sicher ein Muster. Das habe ich auch ganz lang gehabt, dass ich mir gedacht habe, wenn ein Freund mir was Persönliches erzählen will, dann wird er es mir erzählen. Dass man ein Grundinteresse schon auch signalisieren muss oder das dabei hilft, musste ich erst lernen. Ich glaube, das ist sicher was »Männliches«. Man redet über den Beruf und die Karriere und über Besitz, über Geld und über Sport und vielleicht noch ein paar andere Dinge, aber sicher weniger über Familie und Gefühle.

MA Gibt's sonst noch was, was ich nicht gefragt habe, was Sie gern noch sagen würden?

HERR K. Ja. Noch als Abschluss vielleicht. Ich habe mir sehr viele Gedanken gemacht über diese Gleichstellungsfrage in den letzten Jahren. Wir sind davon noch sehr weit entfernt. Mir fehlt mittlerweile die Fantasie, wie es ausschauen könnte, weil ich nicht mehr glaube, wirklich halbe-halbe in allem, das ist fast nicht umsetzbar. Aber im Prinzip – und deswegen glaube ich, habe ich mich da jetzt gemeldet und bereiterklärt, hier das Interview zu geben, weil ich das Gefühl habe, dass wir Väter da schon auch noch sehr viel Bringschuld haben, weil Gleichstellung halt nicht ist, man macht halbe-halbe, sondern man teilt Symptome und teilt Krankheitsbilder und redet im gleichen Ausmaß über diese Dinge. Da haben wir, glaube ich, schon einen weiten Weg vor uns. Ich hoffe aber stark, dass wir den Weg weitergehen, weil ich mir bei diversen gesellschaftlichen Entwicklungen in der letzten Zeit nicht mehr ganz so sicher bin, ob die Gegenbewegung nicht voll zuschlägt.

MA Wunderschönes Schlusswort. Umso wichtiger, dass Sie sich dazu entschieden haben, Ihre Sichtweise hier zu teilen und auch über das zu reden, was nicht so leicht über die Lippen geht. Vielen Dank!

7 Geburt als traumatisches Erlebnis

Bevor es um therapeutische Möglichkeiten geht, möchte ich zunächst noch auf ein Thema eingehen, das in der Arbeit mit peripartalen Störungen oft übersehen wird: Geburt als potenziell traumatische Erfahrung. Lange Zeit war es in Fachkreisen, vielleicht auch durch die enge Definition von Trauma und Traumafolgestörung, nicht gerne gesehen, von Geburtstraumata zu sprechen. Hierbei spielten implizit wohl auch Diskurse, dass Gebären »normal« sei und zum Leben gehöre, eine Rolle. Geburtsschmerz und Eingriffe unter der Geburt gelten teilweise immer noch als ein zu ertragender Schmerz im Leben einer Frau. Erst mit der Beobachtung, dass ein Teil der betroffenen Frauen noch Monate nach der Geburt alle klassischen Anzeichen einer PTBS zeigen, rückte das Thema einer traumatisch erlebten Geburt vor wenigen Jahren in den Fokus von Forschung und Therapie.

Metaanalysen klinischer Studien zeigen, dass etwa 20 % der Gebärenden die Geburt als traumatisch erleben. Weiters sind es 10 %, die noch in den folgenden Wochen und Monaten posttraumatische Stressreaktionen entwickeln, das Vollbild einer PTBS 6 Monate nach der Geburt zeigt sich bei 2–3 % (Weidner, Garthus-Niegel u. Junge-Hoffmeister 2018). Die bekannten Symptome einer posttraumatischen Belastungsstörung sind:

- Wiedererleben in Form von intrusiven Gedanken, Flashbacks und Albträumen,
- Vermeidung der traumatisch erlebten Situation und von allem, was damit verbunden ist,
- Hyperarousal mit Schlafstörungen, erhöhter Reizbarkeit und sehr hoher Vigilanz,
- Schuldgefühle, Selbstvorwürfe und negatives Selbstbild,
- Dissoziative Symptome, z. B. Derealisation (vgl. Abschn. 2.2.5).

Alle diese Symptome haben im Kontext einer Lebenssituation mit einem neugeborenen Baby noch mal eine spezielle Bedeutung, da dies einerseits eine permanent fordernde, anstrengende Zeit ist und andererseits der »Trigger« – das Kind – ständig anwesend und auf die Mutter angewiesen ist. Betroffene Frauen haben häufig schon in den ersten Nächten Albträume und tagsüber Flashbacks aus Szenen des Geburtsgeschehens. Der Moment, in dem die Wehen unaushaltbar schnell aufeinander gefolgt sind, ein intensiver Schmerzreiz, eine heftige Blutung, eine besonders hilflos erlebte Position des Körpers oder gewaltsame Sätze der Geburtsbegleiter brennen sich förmlich ein und tauchen immer wieder auf. Die Bilder stehen oft im starken Kontrast zu der Umgebung und der Aufgabe der jungen Mutter, die im freundlich gestalteten Kinderzimmer versucht, liebevoll und beruhigend den Säugling zu versorgen. Die Gedanken werden als unpassend erlebt und weggeschoben. Ein vollkommenes Vermeiden ist aber nicht möglich, weil das Kind und seine Bedürfnisäußerungen immer daran erinnern. Dies kann auch zu Bindungsproblemen führen. Die Mutter kann den Säugling ablehnen oder ihn nicht voll wahrnehmen, wenn ihr die Verarbeitung des Erlebten nicht gelingt (vgl. Abschn. 5.1.1).

Viele Betroffene hatten ein Bild, wie sie sich nach der Geburt fühlen werden. Nicht die richtigen Gefühle zu haben oder der Gedanke, bei der Geburt versagt zu haben, quält viele Betroffene noch zusätzlich. Dazu kommen Sorgen um das Kind, ob es Schaden genommen hat durch die Geburt oder durch die eigene Unfähigkeit, es »voll« anzunehmen. Wenn dann noch Schlafstörungen dazukommen, entweder weil es durch das hohe Erregungsniveau nicht möglich ist einzuschlafen oder weil Ängste immer wieder aus dem Schlaf reißen (z. B. die Sorge »atmet das Baby noch?«), wird die psychische Lage der betroffenen Mutter schnell instabil. Manchmal erkennen Hebammen, Gynäkolog:innen oder Angehörige die Symptome, viele Fälle bleiben aber unerkannt. Es wird geschätzt, dass etwa 45 % der Fälle spontan remittieren (Garthus-Niegel et al. 2013). Unbehandelt können die Symptome in einigen Fällen chronifizieren oder in Form von PPD oder Angststörungen erneut auftauchen.

Woran liegt es nun, dass einige Frauen durch Geburten traumatisiert sind und andere nicht? Hier hat die psychologische Forschung begonnen, Risikofaktoren wie vorangegangene psychische Probleme, Geburtskomplikationen oder subjektiv erlebte Hilflosigkeit und Angst unter der Geburt zu extrahieren. Teilweise erscheinen die Befunde auf den ersten Blick widersprüchlich, wenn z. B. der Kaiserschnitt als einer der wichtigsten Risikofaktoren ausgemacht wird, Frauen aber auch nach vaginalen Geburten eine Trauma-Symptomatik zeigen können (Andersen et al. 2012). Eine Unterscheidung in *primäre* und *sekundäre Traumatisierungen* durch die Geburt ermöglicht ein schlüssigeres Nachvollziehen der Pathogenese. Wenn man bedenkt, dass laut WHO die Prävalenz von Gewalterfahrungen für Frauen bei etwa 27 % liegt (World Health Organization 2021), ist es wenig verwunderlich, dass ungefragte vaginale Eingriffe, Schmerzen im Intimbereich und herabwürdigende Sprache für viele Gebärende nicht nur an und für sich schrecklich sind, sondern sich auch schrecklich vertraut anfühlen. Egal ob Gewalterfahrungen schon lange zurückliegen, zum Beispiel bei Missbrauchserfahrungen in der Kindheit, oder sich Frauen aktuell in einer gewalttätigen Partnerschaft befinden, die Geburt kann *re*traumatisieren. Frauen, die insbesondere sexuelle Gewalt erlebt haben, zeigen oft schon vor der Geburt massive Geburtsangst. Bereits die gynäkologischen Untersuchungen werden dann oft schon mit dem Gefühl des Eindringens in den Intimbereich und Grenzüberschreitungen assoziiert. Meistens äußern die betroffenen Frauen das nicht, sondern erstarren und verstummen in den Untersuchungssituationen.

Die Geburt geht mit einer Vielzahl solcher vaginalen Untersuchungen einher. Auch die Kombination von maximalem Schmerzerleben und dem vollkommenen Ausgeliefertsein der Situation ohne Fluchtmöglichkeit kann schnell eine traumatisch erlebte Situation erzeugen. Alte Trigger und neuer Schmerz mischen sich und übersteigen schnell den Punkt des Erträglichen und Verarbeitbaren. Traumafolgesymptome über Monate sind die Konsequenz.

Aber auch ohne vorangegangene traumatische Erfahrungen sind manche Frauen durch besonders schwierige Geburtsverläufe traumatisiert. Hier spielen der Geburtsmodus und dabei vor allem die Themen Notkaiserschnitt und vaginale instrumentelle Eingriffe eine große Rolle. Laut einigen Studien ist das Risiko, unter diesen Umständen eine peripartale PTBS zu entwickeln, neun Mal höher als bei einer komplikationslosen Geburt (Andersen et al. 2012). Darüber hinaus scheint aber der Faktor der subjektiv empfundenen Ohnmacht, Hilflosigkeit und Angst den größten Einfluss zu haben. Viele Frauen mit später auftretenden posttraumatischen und depressiven Symptomen beschreiben rückblickend, nicht nur unter unerträglichen Schmerzen gelitten zu haben, sondern sich nicht ernst genommen gefühlt zu haben, das Gefühl gehabt zu haben, in einer ausweglosen Situation gewesen zu sein, oder massive Angst um das Leben des Kindes gehabt zu haben. Eine Betroffene beschreibt die Situation kurz vor dem Notkaiserschnitt so:

> »Keiner sprach mit mir, niemand hörte mir zu! Sie fuhren mich in den OP-Saal und ich wollte das einfach nicht! Ich verstand nicht, was los war. [...] Ich bekam Angst und Panik stieg auf. Ich konnte nichts mehr tun.«

Auch das Thema Gewalt während der Geburt hat in den letzten Jahren erstmals erhöhte mediale Aufmerksamkeit auf sich gezogen. Für Außenstehende vorerst wenig nachvollziehbar – wird Geburt doch mit einem positiven, freudigen Ereignis assoziiert –, erleben viele Gebärende unterschiedliche Grenzüberschreitungen durch die Geburtshelfer:innen, Ärztinnen, Hebammen und Pflegefachkräfte. Diese stehen oft unter Stress und Zeitdruck und sind unterschiedlich gut ausgebildet und sensitiviert für die Themen Trauma und Gewalt. Gebärende, die ohnehin Schmerzen und Angst erleben, werden dann teilweise unnötigen oder gewaltsam durchgeführten Eingriffen, Missachtung ihrer Wünsche, verbalen Entwertungen, grobem Umgang oder dem Verweigern von Schmerzmitteln und Unterstützung ausgesetzt. Unsensible Kommentare oder Witze wie »Stell dich nicht so an« oder »Beim Reinkommen [Zeugung] hast du dich bestimmt nicht so beschwert« erniedrigen die hilflos der Situation ausgelieferte Gebärende zusätzlich. Auf Social Media erzählen Betroffene unter Hashtags wie #BreakTheSilence, #Geburtstrauma oder #RespectfulBirth jetzt ihre persönlichen Geschichten. Diese Geschichten sind nicht nur emotional sehr berührend, sie machen auch auf die strukturelle Gewalt aufmerksam. Kampagnen wie der »Roses Revolution Day«, an dem Frauen, die Gewalt unter der Geburt erlebt haben, eine Rose vor der Geburtsklinik niederlegen, sollen für das Thema sensibilisieren und sich für eine achtsame, gewaltfreie Geburtshilfe stark machen.

Die Geburtserlebnisse spielen bei psychischen Problemen nach der Geburt eine wichtige Rolle. Als Therapeut:innen sollten wir behutsam danach fragen, weil Klient:innen sich hier beim Erzählen schnell überflutet fühlen können. Die meisten Geschichten beinhalten aber auch Momente der Stärke, der Bewältigung einer schwierigen, vielleicht unaushaltbaren Situation. Und sie stellen den Startpunkt eines neuen Lebensabschnitts und einer neuen Rolle für die Mutter dar: »Mit jedem Kind wird auch eine Mutter geboren.« Geburtsgeschichten sind wertvolle Ressourcen, die wir, ohne zu beschönigen oder zu romantisieren, bewahren sollten. Mit dem narrativen und dem hypnosystemischen Ansatz stehen dafür kreative therapeutische Werkzeuge zur Verfügung. Für den therapeutischen Umgang mit Geburtsgeschichten sei auf Abschnitt 9.9 verwiesen.

8 Systemische störungsspezifische therapeutische Herangehensweise

8.1 Gestaltung des Settings

Der systemische Ansatz hat sich im Mehrpersonen-Setting entwickelt und wird vielfach noch als systemische Familientherapie bezeichnet. In vielen therapeutischen Praxen stellen Einzelklient:innen dennoch die Mehrheit der Hilfesuchenden. Die Ausweitung auf ein Familiensetting ist aus systemischer Sicht zwar erstrebenswert, doch nicht immer möglich. Was bedeutet das im Hinblick auf störungsspezifische systemische Therapie bei postpartalen Depressionen?

Wir betrachten, wie in Abschnitt 4.2.2 erläutert, PPD nicht als Störung der betroffenen Person, sondern als Ausdruck von systemischen Reibungspunkten am Übergang zur Elternschaft. Besonders wünschenswert ist es daher, wenn beide Eltern aktiv an der Therapie teilnehmen. Häufig melden sich aber Elternpaare erst später, nicht akut in der postpartalen Zeit und eher für Paartherapie in Bezug auf Probleme in der Partnerschaft an. Akut wegen PPD oder anderem psychischen Unwohlsein in der Peripartalzeit erscheinen meiner Erfahrung nach vor allem betroffene Mütter (selten Väter). Umso wichtiger erscheint es mir für die systemische Therapie, aktiv Einladungen auszusprechen, den Partner oder die Partnerin mit in die Therapie einzubeziehen. Dies können einzelne familientherapeutische Sitzungen in Ergänzung zur Einzeltherapie sein, die Einzeltherapie kann in Familientherapie aufgehen oder wenn kein Mehrpersonen-Setting möglich ist, kann das Familiensystem über Interventionen wie Genogrammarbeit, das Familienbrett und zirkuläre Fragen miteinbezogen werden. Diese Interventionen werden in Kapitel 9 genau beschrieben.

8.1.1 Einzeltherapie (Elternteil plus Baby)

Systemische Therapie ist kontextbezogen und auch das therapeutische Setting muss sich an den Lebensbedingungen der Klient:innen orientieren. Die Frage, wie Mütter oder Väter mit sehr jungen Kindern Therapiebesuche und ihre Betreuungspflichten vereinbaren können, ist daher für mich ebenfalls eine wichtige Settingfrage, kein privat zu lösendes Problem. Meiner Ansicht nach ist es daher für eine störungsspezifische PPD-Therapie notwendig, dass die Praxis babyfreundlich und sicher gestaltet ist. Das Baby mit im Raum zu haben, kann eine wichtige Ressource darstellen. Gerade bei Bindungsthematiken gibt der direkte Kontakt in der Therapiestunde besondere Hinweise und es können auch vor Ort bindungsfördernde Impulse gesetzt werden. Oft ist es möglich, Mütter und Väter in ihrem Umgang mit den Babys zu bestärken und gemeinsam einen sicheren Rahmen zu gestalten, wo Eltern und Babys sich ausdrücken dürfen. Dies ist häufig eine wichtige Voraussetzung, damit sich Klient:innen überhaupt auf die Therapie einlassen können. Einfache Vorkehrungen, wie das Beiseitestellen von allen zerbrechlichen und gefährlichen Gegenständen, das Bereitstellen von babysicherem Spielzeug und ausreichend Still- und Wickelmöglichkeiten, machen da einen großen Unterschied. Die Eltern sollen sich mit ihrem Kind jederzeit willkommen fühlen.

Trotzdem wird es im Verlauf der Therapie oft ersichtlich, dass es wichtig ist, dass die Klient:in für eine gewisse Zeit ohne Baby kommt. Es gibt Themen, die nicht angesprochen oder in ihrer Tiefe bearbeitet werden können, wenn das Baby dabei ist. Auch wenn die Säuglinge die Worte nicht immer verstehen, nehmen sie Stress und Angst bei den Eltern wahr und bringen dies in der Regel über Unruhe und Schreien zum Ausdruck. Die meisten Klient:innen schützen ihre Babys instinktiv und sprechen nicht weiter, wenn Babys solche Signale senden. Das Thema Kinderbetreuung während der Therapiestunden anzusprechen und wenn möglich auch Kontakte anzubieten, ist wichtig. Auch macht dies die Frage nach der Aufteilung der Betreuungsarbeit mit dem Vater und anderen Unterstützer:innen sichtbar. »Wie kann organisiert werden, dass ich ein paar Stunden in der Woche für mich habe?« ist oft eine Frage, die große Wellen schlägt. Und das gehört – genauso wie die Frage »Wie geht es mir getrennt von meinem Baby?« – mit in den therapeutischen Prozess.

8.1.2 Paartherapie in oder nach der Peripartalzeit

Wenn Mutter und Vater im paartherapeutischen Setting erscheinen, stellt oft die Lösung der partnerschaftlichen Probleme den Therapieauftrag dar, obwohl es dem systemischen Ansatz entsprechen würde, auch die vermeintlich in einer Person verorteten psychischen Probleme im Mehrpersonensetting zu bearbeiten. Hier darf von Therapeut:innenseite her ermutigt und aufgeklärt werden. Eine Klientin in der Paartherapie entschuldigt sich beispielsweise bei ihrem Partner, weil sie die letzten zehn Minuten über ihr Ängste gesprochen hat: »Bitte entschuldige, das gehört ja eher in die Einzeltherapie. Das ist ja mein Problem.« Solche Vorannahmen können hinterfragt werden. Wem »gehört« die Angst? Wen beeinflusst sie und wer hat etwas davon? Welche Veränderungen im System wären nötig, damit die Angst sich verabschieden kann? (Vgl. Abschn. 9.6)

Aber natürlich ist das Adressieren partnerschaftlicher Probleme in dieser speziellen Lebensphase mit Babys und Kleinkindern auch wesentlich. Die Lebensumstände als Jungfamilie bringen Eltern oft an ihre mentalen und physischen Belastungsgrenzen, und das wirkt sich auf die Beziehung zwischen ihnen aus. Hier zeichnet sich häufig ein typisches Bild: Man sprintet mit angespucktem Anzug ins Büro, von der Arbeit ohne Mittagessen in die Kita und fällt abends nach dem Kochen eines biologischen und vollwertigen Abendessens und den täglichen Schreikrämpfen beim Zähneputzen komplett erschöpft ins Bett. Das letzte ungestörte gemeinsame Gespräch ohne Unterbrechung oder der letzte Austausch von körperlicher Intimität ist oft Monate her. Es gibt daher verständlicherweise einige heiß umkämpfte Fragen, sogenannte »Dauerbrenner«, in jungen Familien:

- Wie sollen Haushaltstätigkeiten und Kinderbetreuung aufgeteilt werden?
- Wer macht Karriere, wer geht in Teilzeit arbeiten, wer darf auf Dienstreisen und Abendveranstaltungen gehen?
- Wer denkt mit? Wer fühlt sich verantwortlich wofür?
- Wie kann auf Probleme hingewiesen werden, ohne dass Streit losbricht?
- Wo finden wir Zeit für uns? Was ist abseits der Elternrolle noch von der Partnerschaft übrig?
- Wann findet jeder auch mal Zeit für Hobbys und Entspannung?

Als Therapeut:in läuft man hier leicht Gefahr, die geschilderten Konflikte als bekannte Themen einzustufen und bewährte Lösungen vorzuschlagen. Auch wenn der Leidensdruck hoch ist, sollte man sich jedoch nicht verleiten lassen, zu schnell zu arbeiten oder zu glauben, man kenne die Bedeutung dieser Probleme. Jedes Paar bringt seine eigenen Werte, seine eigene Dynamik und seine eigene Geschichte mit. Hier sorgsam auszuloten, was beispielsweise unter gerechter Aufteilung, verdienter Wertschätzung oder normalem Sexleben verstanden wird, ist unbedingt erforderlich und macht systemisches Arbeiten ja erst interessant. Trotzdem wird es meistens als hilfreich erlebt, wenn von therapeutischer Seite eine Validierung der Überforderungsgefühle mit einem Hinweis auf die tatsächlich sehr fordernde Lebensphase versehen wird. Kleine Bemerkungen wie »Sie machen es nicht falsch, es ist tatsächlich so anstrengend« oder »Viele Paare mit kleinen Kindern, die zu mir kommen, wissen gerade nicht, wo ihnen der Kopf steht; man hat sich das oft leichter vorgestellt« beziehungsweise ein ähnlicher Verweis auf die gesellschaftliche Ebene wirken da oft sehr entlastend. Insgesamt ist das paartherapeutische Setting ein sehr fruchtbares, um die Beziehungsqualität zu verbessern und um vermeintlich individuelle psychische Probleme zu lösen.

8.1.3 Gruppenangebote

Gerade im Bereich postpartaler psychischer Schwierigkeiten sind auch Gruppenangebote ein sehr sinnvolles Therapieformat. In der Peripartalzeit leiden viele betreuende Elternteile unter einem Mangel an sozialen Kontakten. Die alten Freund:innen-Kreise sind schwer aufrechtzuerhalten. Und viele Mütter und Väter sehnen sich nach Austausch mit Elternteilen in der gleichen herausfordernden Lebenssituation. Gerade bei PPD haben viele Betroffene das Gefühl, als Einzige zu versagen. Allein das Wissen um die Existenz einer therapeutischen Gruppe – und schließlich der Anschluss daran – kann bereits eine große Entlastung bedeuten.

Bei Gruppenangeboten ist das Framing besonders wichtig. Die Ausschreibung der Gruppe und die Zielgruppe, die damit angesprochen wird, ist deshalb sorgfältig zu gestalten. Im peripartalen Bereich gibt es vor allem zwei Arten von Gruppen. Einerseits klinisch geframte

Angebote, also z. B. Angebote für Frauen mit PPD oder nach traumatischen Geburtserlebnissen. Diese werden oft in stationäre Settings oder in Therapiezentren eingebettet. Andererseits gibt es informative, ressourcenorientierte Angebote, die jede Mutter und jeden Vater ansprechen können und vor allem in Eltern-Baby-Zentren, Spielräumen etc. angeboten werden. Beide Formate bieten die Möglichkeit, sich auszutauschen und gemeinsam neue Lösungswege auszutarieren.

In der Gruppe ist es viel leichter, Zusammenhänge der eigenen Probleme mit Systembedingungen herzustellen und auch den Mut zu finden, diese Systembedingungen zu verändern. Besonders schön finde ich, dass die in der Gruppe entstandenen Freundschaften oft über den Abschluss der Therapie hinaus bestehen bleiben. So können sich psychisch belastete junge Mütter oder Väter wertvolle, nachhaltige Ressourcen erschließen und tragfähige unterstützende Netzwerke aufbauen.

Als systemische Therapeutin finde ich es wertvoll, Klient:innen immer wieder anzuregen, auch andere Settings in Betracht zu ziehen und vielfältige Zugänge zu Veränderung zu eröffnen.

8.2 Die Rolle von Diagnosen

Der systemische Ansatz steht, wie in allen in dieser Reihe erschienenen Büchern ausführlich dargelegt, in einem kritischen Verhältnis zu Diagnosen. Sehr treffend fasst Fritz Simon diese Kritik zusammen:

> »Diagnosen sind keine objektiven Beschreibungen von Wirklichkeit, sondern soziale Konstruktionen, die bestimmten Zwecken dienen, aber gleichzeitig die Möglichkeiten der Problemlösung einengen können« (Simon 1990).

Auch im Abschnitt 4.1.3 wurde auf die verkürzende und normierende Wirkung von Diagnosen hingewiesen. Im Kontext des therapeutischen Vorgehens soll nun genauer dazu Stellung bezogen werden, wie systemische Therapeut:innen mit der Diagnose »postpartale Depression« umgehen können.

Im Anschluss an Fritz B. Simon stellt sich zunächst die Frage: Welchem Zweck könnte die Diagnose PPD dienen? Was sind die Effekte des Aussprechens einer solchen Diagnose? Auch hier lohnt es sich, erst mal den Blick zu heben und neben der Wirkung von Diagnosen im Therapieraum auf die Effekte in größeren Zusammenhängen zu achten.

Historisch betrachtet war es wichtig, einen Namen für Störungsbilder in der postpartalen Zeit zu entwickeln, um einmal grundlegende medizinische Versorgung leisten zu können. Damit einhergehend war aber, gemäß den damaligen psychiatrischen Praktiken, auch meistens ein Abschotten und Wegsperren der Klientin und ihrer Probleme in den Bereich des Abnormen, Verrückten verbunden. Die Idee der Isolation und des Unterwerfens in Zwangsmaßnahmen, entwickelt aus einer rein medizinisch, meist männlichen Expertise, war aus heutiger Sicht therapeutisch wenig förderlich. Diese Wirkungsweise der Diagnose und die Ängste, die auch heute noch damit verbunden sind, müssen wir mitbedenken.

Zum Teil stehen wir in einem ähnlichen Spannungsfeld: Die Diagnose ist nötig, um die finanziellen Ressourcen der Krankenversicherungsträger bereitstellen zu können und damit die Behandlung zu ermöglichen, aber die Diagnose soll nicht zu einer einseitigen Erklärung, zur selbsterfüllenden Prophezeiung oder zur Stigmatisierung werden. Die Diagnose PPD kann auch pathologisieren und individualisieren, was eigentlich Feld gesellschaftlicher Aushandlungsprozesse sein sollte: die Frage, wer die Familienarbeit erledigt, und die Konflikte, die darum herum entstehen (vgl. dazu in Abschn. 2.3 das Fallbeispiel von Familie Cäsar).

Für Klient:innen kann die spezifische Diagnose postpartale Depression aber auch einen befreienden Charakter entwickeln. Anders als bei der klassischen Depression – oder noch verstärkt in Formulierungen wie »endogene« oder »chronische« Depression – steht bei einer postpartalen Depression eine zeitlich begrenzte Erkrankung im Raum, deren »Ursache« gleich in der diagnostischen Begrifflichkeit mitschwingt. An etwas nur Vorübergehendem zu leiden, wofür man nichts kann, was quasi durch die Geburt »partal« ausgelöst wurde, ist für viele Betroffene eine willkommene Erklärung ihres Zustands. Bezeichnend ist da beispielsweise die in Abschnitt 5.2.2 verwendete Formulierung der Klientin Frau Berta, die meint »vielleicht hormonell etwas abgekriegt« zu haben und jetzt an »irgendwas Postpartalem« zu leiden. Dass dieses »Etwas«, dieses schlechte Gefühl, die Kraftlosigkeit, die Selbstabwertung, nicht Ausdruck persönlichen Versagens als Mutter ist, sondern ein »Etwas« mit einem Namen, »etwas«, worunter auch andere Menschen leiden und wofür es Behandlungsmöglichkeiten gibt, macht vielen Betroffenen Mut. Für mich ist deshalb nichts Verwerfliches daran, in der Anfangsphase einer Therapie das Wort »postpartale Depression« als Konstrukt einmal in den Raum zu stellen. Es geht dann darum, dabei nicht stehen zu bleiben. Weder ist die Diagnose eine Erklärung im Sinne der gerne herangezogenen hormonellen Kausalität (vgl. Abschn. 3.1), noch folgt daraus, dass die Probleme von selbst wieder weggehen. Dass Hormone für die Emotionen von Frauen - warum nicht von Männern? - verantwortlich gemacht werden, ist eine verkürzte Darstellung, die entmündigend wirken kann und genau die Dynamiken bedient, die Teil der multifaktoriellen Pathogenese sein können, im Sinne von »Hysterie« und »falschen Gefühlen«. Gegen so einen übersimplifizierenden Gebrauch des Begriffs beziehe ich auch in Therapiegesprächen explizit Stellung.

Betroffene stehen im Kontext der Diagnose postpartale Depression also oft nicht der Leitdifferenz krank-gesund oder normal-abnormal gegenüber, sondern der Unterscheidung zwischen »privatem Unbehagen«, der »offiziellen Bestätigung einer psychischen Erkrankung« oder dem »Versagen als Mutter« und der Anerkennung »erschwerender Umstände« - und all das hat auch eine Wirkung auf das familiäre Umfeld. Oft wird ein wenig von dem Druck abgebaut, der sich im Glaubenssatz als Mutter, alles alleine schaffen zu müssen, widerspiegeln kann. Sowohl Nachsicht als auch Unterstützung durch andere Systembeteiligte werden möglich. Die diskursive Wirkung in breiteren Zusammenhängen wird ebenfalls meistens als hilfreich erlebt.

Mit dem Stichwort »postpartale Depression« können sich Betroffene online schlaumachen. Viele finden hilfreiche Artikel oder unterstützende Communitys auf Social Media. Wenn der eigene Social-Media-Feed langsam nicht mehr von strahlenden Babygesichtern und durchtrainierten After-Baby-Bodys dominiert ist (vgl. Abschn. 5.2.3), sondern durchmischt wird mit Erfahrungsberichten von Frauen, denen es gerade nicht so gut geht, oder Mut machenden Zitaten aus dem Mental-Health-Bereich, macht das für viele einen großen Unterschied. Auch deshalb stelle ich das Stichwort manchmal gern bereits am Anfang zur Verfügung und lasse die Klient:innen dann selber recherchieren und sich dazu ins Verhältnis setzen. Ich sage also nie: »Sie haben PPD und deshalb geht es Ihnen jetzt so schlecht.« Ich sage eher so etwas wie: »Vielen Frauen geht es in der Baby-Zeit psychisch nicht immer gut, manche leiden sogar unter postpartalen Depressionen. Vielleicht spielt so was ja bei Ihnen auch eine Rolle. Wenn es Sie interessiert, können Sie sich da ja mal ein wenig informieren und wir sprechen nächste Stunde weiter darüber.« Manche Frauen interessiert es und sie profitieren von den genannten Vorteilen, andere finden sich da nicht wieder, dann bleibe ich auch nicht an der Diagnosefrage hängen. Ich sehe die Diagnose mehr als Angebot und überlasse es der Klient:in, was sie in ihrer Erlebniswelt damit macht.

Als systemisch denkende Therapeut:in ist es m. E. wichtig, den Blick nicht nur in die Weite gesellschaftlicher Zusammenhänge, sondern ebenso selbstreflexiv auf die therapeutische Beziehung und die eigenen Resonanzen zu richten. Was macht die Diagnose PPD mit dem therapeutischen System, wenn neben der Therapeut:in und der Klient:in noch eine solche Diagnose mit im Raum sitzt? Für mich ist weniger die Etikettierung postpartale Depression relevant, als die Unterscheidung peripartaler Schwierigkeiten von Frauen zu Problemlagen in anderen Lebensphasen. Die persönlichen Geschichten des Mutterwerdens, die Enge, die Kombination aus psychischer Bedrängnis und dieser besonders fordernden Lebenssituation, hat auf mich oft eine spezielle Wirkung. Ich spüre häufig mehr Solidaritätsgefühle und den Wunsch, unterstützen zu können bei jungen Müttern. Das ist persönlich ein wichtiges Thema für Selbstreflexion und Supervision, aber auch Teil dessen, was aus meiner Sicht (hypno)systemisches Arbeiten ausmacht: seinen eigenen inneren Anteilen Aufmerksamkeit zu schenken und sich eigener innerer Dynamiken bewusst zu sein. Das ist meines Erachtens für weibliche Therapeutinnen, die mit Menschen mit peripartalen psychischen Problemen arbeiten, besonders relevant.

8.3 Psychoedukation, Bindungsförderung und die therapeutische Identität

Ähnlich wie bei der Beziehung systemischer Therapeut:innen zu Diagnosen ist auch das Verhältnis zur Psychoedukation ambivalent. Die

Frage nach dem geeigneten Maß an Informationsvermittlung und Expert:innenwissen steht im Spannungsfeld zur systemischen Haltung des Nichtwissens oder mancher Interpretationen von Neutralität. Psychoedukative Elemente – also das Teilen von »Wissen« über psychische Prozesse wie Bindung oder Entwicklung – können hilfreich und entlastend sein. Gleichzeitig beinhalten sie eine gewisse Asymmetrie, da sie die Therapeut:in temporär in eine Expert:innenrolle bringen. Ob und wie das mit systemischer Haltung vereinbar ist, hängt aus meiner Sicht von der Art und Weise ab, wie wir diesen Rollenwechsel gestalten. Sich transparent und selbstkritisch auch anderer fachlicher Rollen zu bedienen, ist gerade im PPD-Bereich manchmal wichtig und bereichernd. Der Anspruch an systemische Therapeut:innen wäre demnach, sich das Expert:innentum nur sparsam und zeitlich begrenzt zu erlauben. Außerdem ist es wichtig, Wissensfragmente als Vorschläge zu formulieren, die für Klient:innen hilfreich und anschlussfähig sein können, aber nicht müssen.

Gerade im Bereich peripartaler psychischer Probleme gibt es jedoch einige Fälle, in denen es nötig sein kann, (psycho)edukativ zu arbeiten. Zum einen wird man als Therapeut:in oft mit einer Menge Fragen konfrontiert, die es nötig erscheinen lassen, eine nichtwissende Haltung zu vernachlässigen.

- »Stimmt etwas nicht mit mir, wenn ich Gefühl xy habe?«
- »Weint mein Baby, weil ich etwas falsch mache?«
- »Trägt mein Kind Schäden davon, dass ich mich nicht richtig über ihn freuen kann?«
- »Warum haben alle anderen Mütter alles im Griff, nur ich nicht?«

Dies sind Beispiele von Fragen, die mir gestellt wurden und bei deren Beantwortung ich mich nicht auf eine neutrale Haltung zurückziehen möchte. Auch wenn es nicht als Frage formuliert ist, sondern mir vermeintliche Tatsachen geschildert werden, wie:

- »Alle Mütter sind ja glücklich nach der Geburt und gleich verliebt in ihr Baby.«
- »Ich weiß, ich darf das Baby nicht dauernd hochnehmen, wenn es weint, weil ich sonst seinen Charakter verderbe.«

Bei solchen Aussagen bringe ich mich und meine Expertise ein und beziehe Stellung. Dies muss nicht mit einem Bruch der Konstruktneutralität gleichgesetzt werden, wenn wir Neutralität nicht als das Verstecken der eigenen Meinung betrachten, sondern als achtsamen Umgang mit Standpunkt-Angeboten. Ich habe das Glück, meine andere berufliche Rolle als Lehrende im Bereich Entwicklungspsychologie ins Spiel bringen zu können. Zur zweiten Frage zum Thema »Weinen« könnte ich beispielsweise antworten:

»Wie Sie wissen, unterrichte ich auch Entwicklungspsychologie, und da gibt es immer wieder Diskussionen zum Thema ›Weinen von Babys‹. Babys weinen ja aus unterschiedlichsten Gründen, manchmal weil sie ein physisches Bedürfnis haben und manchmal auch, weil sie überreizt sind oder Spannung abbauen müssen – das nennt man dann auch ›untröstliches Weinen‹. Evolutionspsychologisch weiß man, dass Weinen eine ganz wichtige Kompetenz von Babys ist, die ihr Überleben sichert.«

Anschließend wechsle ich wieder in die therapeutische Rolle:

»Als Ihre Therapeutin frage ich mich, wozu Sie sich diese Frage stellen? Warum Sie den Grund eher bei sich vermuten?«

Dieser für mich und die Klient:in deutlich ausgesprochene Rollenwechsel ermöglicht es mir, meine therapeutische Haltung, bei der die Klient:in Expert:in bleibt, zu bewahren.

Ein weiteres Thema, bei dem ich bewusst manchmal Informationen aus der Entwicklungspsychologie einbringe, ist das Thema »Bindung«. Manchmal kommen Eltern in Therapie, weil sie unsicher sind, ob mit ihrer Beziehung zu ihrem Baby alles in Ordnung ist und ob sie dem Baby alles mitgeben, was er oder sie an emotionaler Sicherheit braucht. Heute sind Ratgeberliteratur und Expert:innentipps zur Bindungssicherheit weitverbreitet. So gut und wichtig diese Erkenntnisse sind, bedeuten sie aus der Perspektive der Eltern oft Sorgen oder Stress, in der Beziehung zu ihrem Kind etwas falsch zu machen, was lebenslange Konsequenzen haben könnte. Deshalb teile ich mein Wissen zu dem Thema Bindung mit meinen Klient:innen und schlage manchmal bindungsfördernde Interventionen vor. Hier ein Beispiel aus der Fallgeschichte Frau Heinrich.

Frau Heinrich fühlt sich nicht robust und abgelehnt von ihrer Tochter Leonie (18 Monate). Am Anfang der Therapie beschreibt sie, unter der Anwesenheit des Kindes in erster Linie zu leiden und dass sie ihr manchmal fremd vorkommt, so als würde sie nicht hierhergehören. Leonie wird oft wütend, schreit viel und stößt Frau Heinrich weg.
»Es gibt kein Herankommen an sie, wenn sie wütend ist. Egal was ich tue oder erkläre, sie mag mich einfach nicht. Ich bin schon schweißgebadet und rede auf sie ein. Irgendwann kann ich dann nicht mehr und geb sie ins Zimmer und mach die Türe zu. Dann mach ich mir Vorwürfe, dass ich eine schlechte Mutter bin und zu schwach.«
Ich frage danach, wie es weitergeht und wann sie wieder in Verbindung mit ihrer Tochter gehen kann. Frau Heinrich kann das nicht recht beantworten, sie übergibt dann ihrem Mann das weitere Vorgehen, und am nächsten Tag geht es wieder von vorne los. An dieser Stelle biete ich Frau Heinrich einige Informationen über die Autonomieentwicklung bei Kindern an, dass Wutausbrüche dazugehören und dass es nicht an ihrer Schwäche liegt, dass sie da nicht an ihre Tochter herankommt. Außerdem berichte ich aus meiner therapeutischen Erfahrung, dass für Kleinkinder die Bedürfnisse nach Sicherheit und Verbindung ganz zentral sind. Ich schlage eine Erweiterung der Perspektive auf die Bindungsbedürfnisse der Tochter vor, die auch hinter ihren Wutausbrüchen stehen könnten, und bitte Frau Heinrich darum, ihre Tochter in solchen Situationen nicht mehr alleine zu lassen.
In den folgenden Sitzungen empfehle ich Frau Heinrich, den Fokus mehr auf die Zeit nach den Auseinandersetzungen zu legen, darauf zu achten, wann es gelingt, den Faden wiederaufzunehmen, und darum, versöhnliche Momente bewusster wahrzunehmen. In einer späteren Sitzung berichtet Frau Heinrich, dass sie nach dem Abklingen eines Wutanfalls mit ihrer Tochter auf der Couch gesessen und sie eine Kinderserie geschaut hätten und dass Leonie dann ihre Hand genommen habe und dass das schön gewesen sei. Später beschreibt sie eine Szene, wo sie abends das schlafende Mädchen lange betrachtet und gemerkt habe, wie sie innerlich ruhiger werde und sich erlauben könne, neben den schwierigen auch liebevolle Gefühle für ihre Tochter zuzulassen.

Ich biete hier also bindungsorientiertes Wissen und meine therapeutischen Erfahrungen im Sinne des »Sicherheitskreislaufs« (siehe Abschn. 5.1) an, weil ich davon ausgehe, dass mehr Sicherheit und Sich-angenommen-Fühlen auf beiden Seiten zu mehr Ruhe führt und dadurch mehr Handlungsspielräume ermöglicht werden. Ich empfehle eine Verschiebung des Wahrnehmungsfokus auf bindungsstiftende Momente, was einerseits als Intervention systemisch ist, aber andererseits meine Hypothese bzw. Ansicht zur Rolle von Bindungssicherheit in die Systeme der Klientin einführt. Gerade in der anfänglichen Stabilisierungsphase, wenn Klient:innen einen hohen Leidensdruck erleben, erlaube ich mir bei Bedarf als »Expertin« von meiner Seite her Akzente zu setzen. Auch im Sinne der Babys, die sich selbst noch nicht äußern können, bringe ich mein bindungsorientiertes Wissen aktiv ein. Wichtig ist es dabei immer, mit zu reflektieren, wann und warum man seine rein konstruktneutrale Haltung bzw. die Haltung des Nichtwissens verlässt. Reagiert eine Klient:in anders, als die Hypothese erwarten ließ, ist dies nicht als Widerstand der Klient:in zu interpretieren, sondern als eine zu verwerfende Hypothese. Denn Impulse können, wie wir wissen, immer auch ganz andere Dynamiken als die von uns intendierten anstoßen. Wir bleiben neugierig und verlassen schnell die Expert:innenposition, schauen, wie wir das nutzen können, anstatt die Klient:in von unserer »Wahrheit« überzeugen zu wollen.

8.4 Verbreiterung der Perspektive: Familie, Biografie, Gesellschaft

Klient:innen, die wegen postpartaler Depressionen oder anderer Schwierigkeiten in der Peripartalzeit in die Therapie kommen, sind verständlicherweise sehr fokussiert auf ihr Baby. Die Betreuung eines so jungen Kindes erfordert viel Aufmerksamkeit. Oft haben speziell Mütter wenig Kontakt mit anderen Erwachsenen und wenn doch, drehen sich die Gespräche um das Baby. Gleichzeitig erfordern der Schlaf- und Energiemangel, sich sehr auf das Kind zu konzentrieren. Es entwickelt sich eine Art Tunnelblick. Die Zeit scheint stillzustehen. Freund:innen sind häufig erstaunt, dass Mütter oder Väter nur noch Augen für ihr Baby haben und man sich nicht mehr richtig mit ihnen unterhalten kann. Hypnotherapeutisch kann man von einem Monate andauernden Trancezustand sprechen. Konsequenterweise wollen die meisten Klient:innen dann auch in der Therapie am meisten über ihr Baby oder ihre Beziehung zu ihm sprechen, was ihm guttut, was es braucht, was zu vermeiden ist etc. Therapeutisch geht es für mich dann darum, nach einer ersten Ankommensphase zu beginnen, diesen engen Fokus behutsam zu lockern, denn was zunächst als persönliche Krise erscheint, ist meist in größere systemische Zusammenhänge eingebettet.

8.4.1 Perspektive: Familie

Interessanterweise erzählen mir viele Klientinnen mit Baby relativ wenig von ihren Partnern. Meist muss ich aktiv das Gespräch darauf lenken. Ich frage klassisch zirkuläre Fragen wie »Wenn Ihr Partner jetzt hier wäre, was würde er über Ihr Kind erzählen?« oder »Was denken Sie, wie sieht Ihr Partner Sie, seitdem Sie Mutter sind?«, und ich erkundige mich nach der Aufteilung der Care-Arbeit. Da merke ich oft, dass es sperrig wird im Gespräch, dass erst ein Umdenken nötig ist, um sich diesen Fragen überhaupt zu widmen. Wenn das gelingt, sprechen wir über die Beziehung und was sich verändert hat. Manche Frauen greifen das auf, sprechen dann auch über die Ressourcen in der Beziehung und positive, verbindende Gefühle, bei anderen merke ich, dass es derzeit einfach nicht das Thema ist. Gerade Frauen mit noch sehr jungen Babys, in deren Beziehungen es gerade schwierig ist, verschieben für sich das Thema auf später. Es würde zu viel Energie kosten, die gerade für das Baby benötigt wird, sich jetzt mit Beziehungsproblemen auseinanderzusetzen. Dass Frauen wegen Beziehungsthematiken in die Therapie oder Paare gemeinsam kommen, geschieht meistens erst, wenn die Kinder etwas größer und teilweise in Fremdbetreuung sind.

Auch wenn die Paarbeziehung nicht in jedem Fall ein ergiebiges Therapiethema ist, bringe ich es immer ein, zumindest als Impuls. Dann erweitere ich gern den Fokus auf das weitere familiäre System: Wen gibt es noch? Wer ist noch wichtig? Wer bringt noch Ressourcen ein? Und wer redet mit? Oft spielen da Eltern und Schwiegereltern eine große (manchmal ambivalente) Rolle, bisweilen auch Geschwister und gute Freund:innen. Nicht selten und sicher relevant bei einer PPD ist dann auch die Antwort: »Niemand.« Ich habe überproportional häufig Klient:innen, die weit von ihrer Herkunftsfamilie entfernt wohnen oder erst kürzlich hergezogen sind und kaum oder gar kein Netz um sich herum haben. Auch das gilt es zu thematisieren.

Im weiteren Verlauf der Therapie betrachtet man dann die Reaktionen der am Familiensystem Beteiligten auf das Problem (PPD o. Ä.) und die Muster, die sich daraus ergeben.

Zum Beispiel im Fall von FRAU HEINRICH nimmt ihr Partner ihr das Kind ab, wenn es ihr zu schwierig wird. Dadurch bestätigt er aus ihrer Sicht die Hypothese, dass sie zu schwach und nicht robust sei. Das Kind nimmt wahr, dass die Mama verunsichert ist und es nur beim Papa sicher ist. Das dementsprechende Verhalten des Kindes – sich bei Mama nicht beruhigen – ist für Frau Heinrich ein weiterer Beleg, dass sie nicht robust ist. Oder in einer anderen Fallgeschichte, der von FRAU JULIUS (vgl. Kap. 10), entwickeln sich postpartale Symptome in einem familiären Umfeld, in dem sich die Klientin nicht sicher fühlt. Hier zeigt sich auch, dass psychische Probleme viel Bewegung in die ganze Familie bringen können, bis hin zur Frage des Wohnorts der jungen Familie.

Mit solchen Überlegungen zu systemisch-familiären Zusammenhängen lösen wir das Problem aus der einseitigen Verortung als Problem der Klientin und »schieben es ein bisschen im System herum«, wir betrachten es sozusagen von allen Seiten. Nicht mit dem Ziel, eine Ursache zu finden, sondern um flexibler zu werden im Denken und eine Metaposition zu entwickeln.

8.4.2 Perspektive: Biografie

Eine weitere wichtige Dimension, für die in der Therapie die Perspektive erweitert werden sollte, ist Zeit – Vergangenheit und Zukunft. Junge Mütter sind oft sehr auf die Babyzeit fokussiert, mit der Geburt hat eine neue Zeitrechnung begonnen. Ab da werden Wochen und Monate nur in Lebensmonaten des Kindes gerechnet. Ein Blick auf die Zukunft, in der es Erleichterungen durch Fremdbetreuungsmöglichkeiten gibt oder der Vater vielleicht in Elternzeit geht, lindert am Anfang oft den Leidensdruck. Unterstützende Trancen wie eine »Zeitreise nach vorne« tun hier Müttern meist gut und geben Zuversicht. Auch die Einladung, sich dessen wieder bewusst zu werden, »Wer bin ich noch?«, abseits der derzeit allumfassenden Mutterrolle, löst die Problemtrance und kann erdend wirken.

Im Fortschreiten der Therapie, wenn erste Stabilisierungsschritte sichtbar geworden sind, ist dann auch der Blick in die Vergangenheit, in die eigene Biografie ergiebig. Wer hypnotherapeutisch arbeitet, kann dafür sogenannte Affektbrücken nutzen, also die hypnotische Fokussierung auf ein starkes Gefühl, dem man in die Vergangenheit folgt. Man kann aber auch einfach nachfragen: »Wenn diese Wut / Ohnmacht / tiefe Traurigkeit über Sie kommt, fühlt sich das vertraut an? Haben Sie das schon einmal so erlebt? Wie alt waren Sie damals?« Das öffnet meistens ein Gespräch über biografisch bedeutende Ereignisse, über schwierige Lebensphasen oder auch über die eigene Kindheit, die eigene Mutter. Dabei geht es wiederum nicht um Ursachensuche, sondern darum herauszuarbeiten, welche Wahrnehmungsmuster der Vergangenheit heute wie nachwirken.

Fallbeispiel Frau Gustav (36 Jahre)

Frau Gustav fühlt sich seit der Geburt ihres 5 Monate alten Sohnes Philipp niedergeschlagen und kraftlos. Sie sei eigentlich ein richtiger Macher-Typ, berichtet sie, früher immer am Arbeiten, aber jetzt könne sie ihre Strukturen und Routinen nicht einhalten, und das mache sie leicht reizbar. »Wenn Philipp zu quengeln beginnt und ich unterbrechen muss, was ich vorhatte, merke ich, dass ich ärgerlich werde. Sein Weinen wird lauter und dann, ganz plötzlich, legt sich ein Schalter in mir um, und da ist diese riesige Wut. Ich muss mich so zusammenreißen, ich könnte platzen. Ich habe so furchtbare Gedanken, will ihn anschreien und schütteln. Und dann tut es mir gleich leid, dass ich so denke. Das bin gar nicht ich.«

Ich frage Frau Gustav, ob sie diese Wut früher schon mal gespürt habe. Sie verneint, es seien eine neue Intensität und ihr fremd vorkommende Gedanken, die ihr in den Kopf schießen. Wir explorieren diese Gedanken, den genauen Wortlaut und wie es klingt in ihrem Kopf. Das führt Frau Gustav zu ihrer Mutter und der Zeit, als sie mit angehört hat, wie ihre Mutter ihre Geschwister angeschrien und bedroht hat. »Ja, meine

Mutter hat viel geschrien und ich wusste nie, wann es losgeht. Darüber habe ich schon ewig nicht mehr nachgedacht.«
Ich frage Frau Gustav, was es heute für sie bedeutet, dass die Mutter damals viel geschrien hat. Für sie war es im Leben wichtig, nicht zu schreien, nicht so der Wut freien Lauf zu lassen, wie ihre Mutter es getan hatte. Die Fassung zu verlieren, musste vermieden werden. Dafür hat sie immer auf einen sehr geregelten Tagesablauf, fixe Rituale und eine beherrschte Kommunikation geachtet. Jetzt ist sie diesbezüglich besonders gefordert und das Sichverbieten, die Wut auszudrücken, scheint an seine Grenzen zu stoßen. Sich mit Wut und mit Kontrolle auseinanderzusetzen, wird zu einem wichtigen Thema für die Therapie.

Wenn wir uns systemisch mit der Vergangenheit beschäftigen, bedeutet das nicht, dass wir dort eine Ursache finden und meinen, jetzt den Grund für problematisches Verhalten zu verstehen. Der Fokus liegt darauf, *wie* sich gewisse wichtige Ereignisse – meist nicht einmalig, sondern kumuliert über einen längeren Zeitraum – in das innere System einer Klient:in eingewoben haben und welche Wahrnehmungs- und Denkmuster sie daraus gemacht hat. Ich versuche Klient:innen zu vermitteln, dass es *die* Vergangenheit nicht gibt, dass wir sie im Gespräch gerade erzeugen und dass die Blickweise, die Gedanken und die Sprache gestalterische Macht haben, wie wir weiterhin mit diesen Erinnerungen umgehen wollen. Wenn Szenen aus der Vergangenheit auftauchen, geht es nicht um die Frage »Was ist passiert?«, sondern eher um Fragen wie: »Wie haben Sie das erlebt?«, »Was haben Sie damals darüber gedacht und was denken Sie heute?«, »Was hätten Sie damals gebraucht und was braucht der innere verletzte Anteil in Ihnen heute?«, und natürlich auch »Wie haben Sie das überstanden und welche Stärken haben Sie entwickeln können, die auch heute noch hilfreich sind?«.

Aus einer systemischen Perspektive ist die Verbindung der Dimensionen Biografie und Beziehung besonders spannend. Meistens begegnen Klient:innen starke Gefühle, die sie aus der Vergangenheit kennen, nicht, wenn sie gerade alleine sind, sondern in ihren aktuellen Beziehungssituationen. Beispielsweise erlebt Frau Gustav die alte, mütterliche Wut, wenn heute ihr Kind weint. Frau Heinrich kennt das

Gefühl der Unzulänglichkeit aus ihrer Kindheit, als ihr wegen ihrer Behinderung alles abgenommen wurde, und erlebt es wieder, wenn ihr Mann ihr in schwierigen Situationen die Tochter abnimmt.

8.4.3 Perspektive: Gesellschaft

Die letzte Dimension, die ich versuche mit in den Therapieraum zu holen, sind die für die PPD relevanten gesellschaftlichen Verhältnisse. Viele weibliche Klientinnen[6] vertreten zunächst die Ansicht, dass sie ganz allein, aus persönlicher Inkompetenz heraus oder »wegen ihrer Diagnose« mit ihrer Rolle im ersten Babyjahr überfordert sind. Anschließend an die narrative Tradition (siehe Abschn. 5.2) inkludiere ich die Ideen, die aus den gesellschaftlichen Diskursen heraus auf die Lebensgestaltung der Klientinnen wirken, in den Therapieprozess. Hier geht es nicht darum, die eigene politische Haltung den Frauen überzustülpen, sondern es werden Konzepte zur Verfügung gestellt, die das Problem aus dem sehr engen, individualisierten Fokus herauslösen. Ein breiterer, fast soziologischer Blick hilft Klientinnen, sich ein Stück weit von dem Problem zu distanzieren und gesellschaftliche Systemkräfte zu identifizieren, die die Wahrnehmung von Problemen und Anforderungen mitgestalten. Außerdem schafft dieser Zugang die Möglichkeit, sich mit anderen Betroffenen zu solidarisieren, was die Selbstwirksamkeit fördern kann, aber auch ganz praktische Verbesserungen im Alltag ermöglicht.

Ich denke, dass es im Zusammenhang mit postpartalen psychischen Problemen wichtig ist, über Geschlechterverhältnisse zu sprechen. Dass viele (nicht alle) Klientinnen ihre Partner im Zusammenhang mit der Familienarbeit kaum erwähnen, dass sie denken, sie seien alleine und ausschließlich verantwortlich für die Versorgung des Säuglings, oder dass sie annehmen, Muttersein und alles, was dazugehört, habe man als Frau einfach zu beherrschen, hat damit zu tun, wie unsere Gesellschaft jahrhundertelang organisiert war, nämlich anhand geschlechtsdeterminierter Lebensaufgaben. In vielen Bereichen ist

6 An dieser Stelle ist nicht gemeint, dass Väter nicht ebenfalls in einem diskursiven gesellschaftlichen Verhältnis stehen, das auch ihre Psyche prägt. Mit der Rolle von Müttern und Geschlechterverhältnissen habe ich mich jedoch spezifischer auseinandergesetzt.

dies zum Glück heute schon anders. Aber gerade in Familien mit Babys und Kleinkindern ist dieses Erbe oft noch sehr wirkmächtig.

Familien in dieser Lebensphase haben unterschiedliche Herangehensweisen, mit den Unterschieden zwischen den Geschlechtern umzugehen. Zu mir kommen Klient:innen, die sich bewusst für eine sehr traditionelle Aufteilung der Arbeitsbereiche Beruf und Familie entschieden haben, solche, die sich sehr für eine gleichberechtigte Verteilung der Care-Arbeit einsetzen, und wieder andere, die da eigentlich nicht darüber nachdenken und einfach machen, wie es kommt. Welche persönliche Einstellung man auch vertritt, ist es als Therapeut:in meines Erachtens wichtig, darauf aufmerksam zu machen, dass das Entscheidungen sind und es nicht naturgegeben ist, dass Frauen für die gesamte Arbeit mit dem Baby zuständig sind und es ihr persönliches Versagen ist, wenn das zu viel wird. Das ist es nicht. Für viele PPD-Betroffene ist es ein erleichterndes und ermächtigendes Konzept, von Care-Arbeit bewusst als *Arbeit* zu sprechen und sich deren Aufteilung innerhalb der Partnerschaft vor Augen zu führen. Auch die Einführung des Konzepts der *Mental Load* (Emma 2018), also der mentalen Arbeit, die neben der physischen Arbeit in der Kinderbetreuung geleistet wird – die Informationssuche, die Organisation von Terminen, Beschaffungen und die Sorgen um die Zukunftsplanung, die im Hinblick auf Kinder oft von Frauen alleine getragen werden, – wird als hilfreich erlebt. Diese beiden Begrifflichkeiten kommen aus der feministischen Theorie. Ich persönlich vertrete die Ansicht, dass alle Therapeut:innen, die systemisch mit Müttern arbeiten, egal, wie sie sonst politisch stehen, sich mit diesen Konzepten auseinandersetzen sollten.

Neben der gesellschaftlichen Gewordenheit der Aufteilung der Care-Arbeit zwischen den Geschlechtern ist es mir zudem wichtig, im Therapieverlauf zu explizieren, dass auch die Leistungsansprüche in dieser Lebensphase weder naturgegeben noch rein persönlich sind. Der Optimierungsdruck, unter dem Mütter und ihre Babys leiden, ist enorm. Die perfekte Geburt, die beste Ernährung der Babys um jeden Preis, die optimale Entwicklungsförderung, während Mama selbst ihren Körper natürlich auch wieder optimieren sollte – Klientinnen erleben das als individuelle Selbstansprüche, aber viele Mütter in meiner Praxis erzählen mir von ähnlichen persönlichen Miseren, teilweise im fast gleichen Wortlaut.

Frau Berta (34), die sehr genaue Vorstellungen hat, was das Beste für Babys und Kleinkinder ist, ist unglücklich, dass sie ihr Baby nicht stillen kann und dass sie sich nicht an den optimalen Tagesablauf hält.
»Ich weiß, ich darf mir nicht so viel Druck machen, aber es klappt einfach nicht. Sie weigert sich, zu den richtigen Zeiten das Fläschchen zu nehmen, oder trinkt dann nur wenig. Ich weiß, dass es an mir liegt, ich sollte entspannter sein, aber wir müssen noch raus, nach ihrem Schläfchen, sonst wird das mit dem Abendritual zu knapp.« Ich frage, warum es wichtig ist, diesen Zeitplan einzuhalten. »Ohne Struktur gehen wir unter. Sie muss das lernen, sonst wird das nichts mit der Krippeneingewöhnung *nächstes Jahr*. Ich muss schnell lernen, das entspannter zu machen, ich weiß. Sonst wird das alles nichts.«
»Alles schaffen, aber alles entspannt schaffen, scheint mir eine unlösbare Selbstbeauftragung zu sein«, werfe ich ein.
Frau Berta schüttelt den Kopf und seufzt: »Es ist meine Schuld. Wenn ich stillen könnte, wäre sie besser versorgt. Ich muss das gut machen.«
Später sprechen wir über den derzeitigen Druck, unbedingt zu stillen, und das Versagensgefühl, das viele Frauen haben, und dass es auch schon Zeiten gab, wo es nicht en vogue war, die eigenen Kinder zu stillen. Die Tatsache, dass Frau Berta unter diesen quälenden Gefühlen nicht alleine leidet und auch der Zeitgeist beim Thema Babyernährung eine Rolle spielt, hilft ihr, die sehr eng gefassten Selbstansprüche ein wenig zu lockern.

Für viele Klientinnen ist die Kombination daraus, alles abzuarbeiten, was heute für eine optimale Babyversorgung zu leisten ist, und dabei aber die gewünschte Repräsentation der Mutterrolle – aktiv, bestens informiert und schlank – zu verkörpern, die Sisyphus-Aufgabe, an der sie täglich scheitern. Rückzug und depressive Lähmung scheinen manchmal der einzige Ausweg.

Eine andere Klientin, Frau Emil, bei der sich Phasen sehr hoher Aktivität mit paralysierten Zeiten, mit Handy im Bett, abwechseln, erzählt mir von ihrer Social-Media-Nutzung.

»Wenn ich nicht aufstehen kann, erscheint mir die Welt da draußen ganz weit weg. Ich denke, ich komm da nie wieder raus aus dem Zimmer. Trotzdem kann ich die Finger nicht vom Handy lassen. Vor allem Ernährungs- und Sport-Influencer verfolge ich. Bei ihnen sieht es so leicht aus.«
Ich frage Frau Emil, wenn sie einen Schritt zurück machen würde, was sie denkt, was da los ist mit den Bildern in ihrem Handy und was das mit Müttern zu Hause machen kann. Sie schaut mich ruhig aus ihren müden Augen an und sagt, ohne zu zögern:
»Die Gesellschaft ist kaputt [lange Pause]. Alle vergleichen sich ständig. Eigentlich gibt's die Perfektion wahrscheinlich nicht. Aber irgendwie eifert man trotzdem mit. Wahrscheinlich ist das alles Fake.«

Auch ohne spezifische Konzepte in den Raum zu stellen, kann es gelingen, durch öffnende Fragen die gesellschaftliche Dimension mit hereinzunehmen. Bei dieser Klientin war deutlich zu erkennen, dass sie sich schon viele Gedanken darüber gemacht hatte, was auf Social Media und in der Gesellschaft gerade vor sich geht, sie wäre aber von sich aus nicht darauf gekommen, das in der Therapie anzusprechen. Bei vielen Betroffenen herrscht die Annahme, das seien zwei Paar Schuhe, das interessiere Therapeut:innen nicht. Ich ermutige meine Klient:innen immer, im Sinne der narrativen Tradition ihr Problem, ihre Geschichte ins Verhältnis zu kollektiven dominanten Geschichten zu stellen. Über dominante Diskurse, wie dem zur Optimierung von Mutterschaft, zu sprechen, ist für mich kein Umweg, um an die eigentlichen therapierelevanten Themen heranzukommen, sondern es ist ein sehr relevanter Teil der Therapie.

8.5 Funktion und Sinn von PPD

Menschen sind sinnsuchende Wesen und systemisch betrachtet wird Sinn individuell und sozial stetig neu erzeugt. Ein wichtiges Element des therapeutischen Prozesses ist es, gemeinsam nach Funktionsweise und Sinn der psychischen Schwierigkeit der Klient:in zu suchen bzw. neue Perspektiven auf die Sinnhaftigkeit der »Störung« zu entwickeln. Den vorherigen Ausführungen zur Verbreiterung des Fokus anhand der drei Dimensionen Biografie, Familie und Gesellschaft folgend, schlage ich vor, auch entlang dieser drei Dimensionen nach Funktion und Sinn von PPD-Symptomen zu suchen.

Funktion und Sinn sind keine Synonyme. Psychische Auffälligkeiten haben Funktionen in familiären und anderen Systemen. Hier widmet man sich der Frage, was das Symptom bewirken oder wie ein System funktionieren muss, damit sich das Symptom aufrechterhalten kann. Der Sinn psychischer Erkrankungen bezieht sich auf deren subjektive Bedeutungsgebung und damit das Einordnen in die Lebens-, Familien- oder soziale Geschichte der Klient:in. Die beiden Themen werden meist nicht gleichzeitig in der Therapie behandelt: Fragen nach der Funktion tauchen oft schon relativ früh im Therapieprozess auf, wenn wir beginnen, das Symptom aus der engen Verbindung zur Klient:in zu lösen. Sinnfragen werden gerne vermehrt nochmals gegen Ende der Therapie gestellt, im Hinblick auf die Integration des Erlebten und Erarbeiteten.

Sinn und Funktion postpartaler psychischer Erkrankungen in der Lebensgeschichte der Betroffenen zu konstruieren, ist eine sehr individuelle Arbeit. PPD tritt in ganz unterschiedlichen Lebensläufen in Erscheinung, aber tut dies an einer besonderen Stelle, wo es um ganz besondere Anforderungen geht. Depressive Symptome, wie Rückzug, Kraftlosigkeit und Traurigkeit, können Klient:innen anzeigen, dass bisherige Lösungsstrategien in dieser speziellen Situation nicht mehr zum Ziel führen, oder noch mehr, dass diese bisherigen Lösungsstrategien jetzt zum Problem geworden sind.

Fallbeispiel Frau Emil (27 Jahre)

Für Frau Emil war es bisher wichtig, im Leben immer mitzuhalten. Sie ist in einer Familie aufgewachsen, in der vor allem das Funktionieren der Kinder nach außen, das äußere Erscheinungsbild der Familie im Vordergrund stand. Anfangs erzählt mir Frau Emil, dass ihre Kindheit toll war. Es hätte an nichts gefehlt und es gab viele Feiern, Ausflüge und Familienurlaube. Auch als ihre eigenen Kinder geboren wurden, Lara (2,5 Jahre) und Lena (7 Monate), war es ihr wichtig, überall teilzunehmen und in der WhatsApp-Gruppe der Familie häufig Bilder der Kinder zu teilen. So sei es üblich. Mittlerweile, nach dem zweiten Kind, tauchen plötzlich diese Pha-

sen, in denen sie sich einfach nur unglaublich müde, hässlich und leer fühlt, auf – dann erscheint es ihr unmöglich, das Bett zu verlassen.
»Es ist, als wären die Türen meines Zimmers zugemauert. Ich starre aufs Handy oder an die Wand. Mein Mann bringt mir die Kleine zum Stillen und nimmt sie dann wieder mit. So geht das ein paar Tage. Dann geht's wieder eine Woche besser und dann geht's von vorne los.«
Ich frage Frau Emil, was es bedeutet, wenn die Türen zugemauert sind. Am Anfang der Therapie meint sie:
»Das bedeutet, dass ich's nicht schaff rauszugehen, dass ich mich verstecken muss, weil ich zu hässlich bin.«
Wir sprechen darüber, welchen Standards Frau Emil glaubt genügen zu müssen, um rausgehen zu können, – und auch über die Ansprüche ihrer Familie. Im Verlauf der Therapie beginnt Frau Emil sich zu erinnern, dass es eigentlich nicht immer toll war als Kind. Dass sie kratzige Kleider tragen musste und wenn sie Unmut oder Frustration äußerte, wurde sie getadelt und ihr gesagt, sie sei nur müde und müsse ins Bett.
Diese Erinnerungen werfen für Frau Emil ein anderes Bild auf ihre depressiven Phasen. Sie erkennt hinter ihren Symptomen ein altes Muster: bei Unwohlsein auf Rückzug gehen. Diese Erkenntnis führt aber nicht unmittelbar zur Verbesserung. Im Gegenteil, die Erschöpfung holt Frau Emil jetzt immer schneller ein. Erst nach etwa 6 Monaten, mehreren Therapiestunden mit Trance- und Teilearbeit und einigen Konflikten in der Familie beginnt Frau Emil sich mit der »Im-Bett-bleiben-Seite« anzufreunden. Sie erlaubt sich das Bedürfnis nach Pause und Abgrenzung und auch danach zu handeln.
»Nicht ich bin falsch mit meinen Gefühlen. Ich darf auch mal drinbleiben wollen. Ich muss mich nicht immer nach den ganzen Forderungen da draußen richten und meine Töchter sollen das gar nicht erst lernen.«
Dies sagt sie in einer Stunde gegen Ende der Therapie. Es ist mittlerweile in Ordnung für Frau Emil, mal einen Tag mit den Kindern ohne Programm zu Hause zu verbringen. Sie verschickt weniger Babyfotos und hat mit einigen Verwandten, die dafür kein Verständnis zeigten, den Kontakt abgebrochen. In den Abschlussgesprächen rekapituliert sie, dass das Nichtaufstehen und die zugemauerten Türen für sie zuerst bedeutet haben, dass sie mit ihrer Leistung nicht genüge und sich verstecken müsse; rückblickend sieht sie das als wichtige Grenzsetzung.
»Nicht nur ich war drinnen, alle anderen waren draußen, und ich hab

mir mal alles vom Hals gehalten.« So sieht sie ihre Symptome dann in einem anderen Licht.

Die neue Bedeutungsgebung bisher als Defizit interpretierter Symptome ist oft ein wichtiger Wendepunkt in der Therapie postpartaler Depressionen. Diese neuen Bedeutungen gehen über die Betrachtung von Funktionen von Symptomen hinaus und sind dann im Therapieprozess meist erst in einer späteren Phase möglich.

Fallbeispiel Frau Heinrich

Im Fallbeispiel Frau Heinrich erlebt diese sich als wenig robust und interpretiert ihre Bindungsprobleme mit ihrer Tochter als Ausdruck dieser Schwäche. Nachdem wir eine Zeitlang mit der in ihrer Kindheit gestarteten dominanten Geschichte ihrer Nichtrobustheit in Verbindung mit ihrer körperlichen Beeinträchtigung gearbeitet hatten, konnte sie einige Ausnahmen und Alternativen dazu an sich entdecken. Ihre Rolle an ihrem Arbeitsplatz und die Zeit, als sie Betriebsrätin war – und als solche Fortbildungen zum Thema Partizipation besucht hatte –, waren wichtige Ausnahmen *(unique outcomes)*.

Frau Heinrich entwickelt in der Folgezeit eine distanzierte Haltung zur Geschichte ihrer Nichtrobustheit und entdeckt sichere, robuste Anteile, die sie mit ihrer Tochter auch immer öfter leben kann, selbst wenn es weiterhin nicht einfach ist mit ihr. Es wird immer wichtiger für sie, eigene Rituale mit ihrer Tochter zu haben, und sie hat einige konflikthafte Auseinandersetzungen mit ihrem Mann deswegen. Gegen Ende der Therapie beschreibt Frau Heinrich, dass die Bindungsprobleme wichtig waren.

»Ich wollte nicht sie [die Tochter] nicht, ich wollte nicht so mit ihr in Beziehung sein. Diese schwache Rolle. Ich war auch wütend auf meinen Mann, dass es bei ihm immer so einfach war. Für mich war es wichtig, endlich Dinge in die Hand zu nehmen und selber zu machen. Hier herzukommen war ein Teil davon. Leonie hat mich sozusagen gezwungen, es mit ihr anders, aktiver zu machen.«

In diesem Fall ist es vor allem über narratives Arbeiten möglich geworden, dass Frau Heinrich neben der Verbesserung der Bindungssicherheit auch eine Veränderung des Blickwinkels auf ihre bisherige Biografie gelungen ist. Darüber hinaus hat das Auswirkungen auf die Beziehung mit ihrem Mann und ihrer Tochter.

So unterschiedlich die Schwierigkeiten und die bisherigen Lebens- und Beziehungserfahrungen der Klient:innen mit PPD auch sind, gibt es doch Themen, die gehäuft vorkommen. Wenn wir uns über Funktionsweisen zu Sinnkonstruktionen hinter den vordergründigen Symptomen durcharbeiten, werden oft ähnliche Muster sichtbar.

Beispielhafte Zuordnung von Bedürfnissen, Symptomen und inneren Stimmen

Die folgende Tabelle (Tab. 3) versteht sich als Reflexionshilfe: Sie zeigt beispielhaft, wie bestimmte Bedürfnisse, Symptome peripartaler Problemlagen und die Sprache der Klient:innen in Verbindung gebracht werden können. Die Zuordnungen sind nicht als allgemeingültig zu verstehen, sondern sollen Anregung für therapeutische Exploration bieten.

Bedürfnis	**Mögliche Symptome / Ausdrucksformen**	**Innere Stimme / Zitat**
Entlastung und Ruhe	Rückzug, Erschöpfung, Schlafstörung	»Ich konnte einfach nicht mehr. Als Mama muss man immer funktionieren.«
Faire Arbeitsteilung, Gerechtigkeit	Überforderung, Burn-out, Gereiztheit	»Ich bin für alles zuständig und muss ausgleichen, was fehlt.«
Autonomie und Selbstbestimmung	Wut, Rückzug, Reizbarkeit	»Sobald man schwanger ist, hat jeder eine Meinung. Ich will meinen eigenen Weg gehen.«
Liebe und Zugehörigkeit	Einsamkeit, Rückzug, Klagen	»Ich bin den ganzen Tag allein mit dem Baby. Niemand versteht, wie das ist.«
Aufmerksamkeit und Teilhabe	Frustration, Unsichtbarkeitserleben	»Alle erkundigen sich nur nach dem Baby. Es ist, als wäre ich unsichtbar.«

Emotionale Sicherheit	Selbstzweifel, Schuldgefühle	»Als Mutter sollte man sich anders fühlen. Mit mir stimmt etwas nicht.«

Tab. 3: Bedürfnisse, Symptome, innere Stimmen

Die angesprochenen Bedürfnisse sind Grundbedürfnisse von Menschen. In der spannenden und herausfordernden Zeit, in der Kinder ein System erweitern und sich Rollen in Familien verschieben, kann es schwierig sein, allen Bedürfnissen nachzukommen. Es sind häufiger die Mütter, die diverse Schieflagen ausgleichen, ihre eigenen Bedürfnisse hintanstellen und auf später verschieben. Jetzt kommt es auf die Elastizität der unterschiedlichen Systemebenen Biografie, Beziehung und Gesellschaft an, ob sich neuer Ausgleich im System finden lässt oder ob es einer Symptomentwicklung »bedarf«. Entweder aus persönlicher belastender Erfahrung, aus starren Familiendynamiken oder aus gesellschaftlichen Schieflagen heraus – und meistens sind es alle drei Ebenen vermischt – werden Grundbedürfnisse so lange vernachlässigt, bis das System kippt. Symptome werden sichtbar, werden benannt und bringen wieder Bewegung ins System.

8.6 Neuordnung von Identitäten und Systemen

Bei der Überwindung postpartaler Depressionen geht es oftmals um das Anstoßen einer systemischen Neuordnung auf unterschiedlichen Ebenen. Mütter erarbeiten sich einen neuen Platz in ihrer Lebensgeschichte und ordnen ihr inneres System neu. Väter müssen ebenfalls ihre Identität neu finden und einen neuen Platz im Familiengeflecht einnehmen. Die Arbeitsteilung von Care- und Erwerbsarbeit sollte von jungen Paaren ausverhandelt werden. Und es bedarf neuer Anstrengungen, neben den Pflichten auch Zeit für Entspannung und Intimität zu schaffen. Genauso, wie es ungewohnt viel Aufwand bedeuten mag, Zeiten zu finden, um einfach mal ohne Kinder für sich zu sein und eigenen Dingen nachzugehen. All diese »Entwicklungsaufgaben« sind auch am Ende der Therapie nie abgehakt und endgültig abgeschlossen. Wer Kinder hat oder mit Kindern arbeitet, weiß: Alles bleibt immer in Bewegung, jeder Tag bringt neue Herausforderungen und als

Familie stößt man immer wieder an die Grenze zur Erschöpfung und muss sich aufraffen, erneut neue Wege zu gehen.

Im Fallbeispiel Frau Julius, das im letzten Teil dieses Buches genauer geschildert wird (vgl. Abschn. 10.2), beeindruckt die tiefgreifende Veränderung und Neuordnung im Familiensystem, die durch die PPD von Frau Julius angestoßen wurde. Sie kommt als Schwiegertochter, geschwächt durch eine traumatisierende Geburtserfahrung, in ein sehr mächtig erscheinendes Familiensystem, in dem sie sich unterlegen und alleine fühlt. In dieser Zeit holen sie auch die Erfahrungen der Grenzüberschreitungen aus ihrer Kindheit wieder ein und sie sieht sich schutz- und grenzenlos ausgeliefert.
In der Therapie entdeckt sie vergessen geglaubte stärkende Persönlichkeitsanteile wieder und findet neue Kooperationsmöglichkeiten mit ihrem depressiven Teil. So stärkt sie sich als Person und macht ebenfalls stärkende Erfahrungen in der Verbindung zu ihrer Tochter und ihrem Partner. Bei ihrer Rückkehr in die Schwiegerfamilie erlebt sie sich gut abgegrenzt, die Verhältnisse in der Familie haben sich verschoben. Die Grenzen werden sogar durch Umbauarbeiten am Haus sichtbar. Frau Julius' Depression ist also gleichzeitig Ausdruck und Abstoßpunkt der Restrukturierung eines inneren und äußeren Familiensystems.

Neben der Veränderung familiärer Strukturen sind Rollendynamiken hinsichtlich Erwerbsarbeit und Familienarbeit im Lauf von Therapien oft großem Wandel unterzogen. Viele Klient:innen beginnen noch während der Elternzeit mit der Therapie und die Frage, wer geht wann wie viel außer Haus arbeiten und wie organisieren wir die Arbeit rund um Haushalt und Kinder, wird zwangsläufig zum Thema in Familien. Hier spielt auch die gesellschaftliche Dimension eine wichtige Rolle, denn für Kinderbetreuung außer Haus müssen Plätze in ausreichender Zahl und mit lebbaren Öffnungszeiten zur Verfügung stehen, was nicht überall eine Selbstverständlichkeit ist. Oft – nicht immer – tragen Mütter die Sorge, einen guten Kindergartenplatz zu finden, und später das schlechte Gewissen, das Kind abzugeben, zu einem Großteil alleine.

Es sind für mich nicht rein organisatorische Belange, wenn das Thema Kinderbetreuung auftaucht, es sind wesentliche systemische Themen. Wo hat die Klientin gelernt, sich zuständig zu fühlen? Welche

Erfahrungen hat sie selbst mit dem Thema Kindergarten gemacht? Wie geht es ihr in anderen Lebensbereichen mit dem Thema, etwas abzugeben und loszulassen? Wie kann das Paar an diesem wichtigen Übergang die Care-Arbeit für sich passend unter sich aufteilen? All diese Fragen eröffnen therapeutisch sehr ergiebige Themen und eine gute Kita-/Kindergartenwahl ist auch praktisch von großer Bedeutung für die weitere Lebensqualität in der Familie.

Am Ende therapeutischer Prozesse steht die Frage im Fokus, wie Mütter oder Väter, die beginnen eine Phase psychischer Instabilität hinter sich zu lassen, ihre Rolle in der Familie gestalten wollen. Die Betroffenen kommen erst langsam aus einem Zustand der Überforderung heraus und erst nach etwas Erholung und Stabilisierung, meist auch in Zusammenhang mit dem Älterwerden des Babys, taucht die Fragen auf, wie es weitergeht. Welche Rolle möchte ich in der Familie haben? Will ich »Familienmanagerin« sein, oder sind wir ein »Elternteam« mit geteilter Verantwortung? Wie will ich, wie wollen wir die Erziehung angehen? Welche Werte sind uns wichtig? Gibt es verschiedene Rollen? Dürfen wir auch uneinig sein? Wie gehen wir mit Konflikten um? Solche Fragen am Ende sind, auch wenn die Therapie als Einzeltherapie begonnen wurde, am besten im Paarsetting gemeinsam zu klären. Sich alleine zu verändern, ist schwierig. Systemische Veränderung lebt von mehr als einer Beteiligten.

Neuorientierung nach einer PPD bedeutet aber meist auch, bewusst vor Therapieabschluss für die Einzelklient:in noch einmal Rekurs auf das Thema eigene Bedürfnisse und »Selbstfürsorge« zu nehmen. Selbstfürsorge als Wort löst Widerstand in mir aus, weil es so klingt, als müssten Betroffene nur lernen, selbstfürsorglich mit sich umzugehen – und dann wäre das Problem beseitigt. In der Lebenssituation mit kleinen Kindern ist Selbstfürsorge kein individuell zu lösendes Thema. Im Erstgespräch bin ich immer vorsichtig, wenn ich Klient:innen in dieser Lebenssituation, so wie es bei mir Standard ist, nach den Dingen frage, die sie gerne für sich in ihrer Freizeit tun. Ich weiß, dass ich manchmal zynisches Lachen oder zumindest Irritation ernte und eine Antwort wie »Freizeit gibt es derzeit nicht« oder schlichtweg »Wie bitte?«. Ich frage trotzdem, weil ich es wichtig finde, zumindest kurz daran zu denken, was man gerne tun würde. Im

Laufe der Therapie taucht das Thema erneut auf. Oft erinnern sich Klient:innen, wenn es ihnen etwas besser geht, wieder daran, was sie vor der Geburt gerne gemacht haben. Hobbys oder Verabredungen rücken stärker in den Fokus der Aufmerksamkeit, und man sucht nach Mitteln und Wegen, wenn auch begrenzt, wieder Zeitfenster dafür zu schaffen. Da ergeben sich manchmal Konflikte mit anderen Familienmitgliedern. Auch diese sind wichtig. Sich wieder anders zu erleben, nicht in Bezug auf die Rolle als Versorgende, sondern als Person, die Freude an einer selbstgewählten Tätigkeit hat, ist eine wichtige Ressource und auch ein Moment der Reorientierung innerhalb der eigenen Identität.

Die Dimensionen Identität bzw. Biografie, Familiensystem und gesellschaftliche Organisation sind in diesem Neuordnungsprozess eng miteinander verwoben. Gelingt es, dass Klient:innen in diesen Systemen einen Platz finden, der für sie stimmig ist und ihren Bedürfnissen entspricht, verlieren die Symptome häufig an Bedeutung – oder sie beruhigen sich zumindest spürbar. Das bedeutet nicht, dass sie sich in späteren Überforderungsphasen nicht erneut zeigen können. Doch die Klient:in kennt sich und ihre Bedürfnisse dann besser und findet meist schneller wieder Zugang zu ihren inneren und äußeren Ressourcen.

9 Ausgewählte angewandte Methoden in Fallbeispielen

Nachdem nun ein Überblick über die Ausrichtung von systemischen therapeutischen Prozessen im Zusammenhang mit postpartalen Depressionen gegeben wurde, sollen im Folgenden noch konkrete Interventionen genauer vorgestellt werden. Die Methoden kommen aus der systemischen, der hypnosystemischen und der narrativen Therapie; ich habe sie also nicht erfunden, sondern sie wurden von mir im Laufe meiner praktischen Tätigkeit und den dazugehörigen Reflexionsprozessen störungsspezifisch auf PPD hin modifiziert.

9.1 Systemische Gesprächsführung

Wenn wir systemisch arbeiten, sind unsere wichtigsten Instrumente unsere Fragen, die Art, wie wir zuhören und (nicht zu schnell) verstehen, und die Art, wie wir Gespräche moderieren. Die systemische therapeutische Haltung spiegelt sich in der Gesprächsführung wider. Wie das in Bezug auf peripartale Probleme aussehen kann, soll hier an zwei Beispielen illustriert werden.

9.1.1 Musterunterbrechung und Interesse wecken

In einem System, in dem die Problembeschreibung PPD für einen Partner gewählt wurde, gibt es immer unterschiedliche Perspektiven auf diese Beschreibung. Als systemische Therapeut:innen nutzen wir die Unterschiede. Im Paar-System haben Partner unterschiedliche Wahrnehmungen der Situation, und wir versuchen nicht, herauszufinden, wer »wirklich« krank und wer gesund ist, sondern wir begeben uns in eine moderierende Position mit dem Hauptziel, den Partner / die Partnerin neugierig auf Wahrnehmungen und Beschreibungen des anderen zu machen. Mir ist es daher wichtig, gleich zu Anfang der Therapie zu betonen, dass es nicht darum gehen wird, herauszufinden, was tatsächlich passiert ist, wer daran schuld ist oder wer recht hat. Für mich ist es vollkommen normal, dass ich im Paarsetting Berichte aus zwei ganz unterschiedlichen Filmen zu hören bekomme, die sich auf ein und dasselbe Familienleben beziehen. Ich lade auch meine Klient:innen ein, mit Neugier und Interesse den Film des Partners anzuschauen, ohne gleich die eigene Rolle darin zu verteidigen.

Am Beginn dieses Buches (vgl. Abschn. 2.3) wurde Familie Cäsar vorgestellt. Im Erstgespräch berichtet Herr Cäsar, dass seine Frau morgens, wenn er aufsteht, oft schon wütend oder resigniert ist. Das macht ihm Sorgen in Bezug auf ihre frühere psychische Erkrankung. Er befürchtet, dass sie unter postpartalen Depressionen leiden könnte. Frau Cäsars Film ist aber ganz ein anderer; sie war schon zweieinhalb Stunden mit dem 16 Monate alten Luca beschäftigt, bevor Herr Cäsar aufgestanden ist. Sie erlebt ihre Emotionen von Wut und Resignation als der Situation angemessen. Es war schon anstrengend mit ihrem Sohn und sie hatte keine Hilfe. Diese Beschreibung wiederum ruft bei Herrn Cäsar den Impuls hervor, sein spätes Aufstehen mit der langen Arbeit am Vorabend zu entschuldigen. Er verteidigt sich mit: »Einer muss ja das Geld verdienen.« Und dafür müsse er bis spät nachts am PC sitzen. Jetzt könnte Frau Cäsar wieder einwenden, dass sie ja gerne wieder arbeiten würde, aber noch kein Krippenplatz für Luca organisiert worden sei und sie sich schließlich nicht um alles kümmern könne, nachdem ihr Mann ja im Haushalt kaum einen Finger rühre. Herr Cäsar könnte anführen, sehr wohl die Küche aufgeräumt zu haben. Frau Cäsar könnte erwidern, nach seinem »Aufräumen« immer noch »richtig aufräumen« zu müssen, um die nötige kleinkindgerechte Hygiene aufrechterhalten zu können. Hier kann weiter diskutiert werden, was nötige Hygiene ist und was nicht und so weiter.

In so einer typischen Gesprächssequenz ist das Paar also ganz schnell abgekommen vom aufmerksamen Zuhören, wie der Partner seine Wahrnehmung einer Situation beschreibt, wie es in seinem Film gerade aussieht, und mitten in einem Streitgespräch gelandet. Jeder der Partner verteidigt sich selbst und sieht die Probleme nur beim anderen. Der Raum für Interesse und Neugier geht verloren.

Solche Dynamiken nehmen oft sehr schnell Fahrt auf. Ich persönlich habe es mir angewöhnt, hier früh zu unterbrechen und die Kommunikation wieder über mich laufen zu lassen, um zu Hause eingefahrene Kommunikationsmuster nicht in der Therapie fortzusetzen. Wenn die Klientin mit der Therapeutin spricht, hat der Partner eher die Möglichkeit, sich zurückzulehnen und vielleicht wieder Interesse an der Perspektive der Partnerin zu entwickeln, als wenn er direkt von der Partnerin angesprochen wird. Sonst wird oft automatisch der Defensivmodus aktiviert und der Gegenangriff vorbereitet. Als Paartherapeutin sehe ich es als meine Aufgabe, diesen Modus-Wechsel zu bemerken, die Partner darauf aufmerksam zu machen und strukturierend einzugreifen. Im Fallbeispiel Cäsar kann das so aussehen:

Dem Ehepaar Cäsar fällt es anfänglich sehr schwer, einander zuzuhören. Schon bei meiner ersten Frage nach dem Anliegen für die aktuelle Stunde entsteht oft ein Wettbewerb, wer sich über den anderen länger beklagen kann. Umformulierungen wie »Woran möchten Sie denn heute gerne bei sich arbeiten?« werden gekonnt überhört oder eingearbeitet in den nächsten Vorwurf: »Ich möchte daran arbeiten, dass ich endlich mal ausreden kann und man mir auch zuhört und nicht wieder hinter dem Computer verschwindet.« Ich bin da immer wieder von den kreativen Antworten auf vermeintlich klug gestellte Fragen beeindruckt.

Herr Cäsar Ich möchte heute noch mal ansprechen, dass ich mir echt Sorgen mache um meine Frau. Ich kenne das schon, wenn sie so mit diesem leeren Blick herumsitzt. Es erinnert mich einfach an eine sehr dunkle Zeit in unserer Beziehung und ich will, dass wir uns diesmal rechtzeitig Hilfe holen.

Frau Cäsar Wann bin ich das letzte Mal herumgesessen? Die Minuten, die ich sitze und nichts tue, kann man an einer Hand abzählen, im Gegensatz zu dir.

Therapeutin Frau Cäsar, ich verstehe, dass Sie im stressigen Alltag gar nicht viel Zeit zu sitzen haben und dass Sie sich da von Ihrem Mann mehr Hilfe erwarten. Aber haben Sie gehört, dass er sich um Sie sorgt? Können Sie das nachvollziehen?

Frau C. Er möchte mich krankbeten, damit er nicht anpacken muss. Mir wird meine Meinung abgesprochen.

Th. Sie möchten nicht krankgebetet werden, das verstehe ich. Und Sie haben das Gefühl, wenn Ihr Mann über die Sorgen, die er um Sie hat, spricht, nimmt er damit Ihre Meinung nicht ernst?

Frau C. Ja. Wenn ich mich über den Saustall in der Küche ärgere und wir uns deswegen fetzen, sollen es wieder meine Depressionen sein, die daran schuld sind, und er ist fein raus.

TH. Wäre das für Sie besser, wenn das zwei getrennte Themen wären, also wir reden über das, worüber Sie sich berechtigterweise im Haushalt ärgern, und über die Frage, ob Ihr Mann sich berechtigte Sorgen bezüglich einer Depression macht, separat. Wie wäre das?

FRAU C. Ja, das wäre mir lieber.

TH. Herr Cäsar, können Sie das nachvollziehen, dass es Ihrer Frau lieber ist, über diese beiden Themen getrennt zu sprechen? Passt das auch für Sie?

HERR C. Können wir gerne so machen, aber warum sie da immer so an die Decke geht, verstehe ich trotzdem nicht.

[Ich höre die Einladung ins alte Kommunikationsmuster und sehe, wie Frau Cäsar sich zum Gegenangriff bereitmacht, nutze das aber für ein wohlwollendes Missverständnis.]

TH. Ah, das können Sie nicht gut verstehen, warum das Ihre Frau aufregt. Sie bringen Ihre Sorge zum Ausdruck und Ihre Frau reagiert da anders darauf, als Sie es erwarten. Das ist ja interessant. Dann fragen wir doch nach. Ist das okay, wenn ich nachfrage? [nicken]

TH. [zu FRAU C. gewandt] Das ist doch eine interessante Frage. Haben Sie da schon mal drüber nachgedacht? Seit wann ist das eigentlich so?

Frau Cäsar schildert dann, welche Rolle ihre Depression aus ihrer Sicht in der Beziehung bisher gespielt hat.

In der Fortsetzung dieses Fallbeispiels wird ersichtlich, dass das Wort Depression zwei sehr unterschiedliche Effekte auf die beiden Beziehungspartner hat: Für die Mutter ist es mit dem Verlieren der Augenhöhe und Auf-Distanz-Gehen verbunden, für den Vater ist es ein besseres Verstehen der Partnerin und eröffnet/fordert aktives Handeln ein. Diese Unterschiedsbildung ermöglicht ein Lösen des Depressionskonstrukts aus seiner bisherigen Stellung in der Beziehung als Streitpunkt und weckt Interesse und Neugier sowie neue Kooperationsmöglichkeiten.

Wenn wir uns die aktuelle Gesprächssequenz näher betrachten, werden unterschiedliche systemische Aspekte ersichtlich.

- ressourcenorientierte Haltung: Die Therapeutin ist nicht irritiert von den Umdeutungen der Anfangsfrage, sie sieht darin Kreativität.

- Aufmerksam-Sein auf den Defensiv-Modus: Die Therapeutin hört, dass die Mutter sich aus dem Anliegen des Vaters jene Stelle herauspickt, die sie als Angriff werten kann, und nur darauf reagiert.
- achtsames »Pacing«: Bevor die Therapeutin vorschlägt, auch dem Rest des Anliegens Aufmerksamkeit zu schenken, bringt sie der Klage der Mutter Verständnis entgegen.
- Yes-Set und fördern der aktiven Rolle: Sollen wir nachfragen? Passt das auch für Sie? Ist das okay?
- Musterunterbrechung: Die Therapeutin lenkt den Fokus auf einen anderen Teil der Frage und reagiert jedes Mal, wenn das alte Kommunikationsmuster anklingt, mit Unterbrechung, Verlangsamung, Paraphrasieren etc.
- Einholen unterschiedlicher Perspektiven: aktive Einladung, auf die Perspektive des anderen Bezug zu nehmen.
- Strukturierungsangebote: das Angebot, Haushaltsführung und Depression getrennt zu besprechen.
- Dekonstruktion von Zusammenhängen: den Zusammenhang, »wenn ich depressiv bin, ist er fein raus«, hinterfragen (wird möglich über das Strukturierungsangebot).

9.1.2 Perspektivenwechsel

Bei strittigen Paaren ist diese erste Unterbrechung des Konfliktmusters ein wichtiger Schritt. Es gibt aber auch Familien, die nicht streiten, die in eingefahrenen Mustern verharren, in denen jede Bewegung schwerfällt. Gerade in der Lebensphase mit Babys und Kleinkindern haben es sich Partner manchmal zur Gewohnheit gemacht, sich gegenseitig zu schonen und Konflikte zu vermeiden. Hier ist es eher die Aufgabe der Therapeut:in, wieder Bewegung ins System zu bringen bzw. einzuladen, das Bewegungsangebot, das derzeit über die Symptome gemacht wird, in Sprache zu bringen.

Das Ehepaar Martha kommt in die Therapie, weil sie sich seit der Geburt ihres Kindes voneinander entfremdet haben. Frau Martha hatte eine schwere Zeit in den ersten Monaten und würde sich da auch rückblickend als depressiv beschreiben. Jetzt ist das schon etwas besser geworden, aber das Paar hat das Gefühl, nur noch nebeneinander her zu leben.

Herr M. Es ist alles anders, seit wir Eltern sind. Meine Frau hat nur noch Augen für das Baby. Sie macht das ja auch toll. Aber wenn ich abends nach Hause komme, wirkt sie irgendwie leer und abweisend.

Frau M. Ich bin den ganzen Tag alleine mit unserer Tochter. Ich habe jetzt Monate gebraucht, um tagsüber wieder Freude zu finden und nach draußen zu gehen. Aber so ein Tag ist lang. Am Nachmittag wird es mir dann zu anstrengend. Sie schreit und ich muss viel länger mit ihr herumgehen, als ich eigentlich Kraft habe. Wenn du dann kommst, bin ich nur noch müde.

Auch an den Wochenenden hat das Paar Schwierigkeiten, sich einander wieder anzunähern. Bald kommt die Sprache darauf, dass Herr M. sich vor allem durch den Mangel an sexuellen Aktivitäten und Alltagszärtlichkeiten verunsichert fühlt. Frau M. reagiert sehr beschämt auf diese Äußerungen.

Frau M. Es tut mir so leid. Das ist so peinlich. Ich weiß, dass man sechs Wochen nach der Geburt wieder Sex haben darf, aber es sperrt sich alles in mir. Ich fühle mich selber nicht wohl. Ich trage da eh die ganze Zeit ein schlechtes Gewissen herum. Oft nehme ich mir vor, es an diesem Abend zuzulassen, aber dann war der Tag wieder so viel und es geht einfach nicht.

Th. Sie tragen ein schlechtes Gewissen herum? Wenn ich Sie richtig höre, tragen Sie neben dem Baby, mit dem Sie länger herumgehen, als Sie Kraft haben, auch noch das schlechte Gewissen herum. Das klingt schwer.

Frau M. Ja, das ist schwer. Ich tue mir schon als Mutter schwer und wenn ich nicht normal mit meinem Mann Sex haben kann, habe ich das Gefühl, auch als Partnerin zu versagen und ihm nicht geben zu können, was er braucht.

Herr M. Nein, es ist nicht so, dass ich unbedingt Sex brauche. Ich will dir dieses Gefühl auf keinen Fall geben. Es ist nur, wenn du mir ausweichst, dich wegdrehst oder abends nicht neben mir auf der Couch sitzen willst, vermisse ich dich. Ich bekomme so auch schon wenig mit von dem, was in dir vorgeht. So vieles ist jetzt ganz anders. Wir sind beide müde, aber ich bräuchte dann ein bisschen Körperkontakt, um mich dir näher zu fühlen.

FRAU M. Das verstehe ich mit dem Kopf. Mein Gefühl in der Situation ist dann aber: Ich brauche erst mal, dass du verstehst, wie das ist, dass du ein Teil meines Tages bist und mich unterstützt, damit ich den Körperkontakt angenehm finde.

Nachdem ich eingeworfen habe, dass es kein »normales« Ausmaß an Sexualität gibt und niemand ein schlechtes Gewissen zu haben braucht, erstellen wir ein Modell, was Körperkontakt und Sexualität bzw. das Ausbleiben davon derzeit für den jeweiligen Partner bedeutet.

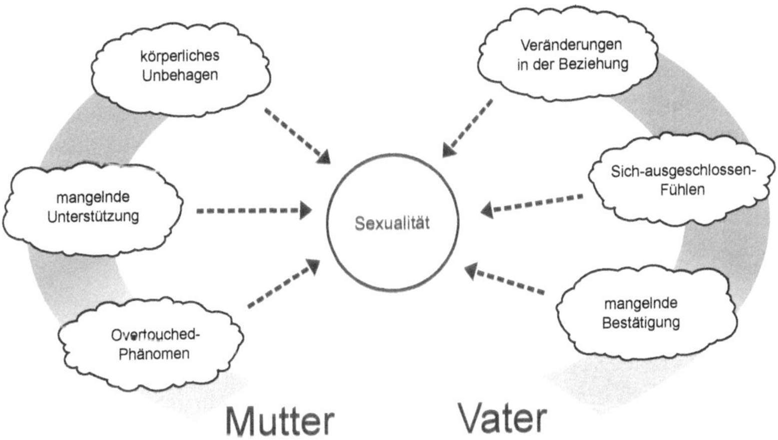

Abb. 7: Kommunikationsmodell zum Thema Sexualität

In der nächsten Stunde berichtet das Paar, jetzt mehr Verständnis füreinander zu haben. Herr Martha bemüht sich, mehr Zeit zu Hause zu verbringen und seiner Frau mehr abzunehmen. Frau Martha erzählt, dass sie das freue, aber es immer noch nicht zu Sex gekommen sei, weil es immer noch nicht gehe, und dass sie das Verständnis für ihren Partner und seine Bemühungen eher noch mehr unter Druck setze. Sie beschäftigt es jetzt oft, wie schlimm das für ihren Mann sein muss, und ihr schlechtes Gewissen wächst. Ich lade das Paar ein, die Plätze zu tauschen und mal reinzuspüren, wie es sich auf der anderen Seite anfühlt. Bewegung in diese Stunde zu bringen, scheint dem

Paar gutzutun. Herr Martha kann sich gut in die Perspektive seiner Frau hineinversetzen. Es hilft ihm, ihre Rückzugswünsche weniger persönlich zu nehmen. Die größere Veränderung sehe ich aber bei Frau Martha. Sie atmet richtig erleichtert auf an dem neuen Sitzplatz. »Das ist tatsächlich gar nicht so schrecklich, wie ich es mir jetzt die letzten Wochen vorgestellt habe. Derjenige zu sein, der sich bemüht, der etwas tun kann, das ist nicht so schlecht. Es fühlt sich leichter an als auf meinem Platz und auch leichter, als ich es mir vorgestellt habe.« Wir reden dann über Leichtigkeit und wo sich Zeitfenster dafür schaffen ließen.

Man hätte auch sprachlich, etwa über zirkuläre Fragen, zu so einem Thema kommen können. Das Beispiel zeigt für mich aber, wie viel schneller und auch spürbarer bewegte Interventionen sind. Ein so kleiner Eingriff wie der Vorschlag, die Sitzplätze zu wechseln, anstatt nur gedanklich eine neue Perspektive einzunehmen, erzeugt neue Stimmungen und sogar neue Handlungsmöglichkeiten. Wir unterbrechen das Muster, indem wir eine andere Ebene, in dem Fall die räumliche Veränderung, nutzen.

9.2 Familienbrett: vorher, jetzt und nachher

Nicht immer ist es möglich oder von den Klient:innen gewünscht, dass Partner:innen mit in die Therapie kommen. Für systemische Einzeltherapie ist es trotzdem entscheidend, von Anfang an einen systemischen Blickwinkel zu etablieren. Ein gutes Werkzeug dafür ist das Familienbrett.

Das Familienbrett oder Systembrett ist ein Klassiker systemischer Interventionen und für mich im Zusammenhang mit postpartalen psychischen Problemen sehr hilfreich. Es dient im Allgemeinen dazu, Systeme, wie z. B. Familien, und ihre Beziehungen untereinander zu veranschaulichen und damit eine Veränderungsperspektive zu entwickeln. Ich verwende das Brett gerne relativ am Anfang einer Therapie, nach einer ersten Ankommens- und Stabilisierungsphase. Für mich ist es ein gutes Werkzeug, um Klient:innen leichter zu ermöglichen, sich von dem engen Fokus auf ihr Baby und das Problem zu lösen. Es ist sozusagen ein »Verbreiterungstool«.

Klassischerweise beginnt man am Familienbrett damit, Klient:innen einzuladen, die Ist-Situation darzustellen, indem sie eine Figur für sich selbst auf das Brett stellen und dann andere Systembeteiligte – Personen oder Themen – in einem für sie passenden räumlichen Verhältnis positionieren. Dann stellt man verschiedene Fragen, ändert auch eventuell die Perspektive, um dann die Klient:in durch Verschieben oder andere Veränderung (Hinzunahme von Ressourcen, Grenzziehungen) ein Lösungsbild erstellen zu lassen.

Im Kontext peripartaler Probleme schlage ich vor, drei Bilder zu erstellen. Eines für die familiäre Situation »vorher« – vor der Geburt oder bevor das Problem aufgetreten ist. Im »Vorher-Bild« kann die Klient:in auch Themen wie Beruf, Selbstwert, Angst oder andere Themen als Figuren aufstellen. Erst nachdem ein »Vorher« etabliert wurde und Nachfragen nach Nähe, Größenverhältnissen, Blickrichtung etc. erfolgt sind, lade ich ein, Veränderungen durch die Geburt und/oder das Problem aufzustellen. Hier verschiebt sich dann oft viel. Und das macht anschaulich, was sich bisher verändert hat. Mir ist es wichtig, Klient:innen aufmerksam zu machen, wie viel Bewegung hinter ihnen liegt und dass es nachvollziehbar ist, dass sie sich erschöpft, kraftlos oder vielleicht gerade nicht so gut mit sich selbst fühlen. Dann beginne ich, langsam nachzufragen, was die Figur am Brett jetzt brauchen könnte oder wie es vielleicht besser wäre. Hier kann man herumexperimentieren, z. B., wenn das Problem kleiner wäre, wer würde dann wo hinrücken? Oder wenn es eine Babysitterin oder eine andere wichtige Ressource gäbe, was passierte mit den Beziehungen? Es gibt viele Möglichkeiten, für die man die räumliche Darstellung nutzen kann.

Von der praktischen Seite her ist zu bedenken, dass diese Form mit drei Bildern recht zeitaufwendig ist. Ich ermutige daher, nicht zu viele Figuren aufs Brett zu stellen, um die Komplexität im überschaubaren Rahmen zu halten. Ich informiere auch vorab, dass es sein kann, dass sich diese Arbeit über zwei Einheiten erstreckt. Dann ergibt es Sinn, beim »Jetzt-Bild« stehen zu bleiben und am Ende dieser Stunde vor allem das bisher Bewältigte zu würdigen. In der nächsten Stunde wird dann mithilfe eines Handy-Fotos das vorherige Bild erneut aufgestellt und erst dann mit dem »Nachher-Bild« weitergemacht.

Fallbeispiel Frau Dora (35 Jahre)

Frau Dora ist verheiratet und hat einen 8 Monate alten Sohn. Sie hat eine dramatische Geburt erlebt und kommt wegen Traumafolge-Beschwerden und Depressionen in die Therapie. Sie ist beruflich erfolgreich und hatte an sich den Anspruch, alleine mit allem fertigzuwerden. Jetzt werden die Depressionen aber immer schlimmer und sie kann kaum noch nach draußen gehen.

Frau Dora stellt als ihr »Vorher-Bild« die Schwangerschaft auf. Sie selbst steht in der Mitte des Brettes, ihr Mann in geringem Abstand und ihr Kind ganz nah bei ihr. »Im Bauch war ja noch alles in Ordnung.« Als Unterstützung in ihren Rücken stellt sie eine grüne Figur als ihre Rolle im Beruf und eine rote für ihren Ehrgeiz und ihre Energie. In einiger Entfernung stellt sie ihre Mutter auf. Dann nimmt sie noch eine weiße Figur für den Bau des Eigenheims, der in der Zeit ganz wichtig für sie war.

Für das »Jetzt-Bild« nimmt Frau Dora eine schwarze Figur aus der Schachtel, die sie genau vor ihre Figur hinstellt, und ihr Kind und ihren Mann rückt sie weiter weg. Die schwarze Figur repräsentiert das Geburtserlebnis. »Am Anfang war es ganz schlimm, ich konnte mein Kind nicht mal anschauen«, sagt sie unter Tränen. »Jetzt ist es schon etwas besser.« Ich bitte sie, mir »besser« am Brett zu zeigen, und sie verrückt die schwarze Figur nur wenige Zentimeter, sodass das Kind wieder sichtbar wird, und ihren Mann etwas näher. Ihre Mutter schiebt sie auch näher. Dafür rückt sie die grüne Figur an den Rand und die rote nimmt sie vom Brett. Sie erzählt von der Anfangszeit, als sie infolge der Operation nicht aufstehen konnte und ihre Mutter kommen musste, um zu kochen. Dass es ihr unangenehm ist, Hilfe zu brauchen, und sie sich kraftlos fühlt. Sie stellt noch eine blaue Figur hinter sich, die sie Müdigkeit und Depression nennt.

Frau D. Das trifft es ganz gut: dieses grausliche Gefühl in meinem Rücken, das immer da ist, und vorne, vor meinen Augen, immer wieder diese Bilder von den Ärzten, die sich über mich beugen, und den Schläuchen und dem ganzen Blut.

Th. Und dadurch passiert auch etwas bei den Leuten um Sie herum?

Frau D. Ja, mein Mann und mein Sohn sind wie hinter einer Glaswand.

Th. Und was ist mit den anderen Themen, Ihre Karriere und der Hausbau, wo sind die?

Sie zuckt mit den Schultern.

FRAU D. Daran habe ich schon lange nicht mehr gedacht, ziemlich weit weg vermutlich.

TH. Soll das so bleiben?

FRAU D. Na, hoffentlich nicht! Deshalb bin ich ja hier. [lacht etwas bitter]

In der Folgestunde stellt sie die »Jetzt-Situation« wieder auf.

FRAU D. Es hat gutgetan, das Ganze mal von oben zu sehen ... und ich hab auch in der Woche öfter mal daran gedacht, wie es sein wird, wenn ich wieder arbeite, und überlegt, ob ich es schaffen könnte, meinen Mann am Wochenende mal wieder auf die Baustelle zu begleiten.

TH. Wie fühlt sich das an, wenn Sie an so etwas denken oder wenn wir hier gerade darüber reden?

FRAU D. Es fühlt sich gut an, leichter. Aber halt auch noch weit weg.

TH. Was müsste auf dem Brett anders sein, damit es sich für Ihre Figur leichter anfühlt und Sie wieder näher an der grünen und weißen Figur sein könnten?

FRAU D. Ich weiß nicht. Ich hab das Gefühl, ich kann mich kein Stück bewegen, so wie es jetzt ist.

TH. Was müsste anders sein, dass Sie sich bewegen könnten?

Frau Dora nimmt die blaue Figur in die Hand. »Die hält mich auf, wenn sie so hinter mir steht.«

Ich deute auf die Kiste mit den restlichen Figuren: »Sie können alles so verändern, wie Sie möchten, wie es Ihnen gerade möglich erscheint.«

Frau Dora sucht sich eine kleinere blaue und eine kleinere schwarze Figur aus, stellt die vor die eigene Figur und legt die großen zurück in die Box. Dann schiebt sie die kleinen noch ein Stück von sich weg und holt die Figuren ihres Mannes und ihres Sohnes näher heran. »So wäre es besser.«

TH. Was ist jetzt besser?

FRAU D. Jetzt kann ich beide Probleme vor mir sehen und was damit machen. Das ist besser. So wäre mir das lieber.

TH. Ja, das versteh ich. Brauchts dafür noch was?

FRAU D. Naja, die rote und die grüne Figur von vorher wären das Beste, aber das passt gerade nicht, das wäre nicht realistisch, die Energie von früher ist nicht mehr da.

TH. Ja, das fühlt sich gerade so an, oder? Als wäre diese Energie nicht mehr da. Kann da was anderes Ihren Rücken stärken? Vielleicht etwas, was Sie hier entwickeln möchten?
Frau Dora nimmt zögernd eine gelbe Figur und stellt sie hinter ihre Figur. »Das ist neue Kraft.«
TH. Ja? Das möchten Sie hier entwickeln, neue Kraft?
FRAU D. Ja, genau. Eine ruhigere Kraft, etwas Neues.
Wir schließen die Stunde mit einer Vertiefung und körperlichen Verortung der »neuen Kraft« und Frau Dora macht ein Foto vom »Nachher-Bild« für später.

Die räumliche Repräsentation auf dem Familienbrett in drei Phasen kann eine gute Möglichkeit sein, nach der Stabilisierungsphase in die Verbreiterungsphase zu kommen. Wir erweitern die zeitliche Dimension in vorher, jetzt und ein ressourcenorientiertes Nachher. Gleichzeitig werden Familiendynamiken und die Rolle des Symptoms im System erfahrbar. Der Klientin wird es möglich, eine sehr festgefahrene Situation aufzulockern, indem sie am Brett etwas verschiebt oder dazuholt. Hypothetische, zukunftsorientierte Fragen können ein Vehikel sein, wenn das zunächst schwierig oder weit weg erscheint. Nicht alle Klient:innen entscheiden sich, wie in diesem Beispiel, für eine neue Ressource. Manchen ist im Zukunftsbild vor allem eine Grenzziehung oder eine Verschiebung der Personen wichtig. Auch diese Bewegungen kann man dann abschließend hypnosystemisch verstärken.

9.3 Genogrammarbeit: Mütter, Großmütter und Urgroßmütter

Genogramme spielen eine wichtige Rolle im systemischen Arbeiten. Ich erstelle anfangs ein »kleines Genogramm«, eigentlich eher eine Art Systemüberblick der aktuellen Lebenssituation. Gleich mit einem systemischen Blick zu starten, hilft sowohl der Klient:in als auch der Therapeut:in, nicht am Problem, als Problem der Klient:in, hängen zu bleiben. Neuerdings gibt es, in meinen Augen berechtigterweise, auch Kritik am Erstellen von Genogrammen, da die immer komplexeren Familienmodelle und z. B. Fragen der Geschlechtsidentität noch keine adäquate Repräsentation in der Zeichensetzung der Genogramme gefunden haben. Das Genogramm nicht als etwas Festgeschriebenes zu verwenden und in der Fragestellung sehr offen gegenüber unterschiedlichen Lebensmodellen zu sein, ist mir in der Arbeit mit jungen Müttern sehr wichtig. Ich frage daher gerne offen zuerst nach der Lebenssituation, also wer mit wem zusammenlebt, und dann nach weiteren wichtigen Personen. Ich vermeide Frage wie: Sind sie verheiratet? oder: Wer gehört zur Familie? Ich frage lieber: Wer ist für Sie wichtig? Wer unterstützt Sie derzeit mit dem Baby und wie ist das für Sie? Wer redet mit, wenn Entscheidungen getroffen werden? Wer gehört zu Ihrem Netzwerk? Wenn in all dem der Vater des Kindes oder die Herkunftsfamilie nicht erwähnt werden, frage ich schon nach, aber eben erst in einem zweiten Schritt. Ich finde, auf diese Art und Weise entstehen am Anfang die für die Therapie relevanteren Informationen und man kann normierendes Denken vermeiden.

Später, im Verlauf der Therapie, tauchen wir dann weiter in die eigentliche Genogrammarbeit ein. Ich erstelle gern ein erweitertes Genogramm über zwei oder mehr Generationen zurückgehend, und zwar anhand der für eine PPD relevanten Fragen. Mich leitet in dieser Arbeit die Hypothese, dass Symptome im Peripartalzeitraum meistens auch mit dem Thema »Mutterwerden« und dem Umgang mit negativen Gefühlen in dieser Rolle zu tun haben. Aus systemisch-narrativer Sicht gibt es keine »natürliche« Art, Mutter zu sein, sondern Klientinnen haben das gelernt, oft von ihren Müttern oder anderen Frauen aus ihrer Community. Auch diese Personen haben es gelernt, vor dem Hintergrund der Narrative ihrer Zeit und den daraus abgeleiteten »Notwendigkeiten«, sprich Anforderungen an Mütter.

Im folgenden Kasten finden sich ein paar Möglichkeiten, über Fragen entlang des Genogramms an diese Narrationen heranzukommen.

> Mit wem aus diesem Genogramm haben Sie über das Thema »Mutterwerden« im Vorfeld geredet? Welche Bilder oder Geschichten wurden mit Ihnen geteilt?
>
> Wie wurde über das Thema Familie in Ihrer Kindheit gesprochen und was wurde Ihnen über Ihre Rolle als Frau da beigebracht?
>
> Wie hat Ihre Mutter ihre eigene Rolle gesehen? Wissen Sie, was ihr beigebracht wurde?
>
> Was waren wichtige Werte, die Ihrer Mutter in ihrer Kindheit vermittelt wurden? Wofür war das wichtig?

Hat Ihnen Ihre Mutter etwas über Ihre Geburt erzählt oder über die Ihrer Geschwister? Und die Zeit danach? Welche Rolle hat Ihr Vater da gespielt?

Welche Ereignisse waren für Ihre Mutter wichtig? Gab es besondere Erfolge oder schwierige Erlebnisse, Krieg, Flucht oder Gewalt? Und welche Ressourcen und inneren Anteile haben Ihre Mutter durch schwere Zeiten gebracht?

Wo haben die Mütter der Familie Trost, Unterstützung und Hilfe erfahren?

Welche Beziehungserfahrungen könnte Ihre Mutter mit ihren Care-Personen gemacht haben?

Und wie war das bei Ihrer Großmutter? Was war für Mütter ihrer Zeit wichtig?

Gibt es ein bestimmtes Familienmotto oder vielleicht eines unter den Frauen der Familie?

Gab es Ausnahme-Frauen? Tanten oder andere Verwandte, die sich anders verhalten haben als in ihrer Familie üblich?

Wie sprechen andere über diese Person? Und was denken Sie?

Was hat Sie aus der Familiengeschichte in Ihrem Bild vom Muttersein geprägt und was weisen Sie zurück, wollen es vielleicht ganz anders machen?

Welche Geschichte wird Ihr Sohn / Ihre Tochter einmal über seine/ihre Kindheit erzählen?

Auch in den meisten der vorgestellten Fälle spielt die Familiengeschichte eine wichtige Rolle.

Frau Julius (siehe Abschn. 10.2) berichtet, dass sie die erste Frau in ihrer Familie mit abgeschlossener Ausbildung ist. In ihrer Familie hat sie viel Chaos erlebt. Ihre Mutter konnte ihr wenig Zugewandtheit bieten und sich auch nicht klar hinter sie stellen. Auch ihre Schwester hat sie als ausufernd erlebt. Dem übergriffigen Verhalten des Stiefvaters hat niemand Grenzen gesetzt, jede schien mit sich selbst beschäftigt. Rückzug und Flucht waren die einzigen Möglichkeiten, dem Chaos zu entgehen.
Ich erkundige mich nach der Kindheit von Frau Julius' Mutter. Deren Mutter [d. h., die Großmutter von Frau Julius] wäre suchtkrank gewesen und sehr früh verstorben. Die Kinder mussten sich bald um sich selbst kümmern. Die Suchtproblematik der Großmutter, hätte Frau Julius' Mutter ihr einmal erzählt, hätte damit zusammengehangen, dass deren Mutter wiederum [d. h. die Urgroßmutter] schwer gewalttätig gewesen wäre. Väter spielen nur eine kleine Rolle in der Familienerzählung, ihrer eigenen Erzählweise entsprechend, in der der Partner auch lange Strecken über kaum erwähnt wurde. Gefragt, wie sie die Rolle der Frauen in ihrer Familie beschreiben würde, erklärt sie:

FRAU J. Die meisten waren heftigen Situationen ausgesetzt und kannten selber nur Gewalt. Meine Mutter hat halt dauernd geschimpft und geflucht, das macht sie immer noch so. Es geht nicht darum, für die Kinder wirklich was zu verbessern – nicht untergehen und irgendwie weitermachen, das musste reichen.
TH. Nicht untergehen war wichtig? Das kann ich gut nachvollziehen in diesen heftigen Situationen Ihrer Mutter und Großmutter, dass es da erst mal wichtig war, zu überleben und nicht unterzugehen.
FRAU J. Ja, schon. Aber mir reicht das nicht mehr. Ich habe lange gebraucht, mir zu erlauben, mehr zu wollen und zu sagen: Ich lebe gerne.
TH. Ja, da hat sich was verändert, oder? Bis jetzt ging es in Ihrer Familiengeschichte viel ums Nichtuntergehen, und Sie beginnen ein neues Kapitel, wo es auch ums Gerneleben geht. Den Weg Ihrer Mutter haben Sie ja bereits verlassen und versuchen bewusst mehr zu tun, als nur zu überleben. Ich frage mich, wie es für Ihre Tochter, für Valerie weitergehen soll, wie könnte ihr Kapitel heißen?
FRAU J. Sie soll sich nicht mehr fürchten oder schämen. Wenn sie sieht, dass ihre Mama gerne lebt, wird sich ihre Kindheit ganz anders anfühlen als meine. Wahrscheinlich gelingt das nicht immer, aber so meistens, im Allgemeinen. Am liebsten wär mir, wenn ihr Kapitel »frei leben« heißt, weil sie ohne Angst vor Gewalt aufwächst.

Auch in der Therapie mit FRAU HEINRICH wirft die Arbeit mit dem Genogramm neues Licht auf ihre Themen. Frau Heinrichs Mutter war eine strenge Frau. Es war in ihrer Familie wichtig, nicht negativ aufzufallen und sich zu fügen. Im Genogramm wird ersichtlich, dass es in vorigen Generationen Familienmitglieder mit Behinderungen gab. Das war der ganzen Familie unangenehm. Es wurde zum Familienmotto, möglichst angepasst zu leben, keine Schwierigkeiten durch irgendwelche »Extrawürste« zu machen. Dass die Tochter dann mit einer leichten Behinderung zur Welt kam, wurde nie groß thematisiert, aber es sollte darum auch kein Aufheben gemacht werden. Wenn sie etwas nicht auf Anhieb so gut konnte wie ihre Geschwister, wurde es ihr abgenommen, und sie durfte dagegen nicht protestieren. Für Frau Heinrich entstand das Selbstbild, dass sie nicht robust sei, sich darüber aber auch nicht beklagen dürfe.

TH. Wenn wir jetzt so über die Zeit sprechen, in der Ihre Mutter groß geworden ist, die Zeit nach dem Krieg, was denken Sie, was war damals für Ihre Mutter wichtig? Mit welchem Gefühl ist sie aufgewachsen?
FRAU H. Ich denke, es war wichtig, den Frieden nicht zu gefährden und ruhig zu sein. Meine Großmutter hat nie nach Unterstützung gefragt und sich lieber selbst halb totgearbeitet, bevor sie irgendwie aufgefallen wäre. Für meine Mutter war arbeiten und nicht auffallen auch wichtig.
TH. Hart arbeiten und dabei möglichst wenig auffallen, das war wichtig in dieser Zeit. Was hat das für Ihr Aufwachsen bedeutet? Hatten Sie das Gefühl, dass Sie da schlecht reinpassen?
FRAU H. Es war okay, solange ich mir hab helfen lassen. Ich durfte halt nie sagen »ich will das noch mal machen« oder »ich will das anders machen«. Ich glaube, das muss ich jetzt erst lernen mit Leonie, dass ich mir mehr Zeit gebe und nicht gleich aufgebe, auch wenn's dann manchmal ein bisschen rund geht zu Hause.
TH. Ja, das ist heute anders, oder? Heute ist es okay, auch mal aufzufallen und Dinge anders zu machen.
FRAU H. Ja, eigentlich weiß ich das eh schon länger. Es wird einem ja gesagt, dass es gut ist, einzigartig zu sein und sein Ding zu machen. Aber bei mir ist das irgendwie nie angekommen. Ich bin bis heute eigentlich gut damit gefahren, bei Schwierigkeiten auf Rückzug zu gehen. Aber jetzt geht das nicht mehr. Leonie braucht etwas anderes. Mit ihr muss ich lernen, mir auch das Schwierige zuzumuten und zu akzeptieren, dass es manchmal laut ist.
TH. Ja, für Leonie ist das bestimmt angenehm, wenn die Mama auch bei schwierigen Situationen dabeibleibt. Aber wie ist das für Sie? Haben Sie da auch was davon?
FRAU H. Ja, ich denke schon. Ich trau mir mehr zu und hab weniger Angst. Ich muss nicht immer unterm Radar laufen.

Genogramme und Familienbrett stellen eine wichtige Basis für systemische Therapeut:innen zur Inspiration für mögliche Hypothesen und für die Klient:in zum Verbreitern ihres Fokus dar. Nicht die Klient:in allein hat ein Problem, das Problem etabliert und re-etabliert sich im Geflecht von aktuellem System und Vergangenheit und Zukunft.

9.4 Skalieren und sequenzieren

Immer relativ am Anfang des Therapieprozesses steht eine Phase, die in meiner Ausbildung als »das Auspacken des Problem-Pakets« bezeichnet wurde. Klient:innen kommen meist mit einem gewissen Leidensdruck in die erste Stunde. Oft wird das Problem bereits etikettiert und wertend präsentiert, zum Beispiel im Fall von Frau Gustav. Sie eröffnet mit: »Ich habe postpartale Depressionen und bin einfach eine schlechte Mutter.« Es ist für Therapeut:innen vielleicht verführerisch, diese Erklärung zu übernehmen und zu beginnen, an der postpartalen Depression zu arbeiten. Systemisch gedacht sind das aber nur sehr äußerliche Beschreibungen von Wahrnehmungen, über deren Inhalt wir noch gar nichts wissen. Therapeut:innen haben vielleicht ein bestimmtes Bild von postpartalen Depressionen und schlechten Müttern im Kopf, jede Klient:in aber wahrscheinlich ein ganz anderes. Über Fragen ist es möglich, eine genauere Vorstellung über die Innenwelt der Klient:in zu erlangen und in dem Prozess diese Begrifflichkeiten ein wenig zu hinterfragen und zu verflüssigen. Außerdem kann es hilfreich sein, Skalierungen zu verwenden, um sich einer gemeinsamen Einordnung der Wahrnehmungen anzunähern.

THERAPEUTIN Woran merken Sie, dass Sie eine »schlechte Mutter« sind? [Ich deute Anführungszeichen in die Luft.]

FRAU GUSTAV Ich fühle mich einfach unwohl und eingeschränkt zu Hause mit dem Baby. Manchmal macht mich sein Weinen sehr wütend und ich werde ungehalten. Das meine ich.«

TH. Ah, da ist das Unwohlsein zu Hause mit dem Baby. Und dann sind da Situationen, wo Sie ungehalten sind. Ich verstehe. Denken Sie, das hängt zusammen?

FRAU G. Ich denke schon irgendwie. Aber jetzt, wenn ich darüber nachdenke, ist da auch noch was anderes dabei bei meinen Ausbrüchen. Es geht da echt von null auf 100 bei mir. Ich erkenn mich gar nicht wieder.

TH. So schnell geht das, von null auf 100. Das kann ich mir vorstellen, dass man sich da erschrecken kann. Wollen Sie heute lieber zuerst über das Unwohlsein zu Hause sprechen oder über die Gefühlsausbrüche?

FRAU G. Über die Wutausbrüche, das ist wichtiger.

So sind wir weggekommen von den bewertenden Bezeichnungen »PPD« und »schlechte Mutter« zu inneren und äußeren Wahrnehmungen; wir haben die beiden Probleme gedanklich getrennt und die Klientin hat bereits selbst entschieden, wo sie starten möchte. Nachdem die Klientin auch selbst die Skala 0–100 im sprichwörtlichen Sinn erwähnt hat, nehme ich das auf und wende im Folgenden eine Sequenz-Technik an, um der Klientin zu helfen, den Ablauf ihrer Wutausbrüche besser verfolgen zu können.

TH. Wenn Sie sich den Wutausbruch so als Ablauf vorstellen [ich male eine Kurve in die Luft], wie würden Sie sagen, beginnt das Ganze? Was wäre das früheste Anzeichen, woran Sie bemerken könnten, dass es losgeht?

FRAU G. Der Kleine beginnt zu quengeln und leise zu weinen, obwohl er eh alles hat. Das nervt. Ich nehm ihn halt trotzdem hoch und statt sich zu beruhigen, schreit er noch lauter. Dann schnalzt es bei mir hoch.

TH. Ah, okay. Sie hören ihn quengeln, dann denken Sie daran, dass er ja alles schon bekommen hat. Dann kommt da ein Gefühl von Genervtsein. Und dann nehmen Sie ihn trotzdem hoch. Was meinen Sie mit trotzdem? Ändert sich da schon was in Ihrem Gefühl beim Hochnehmen?

FRAU G. Ein wenig. Er ist versorgt und weint trotzdem und eigentlich mag ich nicht schon wieder. Aber ich nehm ihn hoch, damit er nicht stärker weint. Da bin ich schon leicht verärgert.

TH. Wenn wir von dieser Skala von 0 bis 100 sprechen, wie würden Sie das da beschreiben? Sind wir jetzt noch bei null?

FRAU G. Nein. Wenn er anfängt mit quengeln, ist es vielleicht 5, und dann geht's langsam hoch auf 10, 15 vielleicht. Aber dann, wenn er losschreit in meinem Arm, dann schnalzt es hoch auf 100.

TH. Was passiert bei 100?

FRAU G. Ich leg ihn unsanft ins Bett zurück und schrei ihn dabei an. Dann renn ich raus und knall die Türe hinter mir zu. [Die Klientin ist stark errötet und sichtlich aufgewühlt.]

TH. Ist er sicher im Gitterbett? Tun Sie ihm weh?

FRAU G. Nein, das nicht. Das würde ich auch nie. Aber was mir da rausrutscht an Schimpfwörtern, das ist nicht in Ordnung. So bin ich nicht.

Ich habe also die Idee eines kurvenförmigen Ablaufs angeboten und die Skala weiterverwendet. Außerdem habe ich durch meine genaue

Wiederholung die Ebenen Handlung, Gedanke und Gefühl separiert. Dann muss ich diese Arbeit kurz unterbrechen und die Gefährdung des Kindes abklären. Daneben nehme ich Notiz von den Andeutungen »so bin ich nicht« und vorher »so erkenn ich mich nicht wieder«, als Hinweise, dass in einem späteren Stadium der Therapie Teilearbeit lohnenswert werden könnte. Ich kehre aber erst mal zurück.

TH. Die Schimpfwörter rutschen raus, und Sie finden das nicht in Ordnung, oder? Passiert das gleichzeitig? Oder wie kann ich mir den Ablauf weiter vorstellen?

FRAU G. Nein. Wenn ich so arg wütend bin und schimpfe, da krieg ich irgendwie gar nichts mit. Erst im anderen Zimmer tut's mir dann sofort leid. Ich bin dann eher wütend auf mich selbst und verzweifelt.

TH. Also, wenn Sie auf 100 sind, da setzen irgendwie die Wahrnehmung und das Denken aus und Sie schimpfen los. Und erst im anderen Zimmer kommt der Gedanke, »das ist nicht in Ordnung«, und Gefühle, wütend auf sich selbst zu sein, und Verzweiflung. Habe ich das richtig verstanden?

FRAU G. Ja, ich denke schon.

TH. Und dann? Bleibt das dann so?

FRAU G. Irgendwann beruhige ich mich wieder, oder es passiert halt was, was mich ablenkt. Mein Mann kommt nach Hause oder so.

TH. Ah, verstehe. Und wie ist das für Sie, wenn Ihr Mann heimkommt?

FRAU G. Das ist gut [lächelt erleichtert]. Endlich! Dann fühle ich mich wieder ganz anders. Wieder als erwachsene Frau.

TH. Okay. Das klingt gut. Also, wäre das so in etwa der Ablauf? [Ich male wieder die Kurve in die Luft.]

FRAU G. Ja, genau.

Damit ist viel gelungen. Frau Gustav hat einen Anfangs- und einen Endpunkt für den Ablauf »Ausbruch« gefunden. Sie kann auf einer Skala die Intensität ihres Erlebens einordnen; damit hat sie es geschafft, aus einer Metaposition ihre Wahrnehmungen zu beschreiben. Ich habe sie dabei unterstützt, Differenzierungen zwischen Verhaltens-, Gefühls- und gedanklicher Ebene zu etablieren. All das ist notwendige Vorarbeit, um nun eine Möglichkeit für einen Gestaltungsspielraum auszumachen.

TH. Da steckt ganz schön viel dahinter, hinter dem Auf-100-Kommen, wenn man sich das so in Zeitlupe anschaut. Was meinen Sie, wenn Sie sich das so von außen anschauen, an welcher Stelle gäbe es noch am ehesten die Möglichkeit, etwas zu verändern?

FRAU G. Naja, wenn ich auf 100 bin, ist es zu spät. Und da ab 15, bevor es hochschnalzt, geht das auch so schnell. Also am besten früher, so zwischen 5 und 10, denke ich.

TH. Sehr gute Idee. So zwischen 5 und 10, wenn Ihr Sohn quengelt. Wie fühlt sich das an?

FRAU G. Es nervt.

TH. Wie spürt sich das im Körper an? Wo ist das bei Ihnen, das Genervte?

FRAU G. Mir ist dann heiß und im Bauch zieht es sich komisch zusammen.

TH. Ah, verstehe. Heiß und komisches Ziehen im Bauch, das sind gute Hinweise, dass Sie gerade zwischen 5–10 sind, dass hier ein Fenster aufgeht, wo man noch was tun kann, oder?

FRAU G. Ja, das könnte man so sehen.

Ich belasse es für die erste Stunde dabei und bitte die Klientin, bis zum nächsten Mal auf diese Hinweise zu achten, aber noch nichts zu verändern. Damit ist ihre Aufmerksamkeit neu fokussiert, auf den wertvollen Hinweis, statt auf die schrecklichen Ausbrüche. Außerdem impliziert das Wörtchen »noch nicht«, dass es möglich ist, etwas zu verändern, und gleichzeitig gibt es keinen Druck.

Zusammenfassend ist es aus einer systemischen Perspektive beim gemeinsamen Auspacken des Problem-Pakets wichtig, auf die folgenden Punkte zu achten:

- mitgebrachte Diagnosen oder Etiketten von Problemen nicht zu übernehmen,
- sich für die Problemwahrnehmung der Klient:in zu interessieren,
- Differenzierungen in der Problemwahrnehmung zu erleichtern,
- der Klient:in Techniken zur Verfügung zu stellen, die es ihr ermöglichen, eine Metaperspektive einzunehmen; Sequenz-Technik und Skalierung können hier gute Werkzeuge sein,
- das System mit einzubeziehen,
- auf Ressourcen zu fokussieren,
- die Selbstwirksamkeit zu stärken,

- keinen Veränderungsdruck aufzubauen und gleichzeitig Hoffnung zu generieren.

Hier noch ein kurzer Ausblick auf die Fallgeschichte von Frau Gustav (mehr dazu in Abschn. 9.11). Frau Gustav hat schnell gelernt, sich selbst aus den Wutausbrüchen rauszuholen. Sie hat dazu den Satz verwendet: »Ich bin eine erwachsene Frau und ich kann jemanden anrufen, wenn es zu viel wird«, sobald sie die körperlichen Hinweisreize wahrgenommen hat. Danach waren zwar die Wutausbrüche unter Kontrolle, aber die depressiven Symptome haben sich zunächst verstärkt. Über Teile-Arbeit ist es Frau Gustav dann gelungen, sich genauer mit ihrem wütenden Teil auseinanderzusetzen. Im Laufe der Therapie sind schwere frühkindliche Traumatisierungen zur Sprache gekommen, an die Frau Gustav viele Jahre lang nicht mehr bewusst gedacht hatte. Erst nach der Hinwendung und dem Versorgen ihrer eigenen kindlichen Anteile ist es Frau Gustav gelungen, anders mit ihrem Muttersein umzugehen und sich von der Depression und dem eingesperrten Gefühl zu lösen. Die Wut war immer wieder zu Gast in der Therapie. Frau Gustav war gegen Ende ihrem wütenden Teil, der sich so vehement gemeldet hatte, sehr dankbar, weil er darauf hingewiesen hatte, dass etwas ganz und gar nicht in Ordnung war.

9.5 Externalisieren des Problems

Nachdem eine Problembeschreibung von der klinischen allgemeinen Bezeichnung gelöst wurde und erste Schritte für eine Stabilisierung der Situation gelungen sind, zeigen sich häufig hartnäckigere Themen, die enger mit der Persönlichkeit der Klient:in zusammenzuhängen scheinen. An dieser Stelle ist es wichtig, sich auf das Verhältnis zwischen Person und Problem zu fokussieren. Wie im Abschnitt 5.2.2 über den narrativen Ansatz beschrieben, ist es entscheidend, dass Klient:innen sich nicht mit ihren Problemen identifizieren. Dafür, und auch um auf eine andere therapeutische Ebene zu kommen, verwenden wir Techniken zur Externalisierung.

Im Fallbeispiel Frau Julius (vgl. Abschn. 10.2) kann gezeigt werden, dass die Externalisierung des Problems Depression bzw. Selbstabwertung einen essenziellen Schritt in Richtung Handlungsfreiheit der Klientin ermöglich konnte. Die Externalisierung stellt oft eine massive Erleichterung für Klient:innen dar, da sie ihr Problem so von außen betrachten können und sich weniger von ihm »überfallen« fühlen. Im Folgenden möchte ich daher die einzelnen Schritte an diesem Fallbeispiel genauer schildern.

FRAU JULIUS, die an den Folgen einer traumatischen Geburt und einer PPD leidet, konnte sich nach etwa zwölf Sitzungen ausreichend stabilisieren. Sie fühlte sich an diesem Punkt der Therapie kompetenter im Umgang mit ihrer Tochter und besser abgegrenzt. Trotzdem gab es in dieser Zeit immer wieder sehr dunkle Tage voller Selbstabwertung und Ekel vor sich selbst, denen sie scheinbar hilflos ausgeliefert war. An dieser Stelle beginne ich genauer nachzufragen, wie sich das anhört in ihrem Inneren, wer da mit ihr spricht.

THERAPEUTIN Wenn Sie sagen, das innere Geschimpfe geht los, wie kann ich mir das vorstellen? Wie klingt das in Ihrem Kopf?

FRAU JULIUS So in der Art wie »du kriegst einfach nichts richtig hin« oder »schau dich mal an, wie du ausschaust«, solche Sachen halt.

TH. Und die Stimme, die das zu Ihnen sagt, wie klingt die? ... Eher alt oder jung? Männlich oder weiblich?

FRAU J. Eher männlich. Jetzt muss ich irgendwie an meinen Stiefvater denken, der immer so grausliche Sachen zu mir gesagt hat. Ja, ich hör mich fast so an wie er.

Frau J. möchte dann von ihrem Stiefvater erzählen und wir verbringen die Stunde damit. Am Ende der Stunde bitte ich sie, die innere Stimme weiter zu beobachten, auch wenn das am Anfang vielleicht eher unangenehm ist.

In der der darauffolgenden Sitzung arbeiten wir weiter an der Externalisierung.

TH. Sie haben mir letzte Stunde von einer männlichen Stimme erzählt. Ist das okay, wenn wir uns dem heute wieder widmen?

FRAU J. Ja, ich hab da weiter drüber nachgedacht. Die ist eigentlich sehr viel bei mir und macht mir das Leben schwer.

TH. Ah ja, das ist gut, dass Sie sich mit der Stimme beschäftigt haben. Ich würde Sie heute nämlich gerne fragen, ob die Stimme auch irgendeine Gestalt hat in Ihrer Vorstellung. Also, wie sie aussieht?

FRAU J. Schwarz und düster, schrecklich. Ein dunkler Geist. Ganz grauslich.

Frau Julius scheint es überhaupt nicht schwerzufallen, die Frage nach der Gestalt zu beantworten, das ist nicht immer so. Es kann viele weitere Fragen benötigen, um sich dem anzunähern. Ich stelle dann räumliche Fragen, um Größenverhältnisse und Abstand anzusprechen.

FRAU J. Der dunkle Geist schwebt meistens über mir. Manchmal ist er kleiner und harmloser, wie ein schwarzer Luftballon. Aber an schlechten Tagen ist er viel größer und klebt direkt an mir dran.

TH. Verstehe, er kann also seine Größe verändern, je nachdem, was für ein Tag ist. Das ist ja cool.

Mit der Bemerkung versuche ich ein bisschen Leichtigkeit reinzubringen. Der spielerische Aspekt ist auch ein wichtiges Moment in der Externalisierung. Wir nehmen dem Problem ein wenig seiner gefühlten Allmacht, indem wir damit spielen.

In der klassischen narrativen Form der Externalisierung würde ich jetzt vor allem darauf eingehen, was es ist, das den dunklen Geist kleiner und größer werden lässt. Wie wir ihn schrumpfen lassen oder angenehmer positionieren können. Das wäre auch ein gangbarer Weg. In dem Fall entscheide ich mich aber für eine hypnosystemische Variante.

Zunächst fokussiere ich die Aufmerksamkeit noch tiefer auf das Wahrnehmungsmuster des Geists. Ich frage nach der Körpersensation, die mit ihm verbunden ist, und der körperlichen Verortung. Dann wieder nach dem Klang der Stimme und konkreten Sätzen und verbinde immer wieder visuelles, akustisches und kinästhetisches Empfinden. So entsteht ein Trancezustand, ohne formale Einleitung. In dieser Situation bringe ich einen neuen Aspekt ein.

TH. Wenn wir so sprechen über den Geist, dann könnte man fast meinen, der sitzt da wirklich in Ihrem Nacken, obwohl der ja eigentlich ein innerer Teil ist. Also etwas, das zu Ihrer Psyche gehört. Aus meiner Erfahrung, und das ist auch meine feste Überzeugung, sind innere Teile immer da, um zu helfen. Auch wenn sie uns manchmal quälen, es gibt immer gute Gründe, warum sie da sind ... Wenn das so wäre – und ich kann mir vorstellen, dass das nicht so einfach ist, sich das so zu überlegen, – aber wenn das so wäre, was denken Sie, wozu ist der Geist da? Was denkt er, was seine Aufgabe ist in Ihrem inneren System?

Frau Julius ist von dieser Frage etwas irritiert, aber sie denkt darüber nach.

FRAU J. Wahrscheinlich will der mich irgendwie anspornen. Er denkt, er muss mich antreiben, weil ich sonst nicht vorankomme. Und irgendwie, das versteh ich noch nicht so ganz, aber es hat auch mit »Gesehenwerden« zu tun, seine Aufgabe.

TH. Okay, verstehe. Er möchte Sie voranbringen und es hat etwas mit Gesehenwerden zu tun. Und wie ist das so für ihn? Wie fühlt er sich dabei?

Frau Julius ist wieder zuerst irritiert und dann berührt.

FRAU J. Das ist nicht lustig für ihn. Der hat eigentlich auch kein schönes Leben, wenn er so dranklebt als schwarze Wolke. Und es ist anstrengend.

TH. Ja, das kann ich mir vorstellen, dass das ganz schön anstrengend ist. Und wie ist das jetzt für ihn, wenn wir uns mit ihm beschäftigen?

FRAU J. Das ist eigentlich ganz gut. Auch dass er gesehen wird, das ist ja wichtig.

TH. Möchten Sie vielleicht, so damit es vielleicht noch ein bisschen besser wird, einen neuen Namen für ihn aussuchen? Wahrscheinlich ist das ja auch nicht so angenehm, als dunkler Geist gesehen zu werden, könnte ich mir vorstellen ...

Ich erwarte eigentlich, dass Frau Julius jetzt etwas zu seiner Rolle aussucht, manchmal sind es dann innere Coaches, Trainer oder Ansporner. Frau Julius nennt aber einfach einen Vornamen. Den nehme ich natürlich an. Und von da an ist es eben Lukas, der sie manchmal besucht und für düstere Tage sorgt.

Damit ist die Externalisierung gelungen und dies sind auch die ersten Schritte in Richtung eines kooperativen Verhältnisses zwischen Frau Julius und ihrem depressiven/ selbstabwertenden Teil. Sie berichtet, wie die meisten Klient:innen, wie erleichternd es ist, jetzt ein Bild von ihrem Problem zu haben und es sozusagen als eigene Person zu sehen. Sie kann mit Lukas in Verhandlungen treten, ihn fragen, warum er heute da ist und was er braucht. Sie kann beginnen, zwischen den legitimen Anliegen von Lukas und der Art und Weise, wie er die manchmal vorbringt, zu differenzieren. In der Therapie lernt sie, ihm Grenzen aufzuzeigen, ohne dabei seine Existenz zu bedrohen. Der Prozess spiegelt sich dann im Außen wider. Auch im Kontakt mit anderen wird sie immer sicherer in der Abgrenzung zu grenzüberschreitenden Familienmitgliedern.

Zusammenfassend sind die folgenden Punkte zur Externalisierung eines Leid bringenden inneren Anteils wichtig:

- Ein natürlicher Übergang zum Aufspüren eines Teils, z. B. als innere Stimme oder als Begleiter:in in einer anderen Form. Hier kann man Angebote der Klient:in aufgreifen, wenn sie solche Sprachbilder benutzt, oder durch Fragen beginnen, einen inneren Teil herauszuarbeiten, der individuelle Bedeutung hat, also nicht einfach »die PPD«, sondern etwas Persönliches.
- Das Nutzen unterschiedlicher Sinneskanäle: den Klang einer Stimme, das Bild einer Gestalt, die Worte selbst und dann vielleicht noch kinästhetische Wahrnehmungen miteinander verbinden, bis die Klient:in nicht mehr nur über den Teil spricht, sondern ihn sinnlich erlebt, ihn spürt.
- Das Etablieren eines Verhältnisses zwischen der Klient:in und dem Teil. Das geht oft über Fragen zur räumlichen Verortung, zur Distanz zwischen der Klient:in und dem Teil und zu den unterschiedlichen Perspektiven.
- Im narrativen Ansatz geht es anschließend um die Fragen, welche Auswirkungen der Teil auf die Klient:in und ihr System hat, und dann darum, was ihn wachsen und schrumpfen lässt.
- Im hypnosystemischen Ansatz stehen jetzt die Bedürfnisse des Teils und seine Aufgaben im inneren System im Vordergrund. Meines Erachtens entsteht hier die entscheidende Veränderung im inneren System. Es wird möglich, nicht mehr gegen den Teil anzukämpfen und somit den inneren Konflikt weiter aufzuschaukeln, sondern es werden Perspektiven auf innere Kooperationen ermöglicht.

9.6 Externalisieren im Paarsetting: elterlichen Sorgen einen guten Platz finden

Auch im Paarsetting hat sich das Externalisieren des Problems als sehr fruchtbare Intervention im Peripartalzeitraum herauskristallisiert. In manchen Familien sind es häufig die Probleme eines Partners, scheinbar seine persönlichen Probleme, die Anlass zu Streit und Unfrieden in der Familie geben. Stellt man diese Probleme in externalisierter Form in den Raum, wird es möglich, ihre dynamische Wirkung in der Familie und zwischen den Partnern zu erkennen. Hier zeigt sich dann auch deutlich, dass nicht nur ein Partner die Probleme »hat«, beide Beziehungspartner erzeugen durch ihr gegenseitiges Verhalten Problemmuster. Ein gemeinsamer Blick von außen auf diese Muster ermöglicht es, diese zu durchbrechen und zu verändern.

So ist es auch beim Ehepaar Ida. Herr Ida meldet das Paar zur Therapie an, weil nach seiner Beschreibung die postpartalen Depressionen und Ängste seiner Frau ihn sehr einschränken. Er fühlt sich kontrolliert und bevormundet und hat jetzt auch ärztlich die Bestätigung, dass seiner Frau von einer Fachärztin die Diagnose »Angst und Depression gemischt« gestellt wurde. Die beiden haben einen 11 Monate alten Sohn.
Frau Ida erzählt im Erstgespräch, dass sie schon immer ein eher vorsichtiger Typ gewesen sei. Jetzt aber, nachdem ihr Sohn als Neugeborener mit nur wenigen Wochen wegen einer Infektion einige Tage im Krankenhaus war, sei sie ständig sehr besorgt um das Kind. Sie habe Sorge, dass er krank werden könnte, er falsch ernährt und deswegen zu wenig kräftig sein könnte oder dass man in ihrer Abwesenheit nicht gut auf ihn achten würde. Sie lässt das Kind deshalb nicht aus den Augen. Ihr Mann berichtet, dass er nicht alleine seinem Sohn die Windeln wechseln oder ihn baden dürfe und dass seine Spielversuche immer wieder unterbrochen werden. Er habe es aufgegeben, sich für Babythemen zu interessieren, da seine Frau es ohnehin besser wisse. Diese beschwere sich dann über sein Desinteresse. Nach einigen Stunden, in denen Versuche angeregt wurden, dass Herr Ida Zeit alleine mit seinem Sohn verbringen darf, und diese Zeiten von Frau Ida immer doch überwacht und unterbrochen wurden, rege ich ein Gespräch über die Rolle von Angst und Sorgen in der Beziehung an.
Therapeutin Wenn ich Ihnen beiden zuhöre, merke ich, dass die Sorgen und die Angst schon eine sehr große Rolle bei Ihnen zu Hause spielen. Wir besprechen hier, was sich ändern könnte, aber die Sorge macht da scheinbar immer wieder einen Strich durch die Rechnung. Wie ist das für Sie, Frau Ida?

FRAU IDA Es ist unglaublich anstrengend. Ich will das ja auch nicht. Ich will nicht so sein. Aber meine Ängste sind permanent da. Immer so im Untergrund. Und wenn ich meinen Sohn nicht bei mir habe, es nicht kontrollieren kann, was passiert, dann wird es unaushaltbar.

TH. Und wie ist das für Sie, Herr Ida?

HERR IDA Ich finde es mühsam. Ich sage immer wieder zu meiner Frau: Angst zu haben, ändert nichts. Deine Sorgen sind unbegründet. Aber damit komme ich nicht durch. Die Angst ist offenbar stärker.

TH. Sie wollen eigentlich beide die Angst nicht dahaben, aber trotzdem ist sie immer präsent, wie ein ungebetener Gast, den man nicht los wird. Können Sie sich das vorstellen, dass die Angst in Ihrer Familie zu Gast ist?

HERR I. [lacht] Ja, genauso ist das, die wird man nicht los, und sie hockt dauernd bei uns zu Hause rum.

TH. Frau Ida, können Sie sich das auch mal so vorstellen, nur probeweise? Also, dass die Angst eine Gestalt wäre, die Sie besucht? [nicken] Wie würde die dann aussehen?

FRAU I. Tja, ... ja. Also, als Gestalt schon. So wie eine alte Frau, aber mütterlich, nicht böse. Für mich ist es kein Störfaktor. Ich sehe da eher das Gute, dass sie ja oft recht hat und uns beschützt.

TH. Ah, verstehe. Eine ältere, mütterliche Gestalt, die Sie berät und beschützt. Das kann ich mir auch gut vorstellen. Wie sehen Sie das, Hr. Ida?

HERR I. Ja, das kann ich schon auch sehen. Sie hat schon auch manchmal recht, vorsichtig zu sein. Aber es geht zu weit. Die Angst verhindert, dass ich mit meinem Sohn sein kann oder dass wir als Familie Ausflüge machen. Aber das Bild kann ich mir gut vorstellen, dass die ältere Frau bei meiner Frau sitzt und sie berät. Da hat man wirklich manchmal das Gefühl, die Angst sitzt bei unseren Gesprächen mit am Tisch.

TH. Dann probieren wir das mal aus, okay? Sie rücken Ihre Stühle da weiter in den Raum und nehmen noch einen dritten Stuhl für die Angst dazu. So, wie es sich jetzt gerade anfühlt, können Sie die Stühle hinstellen.

Die beiden setzen sich mit etwa 2 Metern Abstand auf ihre Stühle, leicht zugewandt, und stellen den dritten Stuhl dazwischen, nahe bei Frau Ida.

FRAU I. Ja, ungefähr so. Sie ist ganz nah bei mir.

TH. Ah, verstehe. Die steht nah bei Ihnen. Und Ihren Mann, können Sie ihn noch gut sehen?

FRAU I. Naja, wenn die Angst im Rahmen ist, so alltäglich schon. Aber wenn sie groß ist, wenn ich alarmiert bin, dann nicht mehr so gut.

TH. Und wann wird die Angst größer?

FRAU I. Sehr oft [seufzt]. Es gibt sehr vieles, was bei mir Alarm auslöst. Wenn über eine Grippewelle im TV berichtet wird oder wenn Jonas schlecht isst, wenn mein Mann ihn ungeschickt hochhebt oder wenn ich daran denke, auf den Spielplatz zu müssen. Es gibt eigentlich jeden Tag viele solcher kleinen Dinge.

TH. Ja, Sie sind da sehr aufmerksam, nicht wahr? Und wenn Ihr Mann dann sagt: »Es gibt nichts zu befürchten«, was macht das mit ihr [deutet auf den leeren Stuhl]?

FRAU I. Oh, da wird sie noch größer. Das ist ganz schlecht. Dann übernimmt sie komplett.

TH. Und Sie, Herr Ida? Was sehen Sie?

HERR I. Ich sehe beide. Also, die Angst ist immer mit im Bild, wenn ich meine Frau sehe.

TH. Und können Sie das nachvollziehen, dass die Angst größer wird, wenn Sie abwiegeln?

HERR I. Wahrscheinlich fühlt sich meine Frau dann unverstanden. Aber ich weiß nicht, was ich tun kann.

TH. Dann fragen wir doch nach, okay? Frau Ida, könnten Sie die Angst fragen, was Ihr Mann tun kann, damit sie etwas kleiner wird?

FRAU I. Für die Angst wäre es gut, wenn er zuhört. Wenn er nicht ihr Feind wäre.

TH. Ja, das erscheint mir verständlich. Für Sie auch, Herr Ida? [nicken] Könnten Sie beide der Angst vielleicht einen neuen Platz finden, wo das besser gehen könnte?

Die beiden verrücken die Stühle zu einem Dreieck. Die Angst ist noch immer näher bei Frau Ida, aber mit etwas mehr Abstand, und beide können jetzt die Angst betrachten und sich auch gegenseitig.

Beide fühlen sich in dieser Position wohler.

Dies ist ein Einstieg in ein Arbeiten mit der externalisierten Form der Sorgen/Angst, die es beiden Beziehungspartnern ermöglicht, ihre

Blickwinkel zu verbalisieren, ohne dass entschieden werden muss, wer recht hat. Ob Frau Idas Ängste real oder grundlos sind, war ab dieser Stunde nicht mehr das Thema. Wir konnten weiter damit arbeiten, was die Angst in der Beziehung zwischen Vater und Sohn bewirkt, und auch, welche Rolle sie bisher in der Entwicklung der neuen Elternrolle und in der Paarbeziehung der Eltern gespielt hat.

Die Metapher des ungebetenen Hausgasts wurde bei Gunther Schmidt und anderen verwendet und ist in den meisten Fällen sehr anschlussfähig. Natürlich können ebenso die Depression oder die Wut oder andere Probleme in dieser Form externalisiert werden. Ich finde das physische Externalisieren mithilfe eines Stuhles oder anderer Gegenstände gerade im Paarsetting sehr nützlich, da dann beide auf dasselbe Objekt schauen können. Bei nur gedanklicher Externalisierung geht das in der Paardynamik schneller unter. Beide Partner können so etwas Abstand gewinnen und gemeinsam reflektieren und auch die Perspektive des anderen erleben. Es kann in Ruhe exploriert werden, wie sich das jeweilige Verhalten auf das Problem auswirkt, ohne Vorwurf. Gemeinsame Lösungen entstehen im Dialog. Keiner muss »nachgeben«. Das Gefühl, als Elternpaar das Problem zusammen zu bewältigen, wird gefördert.

9.7 Arbeiten mit inneren Teilen

Wie bereits im vorhergehenden Abschnitt ersichtlich, werden das Externalisieren und das Arbeiten mit inneren Anteilen in der Praxis häufig ein wenig vermischt. Eigentlich sind diese beiden Techniken in unterschiedlichen Theorieschulen entstanden. Das Externalisieren ist eines der wichtigsten Werkzeuge der narrativen Therapie. Hier dient es unter anderem dem Trennen und der bewussten Beziehungsgestaltung von Person und Problem. Der hypnosystemische Ansatz geht noch etwas weiter. Hier wird die Person nicht als Einheit, sondern als viel-seitiges Wesen angesehen. Die Klient:in hat hierbei nicht nur ein äußeres, sondern auch ein inneres System von verschiedenen Persönlichkeitsanteilen. Zum Thema inneres System gibt es unterschiedliche Modelle (vgl. Abschn. 5.3.2). Aus meiner Sicht gibt es im Bereich postpartaler psychischer Probleme nicht das *eine* richtige Teile-Modell, ich passe es fallweise an. Manchmal ergibt es Sinn, das Seitenmodell anzuwenden, wenn es um Ambivalenzen und innere Konflikte geht, manchmal bleibe ich bei der Externalisierung *eines* Teils stehen, wenn das Problem damit gut lösbar erscheint, aber gerade bei komplexeren peripartalen Problemlagen und wenn Probleme auf unterschiedlichen Ebenen immer wieder neu auftauchen, ist es aus meiner Sicht indiziert, komplexere Teile-Modelle zu erarbeiten.

Ein solcher Fall ist der Fall von FRAU ANTON. Frau Anton ist schon während ihrer Schwangerschaft wegen pränatalen Ängsten bei mir in Therapie gewesen. Schon in dieser Zeit waren es sehr intensive innere Dynamiken, die sie förmlich mitzureißen schienen. Die Therapie konnte sie ein wenig stützen, aber das Problem nicht »lösen«. Einige Wochen vor der Geburt hatte die Klientin ihre Therapie beendet, um sich jetzt ganz auf ihr Baby konzentrieren zu können. Als ihr Kind etwa 6 Monate alt war, kam sie zurück in die Praxis.

In der ersten Stunde nach der Pause erzählt Frau Anton, dass sie sich erschöpft und innerlich leer fühlt. Ihre Beziehung, die vorher schon instabil gewesen war, ist in die Brüche gegangen. Sie ist frustriert, dass es ihr trotz aller guten Vorsätze nicht gelingt, die gute Mutter zu sein, die sie selbst nie gehabt hat und die sie für ihren Sohn unbedingt sein möchte. Außerdem berichtet sie mir, dass sie oft erschrocken ist über aggressive Gefühle, die sie dem Baby gegenüber hat, und dass sie Angst hat, sie könnte die Kontrolle verlieren.

FRAU ANTON Wenn der Kleine nicht aufhört zu schreien, könnt ich ihn manchmal an die Wand klatschen. Ich weiß, er kann nichts dafür, aber ich fühle mich so provoziert von ihm. Als wüsste er genau, wenn es mir gerade schlecht geht, und als ob er mich absichtlich quält. Da steigt dann ein richtiger Hass in mir auf. Das ist so furchtbar, so will ich einfach nicht mehr sein.

Zunächst beginne ich mit Frau Anton (ähnlich wie in Abschn. 9.4 beschrieben) einen Ablauf zu erarbeiten, sodass sie sich selbst einen Überblick verschaffen kann. Sie berichtet, dass sie, nachdem sie innerlich hochgekocht ist und in Gedanken schlimme Beschimpfungen ihres Sohnes formuliert hat, sich furchtbar schämt und selbst lange weint und sich »am liebsten alle Haare ausreißen würde«. Das geht dann den ganzen Tag so, bis sie abends entweder von selbst vor Erschöpfung einschläft oder, wenn es ganz schlimm ist, ein paar Schluck Alkohol oder eine Beruhigungstablette einnimmt, um schlafen zu können. In den darauffolgenden Tagen steht sie irgendwie neben sich und fühlt sich wie betäubt. Das lässt irgendwann nach und sie beschäftigt sich wieder damit, dass sie eine gute Mutter sein möchte, und macht Pläne für sich und das Baby, wie z. B. einen Kurs mit ihm zu besuchen. Dazu kommt es dann aber nicht, weil ihr da ihre andere Seite im Weg steht.

THERAPEUTIN Verstehe ich das richtig, Frau Anton, Sie möchten mit Ihrem Sohn einen Baby-Kurs besuchen, aber da gibt es eine andere Seite, die Ihnen in die Quere kommt?

FRAU A. Ja, genau. Ich nehme mir vor, mit ihm da hinzugehen, und genau an dem Tag, da fühl ich mich wie fremdgesteuert. Als wäre alles hinter einer Wand, und es ist unendlich schwer, die einfachsten Dinge, wie Jonas zu wickeln und anzuziehen, zu erledigen. Wenn er dann auch noch schreit, möchte ich um mich schlagen. Eine laute Stimme in meinem Kopf schreit dann Wörter, die möchte ich hier nicht wiederholen.

TH. Verstehe. Also, Sie machen Pläne und möchten zum Kurs gehen, und dann ist da aber Schwere und ein Teil in Ihnen, der um sich schlagen möchte. Da scheint ganz schön was los zu sein in Ihrem Inneren, kann man das so sagen?

FRAU A. [nickt]

TH. Klingt fast so, als wären sich da nicht alle einig, wo es hingehen soll.

FRAU A. Ja, genau. Das ist doch verrückt. Da hat mein Ex vielleicht doch recht gehabt, ich hätte kein Kind kriegen sollen. Ich bin doch nicht normal. [schüttelt traurig den Kopf]

TH. Ganz im Gegenteil, ich finde das sogar sehr normal. Ich denke, dass wir alle, dass es einfach menschlich ist, dass wir uns oft mit uns selbst nicht ganz einig sind. Ich gehe immer davon aus, dass Menschen verschiedene Teile in sich haben. Ein Teil möchte zum Beispiel gesund leben und Sport treiben, trotzdem merken wir, dass der Nachmittag verstrichen ist und wir ferngesehen haben, oder wir fühlen uns im Beruf erwachsen und kompetent, dann werden wir überraschend von einem respekteinflößenden Vorgesetzten kritisiert und fühlen uns klein und verwundbar. Da ist dann gerade ein anderer Teil am Werk, der uns fremd vorkommt. Kennen Sie das?

Frau Anton ist erleichtert, dass ich nicht zustimme, dass sie verrückt ist. Das hat sie in ihrem Leben oft genug gehört. In den nächsten Stunden beschäftigen wir uns mit ihren inneren Teilen und erarbeiten ein Modell.
Zunächst ist es aus einem hypnosystemischen Blickwinkel wichtig, dass Frau Anton selbst und auch ich als ihre Therapeutin Frau Anton als Person nicht mit der Seite in ihr, die eine gute Mutter sein möchte, verwechseln. Ich frage Frau Anton also zuerst nach der Seite / dem Teil, der zu dem Mama-Baby-Kurs gehen möchte. Frau Anton bezeichnet diese Seite bald als den »Ich will alles richtig machen«-Teil. Dieser Teil möchte ihrem Kind eine bessere, behütetere, entspanntere Kindheit bieten, als sie es selbst als Kind erlebt hat. Und dieser Teil ist schockiert über das Auftauchen eines Wut-Teils, der, wenn das Kind lange und heftig schreit, in ihr laut wird. Wut und Zorn-Gefühle tauchen auf, begleitet von aggressiven Gedanken und Sätzen einer inneren Stimme, die als fremdartig und dem eigenen Denken nicht zugehörig erlebt werden. Nach solchen Sequenzen betritt ein abwertender, bestrafender Teil die innere Bühne. Selbstabwertungen und Beschimpfungen werden laut. Auch hier ist die Klientin selbst erschrocken über Wortwahl und Vehemenz der Kritik. Zurück bleibt ein Teil, der sich starr und gelähmt fühlt nach solchen Episoden, »sich klein und zerstört fühlt« und einfach leer. Die innere Anspannung ist dann abends manchmal nur mithilfe von Beruhigungsmedikation erträglich. Die Klientin lernt also vier innere Teile kennen: einen Alles-richtig-machen-Teil, einen Wut-Teil, einen Selbstabwertungs-Teil und einen Sich-klein-fühlen-Teil, der Beruhigung braucht. Dieses Modell zu erarbeiten und dabei die Teile auch spür- und erlebbar kennenzulernen, dauert einige Sitzungen. Ich verwende ein Whiteboard, um die Teile und das Verhältnis zwischen ihnen zu veranschaulichen.

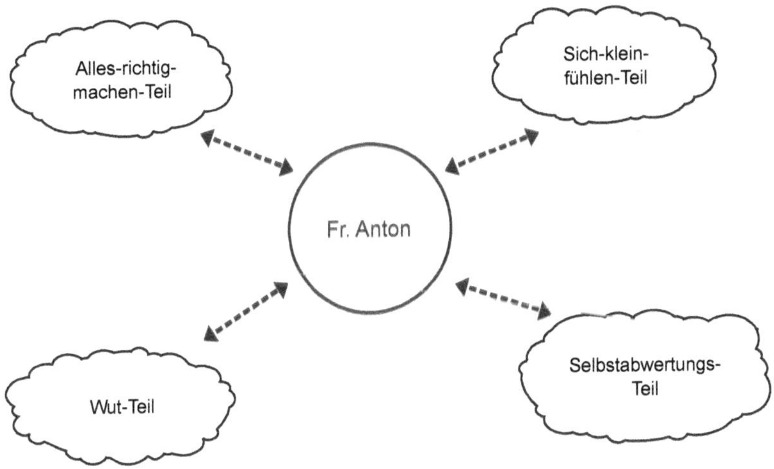

Abb. 8: Modell innerer Teile im Fall von Frau Anton

Neben der Benennung und der sinnlichen Wahrnehmung der Teile ist es auch wichtig, sich Gedanken darüber zu machen, wozu die Teile da sein könnten, sich nach ihrer Geschichte und ihren guten Absichten zu erkundigen. Das ist bei dem Alles-richtig-machen-Teil leicht ersichtlich. Warum oder wofür die Wut und die Aggressionen da sein könnten, ist zunächst unbegreiflich für Frau Anton. Biografisch ordnet sie das Gefühl dem Leben in ihrer Herkunftsfamilie zu, wo es oft laut war und geschrien wurde. Später erinnert sie sich auch an Sequenzen von Übergriffen, in denen es wichtig war, sich energisch zur Wehr zu setzen, wenn ihre Grenzen wiederholt überschritten wurden. »Wenn es viel zu viel wird, muss ich explodieren.« Aber das bringt Frau Anton in Konflikte, weil es einem Baby gegenüber nicht richtig wäre, laut zu werden. Wir erarbeiten eine Differenzierung zwischen der Stimme, die vom »verzogenen Balg« poltert, welche Frau Anton »alten Gefühlen« zuordnet, und der guten Absicht des Teils, ihre Grenzen zu verteidigen. Der Wut-Teil soll zukünftig als Signalgeber-Teil zur Verfügung stehen, wie ein Anzeigesystem im Bahnverkehr. Er zeigt an, wann es Zeit wird, die Bahnschranken runterzufahren. Auch bezüglich der anderen Teile macht ein Blick in die Lebensgeschichte von Frau Anton deutlich, dass diese mal über-

lebenswichtig waren, aber jetzt gerne neue Ausprägungen annehmen dürfen. Der Selbstabwertungs-Teil soll in Zukunft als Berater für Gewissensfragen zur Verfügung stehen, und auch dem Wunsch nach Beruhigung räumen wir Platz ein.
Um solche Veränderungen im Verhalten – nicht in den Absichten – der Teile durchzusetzen, wird die steuernde Ich-Instanz etabliert, über die der Informationsaustausch und die Entscheidungsfindung im inneren System besser laufen. Damit ist die Klientin selbst den Dynamiken zwischen den Teilen weniger ausgeliefert. Sie gestaltet über die steuernde Ich-Instanz, die neue Chefin in ihrem System, die inneren Beziehungen neu und nutzt dabei die Informationen über Bedürfnisse der inneren Teile.

Für ein solch intensives therapeutisches Arbeiten nutze ich verschiedene Techniken. Einerseits ist es wichtig, den Überblick zu behalten und der Klientin zu ermöglichen, sich immer wieder aus der engen Assoziation mit einem Teil zu lösen. Dazu nutze ich das Whiteboard. Es schafft Abstand, eine Metaposition wird möglich und es verdeutlicht auch, dass das hier Modelle und »Gedankenspiele« sind und keine realen inneren Monster. Andererseits ist es auch wichtig, immer wieder die Assoziation zu vertiefen, um den Prozess erlebbar zu machen, und auch, um an bis dahin unbewusste Informationen und Ressourcen zu gelangen. Dafür verwende ich formale und informelle Trancezustände, lade manchmal ein, externalisierte Teile auf Stühlen zu platzieren oder spreche auch »direkt« mit den Teilen, bitte also die Klientin, mir meine Fragen direkt aus der Position dieses Teils zu beantworten. In den Trancen stelle ich nicht nur Fragen, sondern wende auch Techniken des »Nachnährens« verletzter kindlicher Anteile aus der Traumatherapie an. Die hypnosystemische Technik zur Versorgung verletzter kindlicher Teile ist z. B. bei Ortwin Meiss nachzulesen (Meiss 2016).

Teilearbeit ist für mich das Herzstück in vielen therapeutischen Prozessen, nicht nur bei postpartalen Schwierigkeiten. Bei PPD sind aus systemischer Sicht meines Erachtens aber einige Besonderheiten zu beachten:

- Die Klient:innen sind in einer sehr fordernden Lebenssituation, also ist zu bedenken, dass solche Arbeiten einen großen geistigen und emotionalen Aufwand bedeuten. Therapeut:innen sollten sich also am »sparsamsten« Modell orientieren. So viel wie nötig, so wenig wie möglich, was die Komplexität und Tiefe betrifft.

- Bei hartnäckigen Problemen nicht davor zurückschrecken, auch in die Emotion zu gehen! Bei Müttern, die ständig wachsam sein müssen, ist es oft nötig, sich etwas mehr Zeit zu nehmen, um ins Spüren zu kommen.
- Vor Trancearbeiten gemeinsam mit der Klient:in prüfen, ob es heute ein guter Tag dafür ist und ob die therapeutische Beziehung tragfähig und sicher ist. Die Klient:in kann sich nach der Sitzung oft keine Pause gönnen.
- Oft stellen sich Klient:innen eng assoziiert mit ihren inneren Ansprüchen vor. Diese zunächst als einen von mehreren Teilen zu begreifen, ist wichtig, damit dann eine »neutrale« steuernde Instanz unabhängig davon wird. Tut man das nicht, weckt man oft Widerstand bei symptomassoziierten Teilen.
- Das Weinen von Babys kann ein Trigger für sehr frühe, vielleicht dem Bewusstsein auch in der Therapie nicht zugängliche Erinnerungen sein. Behutsam vorgehen.
- Stückweise arbeiten; das Modell im Hinterkopf haben, aber ohne den Anspruch, gleich alles aufzulösen.
- Mütter/Väter sind oft aufgrund der Lebenssituation und wegen des Schlafmangels ohnehin in einer Art Trance. Am Ende der Stunde auf eine gute Tranceexduktion achten und immer auch über alltägliche Dinge im Hier und Jetzt sprechen.

9.8 Beispiel für eine formale Trance: »Ein Wohlfühlort für mich und mein Baby«

In der hypnosystemischen Therapie arbeiten wir eigentlich ständig mit Trancephänomenen. Im folgenden Abschnitt soll es aber enger gefasst um formale Trancen gehen. Also nicht unwillkürlich entstandene, implizite Trancen in einem Gespräch, sondern formal induzierte Trancen, – das, was die meisten Menschen unter Hypnose verstehen. Hier ist es wichtig, Klient:innen transparent das Angebot zu unterbreiten, eine Trancesequenz zu erarbeiten, und mit ihnen auch zu besprechen, zu welchem Zweck die Trancearbeit gestaltet werden soll.

Aus der Traumatherapie sind Imaginationen oder Fantasiereisen zum sicheren inneren Ort bekannt. Dies soll ein Ort sein, an dem sich die Klient:in sicher und wohl fühlt, um eine Ausgangsbasis zu haben für die Auseinandersetzung mit schwierigeren Erlebnissen aus der Vergangenheit und um in diesem Prozess auch immer wieder eine Rückzugsmöglichkeit zu finden. Im Hypnosystemischen arbeiten wir häufig auch schon relativ früh im therapeutischen Prozess mit inneren, positiv besetzten Orten. Hierbei geht es vor allem um den Zugang zu im Unbewussten bereits vorhandenen Ressourcen und auch darum, die Klient:innen in einer besonders angenehmen Art und Weise mit Trancearbeit vertraut zu machen. Es wird sehr auftragsorientiert gearbeitet. Man findet zunächst heraus, welche Art von Ort zu welchem Zweck entstehen soll. Jede Trance wird individuell mit der Klient:in zu dem von ihr gewünschten Zweck entwickelt. So soll das folgende Beispiel keine Blaupausen für Trancen bei PPD sein, sondern nur Ideen geben, wie man vorgehen könnte.

Zum Ablauf gibt es unterschiedliche Modelle. Auch hier ist Varianz möglich. Wichtig sind aber aus meiner Sicht die folgenden Punkte:

- Eine Aufklärung darüber, was Trancearbeit ist und wie sie funktioniert. Ich verwende dabei oft den Hinweis auf die Fokussierung der Aufmerksamkeit nach innen, um Ressourcen vorzufinden, die gerade hilfreich sein könnten und die immer im Unbewussten bereits vorhanden sind.
- Die Klient:in kann frei entscheiden, ob sie so arbeiten möchte oder nicht. Alle Einwände sind nicht als Widerstand zu werten, sondern sind wertvolle Informationen und weisen uns darauf hin, dass noch nicht alle inneren Teile an Bord sind.
- Das Formulieren eines Zwecks: Wozu soll die Trancearbeit dienen? In welche Richtung soll es gehen?
- Eine formale Trance-Induktion; hierzu gibt es unterschiedliche Methoden. Ich werde meine bevorzugte im Fallbeispiel beschreiben.

- Dann beginnt die Trance und meistens nähert man sich über einen Sinneskanal, oft ein Bild oder eine Körpersensation der inneren Ressource.
- Dann erweitert man das Bild um weitere Sinneskanäle. Hören, Riechen, Schmecken und Körperwahrnehmungen außen und innen lassen tief in ein mehrdimensionales Wahrnehmungserlebnis eintauchen.
- Wiederholungen und Sprachliches vermischen vertieft die Trance.
- Zeit zum Erleben geben; Unterschiede wahrnehmen; Veränderungen anstoßen.
- Wenn es stimmig und angenehm ist, sich einen »Anker« suchen, der mitgenommen werden kann; also in der Trance auf ein Symbol, ein Detail, eine Bewegung fokussieren, die dann außerhalb der Trance das Trancegefühl wieder aufzurufen hilft.
- Sich verabschieden von dem Zustand und die Trance aktiv exduzieren, sprich bewusst beenden.

Das sind die formalen Eckpunkte. Im Fallbeispiel Frau Berta lässt sich zeigen, wie die Aktivierung einer inneren Ressource mehr Bewegungsfreiheit und neuen Aufwind in einen anfangs etwas schleppenden Therapieprozess bringen kann.

Frau Berta kommt eher widerwillig in die Therapie. Sie hat sehr hohe Ansprüche an sich und an ihren gewünschten Umgang mit ihrem Kind. Sie führt ihre Probleme vor allem auf ihre Stillschwierigkeiten zurück und wurde von ihrer Gynäkologin wegen ihrer PPD zu mir überwiesen. In den Stunden geht sie sehr hart mit sich ins Gericht, worauf ich sie nach einigen Sitzungen aufmerksam mache. Sie erklärt mir, das so machen zu müssen, auch wenn sie zugeben muss, dass es sich manchmal wie in einer Gefängniszelle anfühlt. Das nehme ich zum Anlass, sie zu fragen, ob es einen Ort gibt, an dem sie zurzeit lieber wäre als im Gefängnis, und ob sie dort heute in einer Trance hinreisen möchte. Wir sprechen dann über Trancearbeit und was ich ihr anbieten kann. Als Ziel oder Zweck gibt Frau Berta an, wieder durchatmen zu können und dass es weniger eng sein soll. Hier beginne ich schon zu wiederholen und langsamer zu sprechen – die Trance wird ein bisschen angebahnt – und es kommen die Stichworte weiter, freier und mehr Energie für eine gute Versorgung des Babys dazu.

THERAPEUTIN Ich darf Sie jetzt einladen, es sich möglichst bequem zu machen und beide Füße gut auf den Boden zu stellen. Der Körper darf sich zurücklehnen und entspannen. Die Augen können sich ganz von selbst irgendwann schließen. Dann nehmen Sie mal einen oder zwei tiefe Atemzüge [ich atme mit, um ins Atempacing zu kommen]. Und während Sie da draußen vorm Fenster noch Geräusche hören und Ihr bewusster Verstand vielleicht noch darüber nachdenkt, ob das eine gute Idee ist oder was es nachher vielleicht noch zu tun gibt, hat sich Ihr Unbewusstes längst auf den Weg gemacht ..., auf den Weg nach innen, zu einem inneren Ort ..., ganz ohne irgendetwas tun zu müssen ..., in aller Ruhe ... tauchen ganz wie von selbst Bilder vor Ihrem inneren Auge auf ..., es darf von selbst weiter werden und freier ..., es hat etwas mit durchatmen zu tun ..., ganz von alleine ... durchatmen ...« [ich warte, bis ich sehe, wie der Atemrhythmus sich verändert] »Genau so ..., ganz von alleine ... Sie können die Augen genauso zulassen und mir erzählen, was auftaucht.

FRAU BERTA Ich habe vorher gedacht, ich werde bestimmt an unsere Hochzeitsreise denken, aber da war es eigentlich auch nicht ganz weit und frei ...

TH. Das ist okay, wenn der bewusste Verstand jetzt noch mitredet. Da gab es eine Erwartung, was Sie denken würden ..., das ist okay ..., und wie ist es jetzt ..., was taucht auf, was spüren Sie, wenn Sie so ruhig und langsam atmen? ... wenn Sie sich erlauben, Ihre Aufmerksamkeit einfach auf dem Atem ruhen zu lassen?

FRAU B. Ja, das fühlt sich gut an. Das tut gut. Das erinnert mich an die frische Luft in den Bergen.

TH. Die frische Luft in den Bergen. Frische Luft atmen in den Bergen. Wo sind Sie da gerade?

FRAU B. Eigentlich als Kind. Als Kind und Jugendliche waren meine Eltern mit uns immer im Sommer auf einer Almhütte. Mich hat das teilweise auch genervt als Jugendliche. Aber jetzt tät das gut, so eine frische Bergluft und nix rundherum, nur Berge und Täler.

TH. Nur Berge und Täler und frische Luft. Frische Bergluft ... Was sehen Sie gerade? Welche Farben gibt es dort?

FRAU B. Ah, viel Grün. Grüne Wiesen, wo die Sonne draufscheint. Und blauer Himmel.

TH. Und wie weit sieht man da?

FRAU B. Richtig weit. Mehrere Berggipfel in der Ferne. Und es ist so ruhig.

TH. Da ist Weite und frische Luft und es ist ruhig … Hören Sie mal hin. Ist es ganz ruhig oder hören Sie was?

FRAU B. Vielleicht den Wind. Ein leises Rauschen, aber sonst ist es ruhig.

TH. Ruhig und weit. Das klingt richtig gut zum Durchatmen. Und sind Sie alleine da?

FRAU B. Naja, früher war ich mit meinen Eltern …

TH. Ja, früher. Früher war das so. Aber jetzt in Ihrem Bild, das können Sie ja gestalten, wie Sie es möchten. Wie ist es jetzt am angenehmsten für Sie?

FRAU B. Sie meinen, wenn ich wählen kann? Am angenehmsten wäre es jetzt schon, wenn Elina dabei ist, aber sonst niemand. Ja, sie soll schon dabei sein. Aber sie ist ruhig.

TH. Ah, verstehe. Elina ist dabei, aber sonst niemand. Und wo genau sind Sie beide? Sitzen oder stehen Sie? Wie spürt sich das an?

FRAU B. Da ist eine Hütte und ich sitze davor auf einer Bank. Und Elina ist dabei. In so einer Art Stubenwagen. Eigentlich ist sie ja schon zu groß. Aber so stell ich mir das gerade vor. In so einem altmodischen Stubenwagen, wo man sie auch wiegen kann. Der steht neben der Bank und ich kann sie mit meiner Hand erreichen.

TH. Sie sitzen auf der Bank und Elina im Stubenwagen. Was ist das für eine Bank und wie sitzt es sich da?

FRAU B. So eine alte Holzbank. Und ich lehne direkt an der Holzhütte. Ja, die alte Holzhütte, an die erinnere ich mich noch genau. Mit so Gängen von den Holzwürmern drin. Die hab ich immer untersucht als Kind.

TH. Ah, verstehe. Mit der Holzhütte im Rücken. Kann man sich da gut anlehnen?

FRAU B. Ja, da kann ich mich anlehnen. Die ist alt, aber hält viel aus. Das ist angenehm, dass es hier auch alles nicht so rausgeputzt ist, sondern alt und halt, wie es ist. Aus Holz ohne Farbe drauf oder so.

TH. Das ist angenehm. Dass es so ist, wie es ist, ohne Farbe, nur Holz. Wie spürt sich das an, dort zu sitzen? Sitzen Sie hart oder weich? Ist es warm oder eher kühl?

FRAU B. Die Bank ist schon hart, aber nicht unbequem. Und die Sonne scheint mir ins Gesicht. Das ist warm, aber die Luft ist eher kühl und frisch. Der Stubenwagen von Elina ist zu mir gedreht und im Schatten. Sie ist geschützt von der Sonne.

TH. Geschützt von der Sonne und erreichbar von Ihrer Hand. Ist das gut für Elina?

FRAU B. Ja, es ist gut. Sie braucht gar nicht viel. Sie hat es warm im Stubenwagen und schaukelt. Ich spür das in meiner Hand, dass sie es warm hat und zufrieden ist. Das ist schön.

TH. Dann lassen Sie es mal auf sich wirken: die Sonne warm im Gesicht und die Hütte im Rücken. Gut zum Zurücklehnen. Die frische Luft der Berge und die Weite. Weit und ruhig und niemand außer Elina und Ihnen. Ganz so, wie es ist. So ist es gut, wie es ist. Mit dem leisen Rauschen vom Wind und Elina schaukelt im alten Stubenwagen. Das Holz der Hüttenwand ist nicht gestrichen, so wie es ist. Mit Gängen der Holzwürmer und das ist okay. Und für Sie scheint die Sonne und Sie spüren an Ihrer Hand Wärme im Stubenwagen. Und jede bekommt, was sie braucht, an Wärme und Frische und Durchatmen und Schaukeln. Ganz von selbst fließt es, die Energie fließt, so wie es ist, ohne dass Sie etwas tun müssen. So wie es ist, ist es gut, Elina braucht nicht viel und es ist nichts zu tun. Nur atmen, ganz von selbst. Weit und frei und wie es ist.

[Pause – Ich gebe Zeit, dass Frau Berta ihren eigenen Bildern nachgehen kann. Sie atmet entspannt und ich sehe, dass ihre Augen leicht feucht werden.]

TH. Wie ist es jetzt ..., da bewegt sich etwas, oder? Was kommt da für ein Gefühl?

FRAU B. Es ist Erleichterung, glaube ich. Aber ich spüre auch Traurigkeit, irgendwie.

TH. Da ist Erleichterung, und auch Traurigkeit meldet sich. Das ist okay. Lassen Sie der Traurigkeit ruhig ein bisschen Platz ...

FRAU B. Ich glaube, wie Sie gesagt haben, dass nichts zu tun ist und es schon gut ist, wie es ist ... da spüre ich, wie hart es sonst ist und wie viel auf mir lastet.

TH. Ja, das kann sich hart anfühlen, so wie es sonst ist, und hier in Ihrem Bild ist es jetzt ganz anders. Das spürt man manchmal erst, wie hart man sonst mit sich umgeht, wenn man mal Pause macht, auf der Berghütte.

FRAU B. [lacht] Ja, mal Pause machen scheint mir oft unmöglich. Es ist zu viel zu tun. Ich hab ganz vergessen, wie sich das anfühlt.

TH. Aber jetzt erinnern Sie sich gerade. Das ist gut. Und draußen, wenn Sie Elina wieder abholen, ist das nicht so leicht, immer daran zu denken, aber Ihr Unbewusstes erinnert sich ganz von selbst. Nehmen Sie noch einmal einen tiefen Atemzug von der frischen Bergluft ... Wenn Sie sich etwas von hier mitnehmen können, von Ihrer kleinen Pause auf der Alm, irgendein Detail, etwas Kleines, was wäre das?

FRAU B. Vielleicht das ungestrichene Holz. Das Gefühl, wenn man mit den Fingern das Holz anfasst. Das ist beruhigend. [Ihre Finger bewegen sich hin und her.]

TH. Das klingt wunderbar. Das Gefühl, wenn Sie über das ungestrichene Holz streichen. So ein bisschen hin und her streichen. Das können Sie tun. Auch zu Hause, wenn es laut wird oder es viel zu tun gibt, kurz innehalten und über das Holz streichen. Und vielleicht daran denken, dass es gar nicht so viel braucht. Dass es ist, wie es ist. Wie klingt das?

FRAU B. Das klingt gut. Ich hoffe, ich schaffe das, mir alles zu merken.

TH. Sie werden sehen. Sie brauchen sich nicht anstrengen. Das kommt ganz von selbst. Nur mit der Hand diese Streichbewegung, mehr ist nicht zu tun. Der Rest ist gespeichert.

Sie können jetzt wieder zurückkommen. Einmal bewusst durchatmen, die Arme anspannen und die Füße gut am Boden spüren und dann öffnen Sie erfrischt die Augen.

Ich versuche nach solchen Erlebnissen, nichts zu zerreden. Es sind viele Symbole und Metaphern in dem Trancebild aufgetaucht. Ich habe das in der Trance verstärkt. Meiner Erfahrung nach wirkt es besser, wenn man es der Klient:in überlässt, was sie sich mitnimmt, was Anschluss findet in ihrem System und was vielleicht nur mir relevant erscheint.

Im PPD-Bereich ist es wichtig – und das funktioniert nicht immer so organisch wie in diesem Beispiel –, dass es an diesen Wohlfühlorten einen guten Platz für Mutter und Kind gibt. Es ist vorteilhaft, wenn Babys eingebunden sind, es ist aber nicht zwingend für jede Frau so. Wenn das Kind gar nicht erwähnt wird, spreche ich das bei der ersten

Trance auch nicht an. Erst in einer Folgestunde kann man noch einen Platz für das Baby am Wohlfühlort oder an einem anderen sicheren Ort finden. Öfter kommt das Gegenteil vor, und auch das muss nicht problematisch sein, dass Mütter die Babys ganz eng am Körper oder gerade stillend am Wohlfühlort imaginieren. Da finde ich es hilfreich, behutsam nachzufragen, ob es sich wirklich gut anfühlt, ob es auch einen Impuls gibt, ein bisschen mehr Raum für sich einzunehmen. Wenn das nicht so ist, dann ist es wunderbar. Ich habe aber auch schon erlebt, dass Mütter dieses Nachfragen als Erlaubnis, sowas überhaupt zu denken, und als Befreiung erleben. Ein wenig Abstand zu nehmen und auch zu sehen, dass das Baby gut versorgt sein kann, wenn es nicht direkt an der Mutterbrust liegt, vermag auch ein wichtiges Erlebnis beim Zurückfinden in die eigene (körperliche) Identität zu sein. Die Mutter kann sich in der Trance erlauben, sich nicht nur als Versorgerin, sondern auch als Versorgte zu erleben.

9.9 Arbeiten mit Geburtsgeschichten

Im Bereich ausgewählter Methoden ist es mir anschließend an ein umfassendes Verständnis postpartaler psychischer Probleme ein besonderes Anliegen, auch Techniken zur Arbeit mit den Geburtserlebnissen selbst vorzustellen. Geburtserlebnisse können, wie in Kapitel 7 dargestellt, traumatisch erlebt werden und der Aufarbeitung bedürfen. Es kann sehr wertvoll sein, sowohl mit belastenden als auch bestärkenden Erinnerungen an die Geburt therapeutisch zu arbeiten und der Geburtsgeschichte einen guten Platz in der Lebensgeschichte einzuräumen. Dementsprechend möchte ich hier sowohl auf hypnosystemische Möglichkeiten der Trauma-Bearbeitung als auch auf das narrative Arbeiten mit Geburtsgeschichten mithilfe therapeutischen Schreibens eingehen sowie auf die Verarbeitung des Geburtserlebnisses aus mehreren Perspektiven.

9.9.1 Geburtserlebnisse und Trancearbeit

Manchmal kommen Klientinnen schon mit dem Wunsch in die Therapie, ihr Geburtserlebnis zu verarbeiten, manchmal wird dieses Anliegen erst im Laufe der Therapie wichtig. Es ist meistens nicht schwer zu erkennen, wenn Frauen noch unter der Erinnerung an die Geburt leiden. Wenn das Thema zur Sprache kommt, sind diese Klientinnen oft gleich überflutet mit starken Emotionen, darüber zu sprechen, ohne dass sich Tränen oder andere körperliche Reaktionen zeigen, ist kaum möglich. Manchmal meiden Klientinnen auch das Thema, werden regungslos in ihrer Mimik oder sprechen sehr hektisch. Hier gilt es, vorsichtig vorzugehen. Gerade wenn ich die Klientinnen noch nicht gut kenne, ist es wichtig, erst einen guten Gesamtüberblick an vorhandenen Belastungen und Ressourcen zu bekommen und eine therapeutische Beziehung tragfähig zu entwickeln, bevor ich mir die Geburtsgeschichte näher schildern lassen. Die Frauen leiden oft an Schlafmangel und haben wenig soziale Kontakte. Dann können Betroffene auf eine kurze Nachfrage hin schnell in einen Erzählfluss rutschen, der kaum zu stoppen scheint und ihnen vielleicht an diesem Punkt noch nicht guttut. Bewusst und in einer selbstbestimmten Haltung in so ein Gespräch zu gehen, macht da einen entscheidenden Unterschied.

Günstig ist es, dem Thema eine oder mehrere eigene Sitzungen zu widmen, sodass die Klientin sich darauf vorbereiten kann, bevor sie in die Stunde kommt. Ich starte gerne vom Hier und Jetzt ausgehend.

- »Wie oft denken Sie noch an Ihr Geburtserlebnis?«
- »Wie viel Raum nimmt das Thema Geburt in Ihrem Kopf ein?«
- »Wie fühlen Sie sich, wenn Sie heute an die Geburt vor x Monaten denken?«
- »Was spüren Sie im Körper, *während* wir jetzt hier in der Praxis über die Geburt von xy sprechen?«

Das sind für mich gute Fragen, um sich dem Thema bewusst anzunähern. Wenn ich abschätzen kann, wie belastet die Klientin ist bzw. ob ich sie als traumatisiert einschätze, bespreche ich mit ihr das gemeinsame Vorgehen. Bei starker Belastung/ Traumatisierung schlage ich vor, in der heutigen Sitzung den Ablauf zu erzählen, dabei werde ich auf unterschiedliche Perspektiven und eine Ressourcenorientierung achten. In einer weiteren Sitzung biete ich eine Trancearbeit an und in der dritten Sitzung überlegen wir uns, was wir mit der Geschichte machen wollen. Dieser Ausblick macht Mut, weil die Klientin so die Vorstellung entwickelt, dass das eine bewältigbare Arbeit wird, eine abschließbare Geschichte, und es dann ein gestaltbares »Danach« gibt.

In der ersten dieser Stunden stelle ich zum Einstieg meistens die Frage, was denn die Erwartungen an die Geburt waren. Da erzählen Klientinnen dann häufig auch etwas von der Schwangerschaft und ihren Vorbereitungen. Oft gibt es einen genauen Plan oder sehr positive Erwartungen oder Ängste. Die Erinnerung an die Erwartung gibt der Klientin die Möglichkeit, noch mal an einem Punkt anzuknüpfen, an dem sie sich sicher gefühlt hat; dieser bereitet einen guten Rahmen für die Erzählung. Dann frage ich, woran sie bemerkt hat, dass es losgeht. Und da beginnt dann meistens der Erzählfluss. Es ist immer eine besondere Stimmung, wenn Frauen von diesem wichtigen Lebenserlebnis erzählen. Sie steigen meistens auch ohne Tranceinduktionen von selbst in eine sehr anschauliche, sehr bewegende Erzählweise ein. Ich empfinde das Teilen der Geburtsgeschichte im Therapieraum als etwas sehr Intimes und Verbindendes. Wenn genug Sicherheit da ist, ist es wertvoll, die Erzählung so fließen zu lassen, wie sie kommt. Wie erzählt wird, mit welchen Betonungen, an welchen Stellen es emotional wird - all das enthält wichtige Informationen. Wenn die Erzählung ins Stocken gerät, ermutige ich beim nächsten erinnerlichen Bild weiterzumachen. Es gibt keinen Anspruch auf Vollständigkeit oder Objektivität. Es ist *ihre* Geschichte. Es wichtig, in dieser ersten Erzählrunde erst aufzuhören, wenn die Klientin von einer Situation erzählt, in der sie sich wieder sicher und einigermaßen geerdet gefühlt hat. Also wieder im Bett auf der Wöchnerinnen-Station oder wieder zu Hause. Ein Moment, in dem ihr bewusst war, dass das Kind jetzt da und die Geburt abgeschlossen ist.

Im Anschluss frage ich noch gerne nach der Perspektive anderer Anwesender. Wie der Partner oder eine andere Begleitperson die Situation erlebt haben könnte. Das regt manchmal an, zu Hause noch mal - oder vielleicht auch erstmals - das Gespräch zu suchen. Und zum Abschluss frage ich immer, welche Ressource - welche eigene Stärke oder äußere Hilfestellung - als unterstützend erlebt wurde, was geholfen hat, diese Grenzerfahrung zu bewältigen.

Fallbeispiel Frau Dora – Trancearbeit Geburtserlebnis

Nachdem mir Frau Dora in der letzten Stunde von ihrem dramatischen Geburtserlebnis erzählt hat, haben wir in dieser Stunde den Plan, dieses Erlebnis in einer Trancesequenz zu bearbeiten. Ich frage zunächst, wie es ihr nach dem Erzählen in der letzten Stunde gegangen ist. Sie erzählt von gemischten Gefühlen. Es war schon erleichternd, aber sie habe in den folgenden Nächten schlecht einschlafen können und sich auch am Tag immer wieder sehr angespannt und verletzlich gefühlt. Und sie sei nervös, was die heutige Stunde betrifft. Ich bespreche mit ihr, dass es in dem Fall Sinn macht, vielleicht nicht voll in ihr Erleben von damals einzusteigen, sondern einmal eine Beobachterposition zu etablieren, von der aus sie sich selbst im Geburtsvorgang beobachten kann. Dann starten wir mit der Tranceinduktion (siehe 9.8) und ich suche einen Einstieg, anschließend an die letzte Stunde.

Therapeutin Frau Dora, Sie haben mir letzte Woche erzählt, dass Ihre Geburt sehr unerwartet und dramatisch begonnen hat. [Ich sehe, dass gleich Anspannung und Angst hochkommt.] Starten wir mal nicht bei Ihrem Gefühl in der Situation, starten wir mal bei irgendjemand anderem, der Sie beobachtet haben könnte. Das kann ein Angehöriger sein oder jemand ganz unwichtiger, sogar ein Tier könnte es sein. Jemand, der mit Abstand eine hochschwangere Frau sieht, die da ins Krankenhaus gebracht wird. Jemand, der interessiert zusieht, aber selbst nicht in Gefahr ist. Fällt Ihnen da jemand ein, der Sie jetzt gerne wären?

Frau Dora Oh, da wär' ich gerne möglichst weit weg. [Gesicht entspannt sich] Vielleicht ein Spaziergänger im Park vor dem Krankenhaus oder noch besser ein Spatz im Baum. Ja, ein Spatz oben in den Bäumen bei der Einfahrt vom Krankenhaus. Der kann da im Baum zuschauen und ist sehr wendig und leicht und kann jederzeit wegflattern. Ja, das wäre gut.

Th. Sehr gut, ein Spatz, der zusieht und jederzeit wegfliegen kann. Das klingt gut. Und was sehen Sie als Spatz in der Situation?

Frau D. Ich sehe einen Krankenwagen und eine Frau auf so einer Liege. Da ist Blut und die Frau hat Schmerzen. [Das Gesicht verfinstert sich wieder.]

Th. Und wenn Sie sich als Spatz da umschauen, wer ist da noch da?

FRAU D. Wer noch da ist? Ach so. Naja, da sind zwei Sanitäter und der Mann von der Frau. Aber es redet niemand. Ich hatte ganz vergessen, dass die da waren ... Die Frau hat solche Schmerzen und weiß nicht, was los ist. Alle sind hektisch, aber keiner redet.

TH. Als Spatz, sehen Sie da das Gesicht von der Frau? Was geht in ihr vor?

FRAU D. Sie kann nicht klar denken, aber sie hat Angst, dass ihr Baby sterben wird. Es ist zu früh und da ist helles Blut. Sie erinnert sich, dass das schlecht ist, aber sie kann nicht zu Ende denken, weil da immer diese heftigen Schmerzen kommen.

TH. Und das alles sehen Sie als der Spatz. Der Spatz kann ja wegfliegen, der ist ja wendig ...

FRAU D. Ja, stimmt. Ich kann ja mal kurz die Flügel durchschütteln. Okay. Es geht schon. Die bringen die Frau jetzt rein. Das ist ein ganz komisches Gefühl, da durch die Gänge geschoben zu werden. Ich, nein, ich meine die Frau, die hat ziemlich Panik und ist wie gelähmt. Passiert das wirklich? Da kommt jetzt eine Ärztin dazu. Sie stellt sich nicht vor, es ist nicht meine Ärztin, die ich kenne, aber die Sanitäter reden mit ihr über mich. Alle reden schnell und es geht zackig. Ich bin jetzt immer weiter weg irgendwie. Das passiert, aber passiert das wirklich mir? Es ist so unreal.

TH. Wo sind Sie jetzt? Sehen Sie noch als Spatz zu?

FRAU D. Ja, stimmt. Ich such mir einen Platz als Spatz, wo ich im Kreißsaal zusehen kann. Ich bin oben in der Ecke und sehe, dass jetzt Infusionen gelegt werden. Es sind mehrere Leute im Raum und es wird noch eine Kinderärztin gerufen und ein Transport für das Kind auf die Neonatologie angefordert. »Oh Gott, was passiert da?«, denkt die Frau. Sie ist jetzt ganz nackt – wann ist das passiert? Sie spürt Hände und Instrumente an ihrer Scheide und in ihrem Körper ... Jemand redet kurz mit ihrem Mann, ob er das Kind rüberbegleiten will. Was bedeutet das? Dann wird ihr schwarz vor Augen. ... Ab dann wird es nur noch bruchstückhaft. Ich war teilweise schon bei Bewusstsein, aber es ist da so schnell gegangen. Ich kann mich auch nicht erinnern, dass ich gepresst hätte oder so. Er war so schnell da. Mir hat dann noch jemand ins Ohr gesagt, dass er lebt und versorgt wird und dass ich jetzt operiert werde. Ich weiß noch, dass ich meinen Mann mit den Augen gesucht habe und ihn fragen wollte, was das alles heißt, aber ich hab ihn nicht gesehen. Dann wurde ich wieder durch die Gänge geschoben. Dann weiß ich nichts mehr.

TH. Puh, Wahnsinn was da alles so rasend schnell passiert ist. Ihr Gehirn hat da erst im Nachhinein Zeit gehabt, die Puzzlesteine zusammenzusetzen, kann ich mir vorstellen. Und teilweise ist es immer noch schwer, das überhaupt fassen zu können, auch mit alldem, was danach noch passiert ist. [Klientin nickt bewegt.] Aber wenn wir jetzt noch mal zurückgehen in die Vogelperspektive, wie ist das für den Spatz, das mit anzusehen?

FRAU D. [rückt ein bisschen unruhig herum] Ich will kein Spatz mehr sein. Das ist unangenehm. Der Spatz ist klein und hilflos. So habe ich mich auch gefühlt. Ja, wenn ich da von oben schaue, sehe ich eine Frau, die hilflos ist, die untergeht. Das ist furchtbar.

TH. Ja, das ist furchtbar, wenn man da als Frau, als Betroffene, das Gefühl hat, man ist hilflos, man geht komplett unter. Und das sehen Sie jetzt von oben ... Und wenn Sie da so schauen, was braucht diese Frau, die da unterzugehen droht?

FRAU D. Sie braucht Schutz und sie braucht Ruhe.

TH. Schutz und Ruhe. Schutz und Ruhe werden jetzt gebraucht. Und Sie haben gesagt, Sie möchten kein Spatz mehr sein. Was wären Sie denn lieber? Vielleicht ein Tier, das Schutz und Ruhe in sich trägt?

FRAU D. [überlegt] Das klingt jetzt komisch, weil das nicht so ein positives Tier ist, aber ich hatte schon vorher diesen Gedanken ... Ein Rabe oder eine Krähe. Mit schwarzen, breiten Flügeln. Schon vorher, noch bevor Sie gefragt haben, hatte ich das Gefühl, ein Spatz passt nicht mehr, ich wäre gerne ein Rabe.

TH. Ein Rabe mit schwarzen, breiten Flügeln. Schwarz und ruhig, schützend, mit breiten Flügeln, ja?

FRAU D. Ja, genau [wird entspannter]. So schwarz glänzend. Und der ist auch nicht so flatterig wie der Spatz, der sitzt ruhig und ist klug. Ich glaube, ich hab das wo gelesen, dass Raben klug sind.

TH. Ja, stimmt, klug und schwarz und ruhig. Und wie ist das für die Frau, dass sie weiß, da sitzt jetzt der kluge, schwarze Rabe?

FRAU D. Das ist gut. Der bewacht sie. Das ist schon ganz gut.

TH. Schon ganz gut, ja. Und wie wäre es noch besser? Hat der Rabe eine Idee? Der ist ja klug, wie es noch besser wäre?

FRAU D. Der Rabe wird größer und seine Flügel noch breiter und er kommt runter und breitet seine Flügel über die Frau aus.

TH. Wie schön. Der Rabe breitet seine Flügel über die Frau aus. Wie ist das für die Frau da unter den Flügeln des Raben?
FRAU D. Das ist angenehm. Da ist es jetzt ganz ruhig. Die Hektik drum herum ist auf stumm gestellt ... [räuspern] und die Frau kann in Ruhe ihren Sohn zur Welt bringen. [Tränen]
TH. [gibt ein wenig Zeit] Die Frau kann in Ruhe ihren Sohn zur Welt bringen. Gut beschützt und in Ruhe.
Wir bleiben noch eine Weile bei den Details der Geburt, schließen dann die Geschichte ab und beenden die Trance.
Auch nach dieser Stunde bleibt der Rabe eine wichtige Ressource für Frau Dora. In den nächsten Einheiten arbeiten wir noch mit Frau Doras Trauer, dass sie nicht tatsächlich eine ruhige, entspannte Geburt erleben durfte. Sie muss sich davon erst verabschieden, dass es nicht so war, wie sie es sich gewünscht hatte. Und dass sie auch nach der überstandenen OP ihren Sohn nicht gleich in die Arme schließen konnte. Aber die Trancearbeit hat ihr geholfen, ruhiger mit der Erinnerung umzugehen und einen inneren Ruhepol zu entwickeln.

9.9.2 Geburtsgeschichten (um)schreiben

Entweder anschließend an so eine Arbeit oder alternativ dazu kann man mit Geburtsgeschichten auch narrativ arbeiten. Ich habe sehr positive Erfahrungen mit dem Niederschreiben und der schriftlichen Bearbeitung von Geburtsgeschichten gemacht. Es gibt gewisse Traditionen, manchmal auch angeregt durch Hebammen oder Familienmitglieder, Frauen zu ermutigen, die Geschichten der Geburt zu verschriftlichen; häufig vor allem im Hinblick auf das Aufheben für die geborenen Kinder und weniger zur eigenen Verarbeitung. Insofern ist es Klientinnen meistens nicht fremd, wenn so ein Vorschlag in der Therapie gemacht wird. Damit aber nicht die gleichen »rosa gefärbten« Kindergeschichten entstehen, die sich leicht an den Diskurs über das von Frauen zu ertragende und nachher gleich vergessene Leiden anschließen, braucht therapeutisches Schreiben Impulse. Beim systemischen therapeutischen Schreiben geht es darum, bereits vorhandene Ressourcen hervorzuheben und zu würdigen, Geschehenes in Kontexte und Beziehungen einzubetten und Verbindungen innerhalb der Lebensgeschichte zu ziehen bzw. Möglichkeiten der Neugestaltung zu erschließen (vgl. Unterholzer 2018).

Insgesamt hat sich für mich das folgende Phasenmodell beim schriftlichen Arbeiten mit Geburtsgeschichten etabliert:

- Vorbereitung auf den Schreibprozess und Erläuterung der Eckpunkte therapeutischen Schreibens
- Schreibimpulse für die Geburtsgeschichte geben und schreiben lassen
- Reflektieren des Schreibprozesses auf einer emotionalen und auf diskursiver Ebene
- Herausstreichen wichtiger Schlüsselwörter, verdichten und vertiefen
- Die Erzählung aus einer anderen Perspektive lesen: als Partner:in, Kind oder Ressourcenfigur und/oder einen Brief an das Baby bzw. an eine Ressourcenfigur für die Zukunft verfassen

Zur Vorbereitung ist es wichtig, Klientinnen zu erklären, dass es beim therapeutischen Schreiben nicht um ein schönes, glattes Endprodukt geht, sondern um den Prozess der schriftlichen Auseinandersetzung mit inneren Dynamiken. Ich rege an zu versuchen, sich selbst bzw. das Geschriebene in keiner Weise zu bewerten, sondern einfach loszuschreiben und den unbewussten Prozessen zu vertrauen. Wenn man zu Hause schreibt, ist es hilfreich, sich ein ungestörtes Zeitfenster zu reservieren und sich nicht vorzunehmen, ein bestimmtes Schriftstück fertigzustellen, sondern eher eine bestimmte Zeit lang in der Nähe der Schreibwerkzeuge (Computer oder Stift und Papier) zu bleiben und einen sanften Fokus auf das Thema Geburt zu behalten. Dabei ist es völlig in Ordnung, wenn Assoziationen scheinbar vom Thema ablenken. Alles, was auftaucht, darf auch zu Papier gebracht werden.

Ich stelle Schreibimpulse zur Verfügung, die sich in meiner Praxis bewährt haben. Diese sollen aber nur anregen und das Starten erleichtern. Wenn andere Aspekte mehr Aufmerksamkeit binden, ist das immer in Ordnung.

Hier ein Beispiel für Schreibimpulse zum Einstieg in eine Geburtsgeschichte in Interviewform:

Was haben Sie vorher, vielleicht bevor Sie überhaupt schwanger waren, über Geburten gedacht? Woher kam dieses Wissen oder Ihre Vorstellung davon – vielleicht von Ihrer Mutter oder Großmutter oder ganz woandersher? Welche Vorstellungen von Geburten haben Sie während der Schwangerschaft entwickelt? Was haben Sie erwartet?

…

Wie haben Sie den Tag (die Tage) der Geburt erlebt? Was hat Sie überrascht? Worüber waren Sie vielleicht erschrocken? Was hat Sie gefreut – auch wenn es nur Kleinigkeiten waren?

...

Was hat Ihnen geholfen, die Schwierigkeiten, Schmerzen oder unerwartete Ereignisse auszuhalten, durchzuhalten und zu verarbeiten? Wer hat Sie unterstützt und wie?

...

Wie war es danach? Die erste Begegnung, die erste Zeit mit dem Neugeborenen?

...

Was hat Ihnen in dieser Zeit Kraft gegeben? Welche Kraft in sich haben Sie kennenlernen dürfen? Und vielleicht auch welche Stärke in Ihrem Kind?

...

Was würden Sie anderen Müttern raten? Welche Erkenntnisse können Sie durch Ihre Geburtsgeschichte weitergeben?

...

Die Interviewform gibt den Klientinnen das Gefühl, beim Schreiben nicht alleine zu seien. Eine imaginäre Gesprächspartnerin erleichtert es manchmal, sich das Schreiben zuzutrauen und auch bei schwierigeren Inhalten weiterzumachen. Die Fragen beginnen auf einer systemischen Ebene, indem nach wichtigen Personen und nach Diskursen zur Geburt gefragt wird. Dann geht es auf einer erzählerischen Ebene weiter, das ist meistens der längste Text. Ergänzend wird dann auf innere Ressourcen und Unterstützungspersonen fokussiert. Es wird angeregt, eine Geschichte, die vielleicht mit viel Leid assoziiert ist, auch als eine Geschichte der Stärke zu betrachten. Und schließlich gehen wir zurück auf die systemisch-diskursive Ebene, aber aus der Perspektive der Erzählerin, der Gestalterin von »Wissen« über Geburten.

Die Klientin bringt ihre Antworten mit in die nächste Stunde. Ich stelle zur Wahl, ob sie vorlesen möchte, ich es vorlesen oder leise lesen soll. Als Erstes besprechen wir dann das emotionale Erleben: »Wie ging es Ihnen beim Schreiben?«, »Welche Gefühle haben sich gemeldet?«, »Wie sind Sie mit diesen Gefühlen umgegangen?«. Den Gefühlen wird dann in der Stunde Raum gegeben und man geht dem nach, wo es hinführt.

In einer weiteren Sitzung kann die diskursive Ebene angesprochen werden, indem man etwas genauer zu der ersten und der letzten Frage arbeitet. Frau Emil schreibt dazu zum Beispiel:

»Als Kind haben wir oft heiraten gespielt und dann auch Kinder haben. Eine ganze Weile habe ich an den Storch geglaubt. Später – als ich dann wusste, wie es funktioniert, – wollte ich meine Mutter fragen, ob das wehtut, wenn das Baby bei der Scheide rauskommt, aber das war falsch, dass ich das gefragt habe, das habe ich gleich gemerkt. Ob es falsch war, dass ich ›Scheide‹ gesagt habe, oder die Frage an sich, das wusste ich nicht. Irgendwie war es empörend [...] Meine Oma hat öfters im Scherz gesagt, dass Männer keine Kinder kriegen könnten, weil sie die Schmerzen nicht aushalten würden. So um zu betonen, dass Frauen gar nicht das schwache Geschlecht seien und mehr aushalten als Männer. Daran habe ich schon lange nicht mehr gedacht.«

Hier findet man interessante diskursive Elemente. »Über das da unten spricht man nicht«, die diskursive Grenze bei dem Thema Schmerzen im Genitalbereich und auch, dass Frauen angeblich besser dazu geeignet sind, Leid zu ertragen, weil sie es besser können. Hier finde ich es wertvoll, die persönlichen familiengeschichtlichen mit den gesellschaftlich diskursiven Aspekten in Verbindung zu bringen. Dabei können narrative Fragen hilfreich sein: »Viel aushalten, war das wichtig in Ihrer Familie? Oder speziell für die Frauen in der Familie?« »Wenn Sie überlegen, in welcher Zeit Ihre Oma geboren wurde, denken Sie, da war ›viel aushalten‹ ein wichtiger Wert in der Nachkriegszeit?« So eine Einbettung eines bis dahin sehr individuell erlebten Wertes kann eine ganze neue Perspektive eröffnen.

Wenn diese Aspekte in den Stunden besprochen wurden, kann man den Schreibprozess wieder aufnehmen. Ich schlage gerne vor, nach diesen Betrachtungen die Interviewantworten noch mal durchzulesen und wichtige Schlüsselwörter zu unterstreichen. Mit diesen Wörtern lade ich dann ein, eine fließende Geschichte aus dem bisherigen Geschriebenen zu verfassen. Ich verwende auch die Vorgabe, zu verdichten und zu vertiefen, erkläre das aber nicht näher und überlasse es der Klientin, wie und ob sie das aufgreifen möchte.

Da entstehen dann oft sehr persönliche, berührende Geschichten, die nicht nur das Geburtserlebnis selbst sehr gefühlvoll beschreiben, sondern auch darüber hinausgehend lebensgeschichtliche, familienhistorische oder gesellschaftliche Bezüge herstellen, die die Geschichte in ein neues Licht rücken. Vielfach sind die Klientinnen selbst erstaunt, wie reichhaltig und vielseitig sie ihr Geburtserlebnis aufbereitet haben.

9.9.3 Geburtserlebnisse aus zwei Perspektiven

Als Abschluss finde ich es bereichernd, noch eine andere Perspektive mit einzubeziehen. Dies kann entweder nur lesend und erzählend geschehen oder die Geschichte kann nochmals verdichtet in einen Brief umgewandelt werden. Es haben sich hier für mich drei mögliche Perspektiven als fruchtbar herausgestellt:

1. Eine Herangehensweise ist es, die Perspektive des Partners, vor allem wenn dieser auch bei der Geburt dabei war, heranzuziehen. Der Partner kennt die Klientin gut und ist nicht nur Zeuge des Ereignisses, sondern kann dies auch in die bisherige Lebensgeschichte einordnen. Hier gibt es die Möglichkeit, dass diese Perspektive noch mal ein Gespräch zwischen der Klientin und ihrem Partner anregt.
2. Ein anderer Ansatz kann sein, dass die Klientin die Perspektive des Kindes einnimmt: »Wie hat das neugeborene Kind seine Mutter im Geburtsprozess erlebt?«, »Welche Stärken hat es an seiner Mutter kennenlernen dürfen?«, »Was war vielleicht schon in diesen ersten Stunden wichtig für die zukünftige Mutter-Kind-Beziehung?«. Dies können Fragen sein, die so eine Perspektive anreichern.
3. In einigen Fällen, wenn das Geburtserlebnis traumatisch war oder die Beziehungspersonen weniger verlässlich erscheinen, kann es Sinn ergeben, eine imaginierte Ressourcenfigur zu verwenden. Zum Beispiel eine mütterliche Figur, die Eigenschaften hat, die die Klientin bei ihrer realen Mutter vermisst hat, eine gute Fee oder eine starke Beschützerin. Auch aus der Perspektive so einer Figur kann es heilsam sein, die Geburtsgeschichte nochmals zu lesen. Auf diese Weise können die Verfasserinnen sich aus einer wohlwollenden Verstehweise auf ihre Stärke, ihre Resilienz, auf ihren Lebenswillen oder ihren Einsatz für ihr Kind fokussieren.

Aus dieser Arbeit des therapeutischen Schreibens können Klient:innen sich wichtige Ressourcen für die Zukunft mitnehmen.

Familie Ludwig

FRAU LUDWIG kommt in die Therapie, um ihr Geburtserlebnis, das sehr dramatisch verlief, aufzuarbeiten. Nach langen, überwältigend starken Wehen wurde sie einer Notsectio unterzogen. Das Kind kam glücklicherweise gesund zur Welt. Doch Frau Ludwig und ihr Partner fühlten sich in diesem Prozess sehr hilflos. Auch Wochen nach der Geburt fühlt sich Frau Ludwig noch unter Schock. Sie ist schnell erschöpft und erlebt sich kraftlos, kann das Weinen ihres Babys oft nur wie durch einen Nebel wahrnehmen. Ich arbeite mit Frau Ludwig an der Stabilisierung und Erdung; mit verschiedenen, auch hypnotherapeutischen Sequenzen gelingt es ihr, das Erlebnis für sich langsam zu integrieren. In der Abschlussphase der Therapie schreibt sie einen Erlebnisbericht.

»Die Wehen sind über mir zusammengeschlagen. Ich habe mich wie unter Wasser gefühlt. Immer wieder versucht, mich hochzukämpfen, aber das ging nicht. Ich dachte: ›Da siehst du es, du bist einfach zu schwach.‹ Als mir dann gesagt wurde, dass jetzt doch ein Kaiserschnitt erforderlich ist, war das wie eine Bestätigung dieses Gedankens. Um mich herum war Hektik. Ich hätte jetzt Angst haben können, aber ich bin mehr so in mir versunken.«

Diese und einige andere ausgewählte Stellen ihres Berichts liest sie in einem erweiterten Setting ihrem Partner vor. Ich ermutige Herrn Ludwig, seine Sicht des Geschehens darzustellen.

HERR LUDWIG Wirklich? Ich habe das ganz anders in Erinnerung. Ich seh dich kämpfend, wie eine Löwin. Du hast das so gut gemacht. Ich war total in Panik. Ich konnte nichts tun, um zu helfen. Aber ich hab dir zugesehen, wie du die Wehen veratmet hast und dich bewegt hast, um dir Erleichterung zu verschaffen. Ich weiß noch, dass ich mir gedacht habe, was da für Kräfte am Werk sind. Es war furchtbar. Aber es hatte auch was mit Ur-Kraft, Frauen-Kraft zu tun. Natürlich war das bitter mit dem Kaiserschnitt, aber davor hast du gekämpft.

FRAU LUDWIG Ja? Daran erinnere ich mich nicht so gut. Das war so viel auf einmal. Und ich hatte dann echt das Gefühl, unseren Sohn alleine zu lassen, als ich sediert wurde.
THERAPEUTIN Herr Ludwig, war das so? War Ihr Sohn alleine? Wo waren Sie zum Zeitpunkt der Entbindung?
HERR L. Ich war die ganze Zeit dabei. Ich habe ihn gleich bekommen, sobald er versorgt war. Und das war schon magisch. Es war ein bisschen komisch, dass wir nicht zu dritt waren. Aber ich war dann alleine mit ihm in so einem abgedunkelten Zimmer und nach der Hektik und dem Schrecken ist alles ganz ruhig geworden um uns und ich habe ihn lange im Arm gehabt und nur angeschaut. Das werde ich nie vergessen.
FRAU L. Schade, dass ich nicht da war. Aber gut, dass er dich hatte. Ich war dann ja auch gar nicht so in der Lage, ihn ins Herz zu schließen am Anfang. Da warst du schon echt wichtig.
TH. Sie waren beide wichtig. So schwierig dieses Erlebnis auch war, und das war es zweifellos, gibt es auch einen Teil in Ihnen, der darin etwas Gutes sehen kann? Vielleicht eine Stärke, die Sie zeigen, oder eine Kompetenz, die Sie entwickeln konnten?
FRAU L. Naja, wir mussten dann schon gut zusammenarbeiten, und du bist auch länger zu Hause geblieben als geplant. Es war nicht schön für mich, aber ich habe gelernt, dass ich mich auf dich verlassen kann. Ich glaube, viele junge Väter sind nicht so gut darin, die Babys zu pflegen. Du kannst das echt gut. Und ich vertrau dir da auch. Das tun glaube ich nicht alle Mütter.
HERR L. Ja. Ich wollte schon ein aktiver Papa sein. Aber dadurch war ich wirklich vom ersten Moment an sehr eingebunden. Wir haben es uns beide anders vorgestellt, aber es stimmt, ich fühle mich sehr sicher mit ihm. Manche Papas haben wahrscheinlich mehr Berührungsängste. Dafür war gar keine Zeit [lacht].
TH. Frau Ludwig, wie ist das für Sie, das zu hören? Auch das Bild der Löwin, das Ihr Partner hier gezeichnet hat?
FRAU L. Das tut gut zu hören. Wir hätten da schon früher drüber reden sollen. Ich hatte das mit dem Bewegen im Raum ganz vergessen. Ich hatte ein ganz anderes Bild von mir.
TH. Und für Sie, Herr Ludwig, hat sich etwas verändert durch unser Gespräch?

Herr L. Es war gut, auch über das Positive zu sprechen, nicht nur über das, was man bedauert. Das war für meine Frau sehr im Vordergrund, glaube ich. Und es stimmt, ich habe ein gutes, sicheres Gefühl im Umgang mit unserem Sohn. Die Teamarbeit am Anfang und als Familie hat irgendwie auch gutgetan.

In den Folgestunden gehe ich mit Frau Ludwig noch dem Bild der Löwin nach und wir erforschen die Themen Kraft und Vertrauen. Sie bedauert auch weiterhin den Verlauf ihrer Geburt, aber ihr Fokus liegt auf der Kraft, die ihre Familie entwickeln konnte.

Die Anreicherung um eine weitere Perspektive erlaubt oft nicht nur einen neuen Blickwinkel auf bisher unbeachtete Ressourcen, das Teilen von Geburtsgeschichten im Paarsetting stiftet auch Nähe und Vertrauen in der Paarbeziehung. Die erlebte Wertschätzung wird oft als sehr berührend und versöhnlich erlebt.

9.10 Internalisieren von Lösungen

Als aufmerksame Leser:in mag man sich jetzt vielleicht fragen: Warum ist es nach dieser ganzen intensiven therapeutischen Arbeit noch nötig, einen Brief an das Baby oder eine andere Person zu verfassen? Damit sind wir schon mittendrin in der Thematik des systemischen Internalisierens von Lösungen bei Therapieabschluss. In der systemischen Therapie legen wir besonderen Wert darauf, sich am Ende der Therapie noch einmal Zeit zu nehmen zurückzuschauen, Erarbeitetes festzuhalten, Erfolge zu feiern und erreichte Lösungen zu internalisieren (Geyerhofer 2017). Die Bezeichnung »Internalisieren« versteht sich dabei als Gegenbewegung zur narrativen Technik des Externalisierens. Während Probleme als nicht im Menschen verortet gesehen werden, ist es bei Lösungen wichtig, diese nicht extern zu attribuieren, sondern zu betonen, was Klient:innen selbst erarbeitet haben.

Ein Therapieerfolg besteht aus systemischer Perspektive nicht unbedingt darin, dass Symptome verschwunden sind oder Lebenseinschränkungen durchbrochen wurden. Das ist natürlich auch wichtig, wenngleich nicht immer im vollen Umfang möglich. Viel entscheidender ist es meines Erachtens, dass Klient:innen einen neuen Zugang zu ihrem Problem gefunden haben, die Schwierigkeiten in systemische Zusammenhänge bringen können und anschließend für sich neue Lösungen und damit auch neue Beziehungsgestaltungsmöglichkeiten entwickeln lernen. Dies hat dann Effekte in ihrem äußeren und auch in ihrem inneren System.

Von einer gelungenen Internalisierung von Lösungen kann – aus Therapeut:innensicht – gesprochen werden, wenn die folgenden Ziele in der Therapieabschlussphase erreicht wurden:

- Die Klient:in erkennt relevante Unterschiede zwischen den Problem- und den Lösungsdynamiken: »Früher hatte ich das so gesehen, jetzt sehe ich es anders.«
- Die Klient:in kann Lösungen internal attribuieren: Das Lösungssystem ist durch selbst erschlossene Ressourcen und die eigene Arbeit in der Therapie sowie außerhalb entstanden.
- Die Klient:in erkennt die Rolle, die die Probleme, aber auch die Lösungen für andere Mitglieder des Systems spielen. Umgekehrt weiß sie, welche Ressourcen sie aus ihrer sozialen Umgebung beziehen kann.
- Die Klient:in kann das Lösungsmuster auch auf andere Probleme umlegen, das Lösungssystem generalisieren. Wenn eine Mutter beispielsweise gelernt hat, Stresssignale ihres Körpers, ausgelöst durch das weinende Baby, zu erkennen und darauf mit Selbstmitgefühl statt mit Selbstabwertung zu reagieren, kann sie dies dann auch in anderen stressigen Situationen anwenden.
- Die Klient:in hat eine zuversichtliche Zukunftsperspektive entwickelt. Sie traut sich zu, auch neu auftauchende Probleme, die das Leben als Elternteil unweigerlich mit sich bringt, gut lösen zu können.

In Bezug auf peripartale psychische Probleme ist dieses Verinnerlichen und Verbreitern von Lösungen besonders wichtig, weil Klient:innen in einer ganz speziellen Lebenssituation in die Therapie kommen, die temporär begrenzt ist. Oft finden Therapieabschlüsse rund um das Ende der Elternzeit statt. Mütter nehmen ihr Arbeitsleben wieder auf, sind von da an doppelt gefordert und müssen umso mehr die in der Therapie erarbeiteten Ressourcen und Lösungen pflegen und bewahren. Mit dem Ende der Babyzeit sind die Belastungen für junge Familien nicht abgeschlossen. Kleinkinder, Schulkinder und Pubertierende bringen jeweils neue Herausforderungen ins Familiensystem und berühren oft in ihrer Art vergessen geglaubte Teile des inneren Systems.

All das kann am Ende einer Therapie durch die Methoden des Internalisierens von Lösungen günstig beeinflusst werden. Für die PPD haben sich für mich vor allem drei solcher Methoden als hilfreich etabliert:

1. *Verfassen eines Briefes für das Baby, wenn er oder sie erwachsen ist*
   Anschließend an die Bearbeitung einer Geburtsgeschichte oder auch zum Abschluss einer Therapie eines anderen Problems kann man einen Brief vorbereiten, den das Kind lesen darf, wenn es erwachsen ist. Hierin kann die Mutter zeigen, wie sie Schwierigkeiten überwunden hat und welche Gedanken und Erkenntnisse dabei wichtig waren. Sie kann dabei imaginieren, dass das Kind vielleicht einen ähnlichen Charakter haben wird und mit ihm oder ihr ihre Problemlösungen teilen. Hier kann auch das Geschlecht des Kindes eine Rolle spielen. Insgesamt könnte dies auch als Tipps für einen möglichen zukünftigen Vater oder eine zukünftige Mutter verstanden werden.

2. *Packen eines Ressourcenkoffers für eine zukünftige Schwangerschaft*
   Einige Mütter planen nach erfolgreichem Therapieabschluss, später ein weiteres Kind zu bekommen. Dafür, oder wenn es zu anderen herausfordernden Situationen kommen sollte, kann ein Ressourcenkoffer gepackt werden. Man kann beispielsweise einen Schuhkarton benutzen, in welchen man sowohl physische Ressourcen als auch Kärtchen mit Merksätzen oder Ähnlichem zusammenstellt. Hier spielen symbolische Gegenstände oder Anker-Symbole aus der Trancearbeit eine wichtige Rolle. Im Fallbeispiel Frau Berta z. B. waren dies unter anderem ein Stückchen unbearbeitetes Holz und ein Kärtchen mit dem Satz: »Es ist gut so, wie es ist.«

3. *Interview oder Zeitungsartikel für die »Mama-Baby-Community«*
   Unterstützt durch Interviewfragen der Therapeut:in kann die Klient:in einen Artikel verfassen für ihre »Peer-Gruppe«. Das kann

> entweder eine Social-Media-Community oder eine reale Spiel-Gruppe oder Ähnliches sein. Natürlich muss dieser Artikel nicht tatsächlich veröffentlicht werden. Aber die Vorstellung, anderen in der gleichen Situation die eigenen Lösungen hilfreich zur Verfügung zu stellen, kann sehr bestärkend und befreiend wirken.

Gerade in der herausfordernden Lebensphase, wenn die Elternzeitzeit zu Ende geht oder vielleicht ein weiteres Kind geplant wird, scheint die Zeit oft knapp und Klient:innen beenden die Therapie, weil es ihnen wieder gut geht. Von therapeutischer Seite hier noch mal darauf hinzuweisen, dass Abschlussstunden und Abschlussrituale viel zu einem nachhaltigen Therapieerfolg beitragen, ist daher besonders wichtig (Geyerhofer 2017). Es sind oft nur ein oder zwei Sitzungen zum Schluss, die nötig sind, um Lösungen zu internalisieren, und die es Klient:innen ermöglichen, ihre Lösungskompetenz auch in der Zukunft abzurufen.

9.11 Umgang mit hartnäckigen Problemen und sogenannten Rückfällen

Auch bei aller Mühe und Umsicht, die man in einen gelungenen Therapieabschluss steckt, ist das Ende der Therapie nicht immer das Ende der Therapie. Manchmal kommen Klient:innen nach Monaten, in denen es ihnen gut ging, wieder zurück und klagen über neue oder ähnliche Beschwerden. Wie können wir uns das systemisch erklären?

Systeme, innere und äußere, sind auf ihre Selbsterhaltung bedacht. Wenn wir der Systemtheorie (siehe Abschn. 4.1.1) folgen, müssten wir eigentlich eher fragen, wie es gelingen kann, dass Systeme sich dauerhaft verändern, ohne sich wieder in alte Muster einzuschwingen. In der Therapie haben Klient:innen vielleicht gelernt, dass ihre heutigen Probleme die Lösungen von gestern waren, und haben diese unpraktisch gewordenen »Lösungen« durch passendere, neue Muster ersetzt. Aber unser Gehirn hat die Tendenz, sich vor allem in Stresssituationen eher älterer, früher erlernter Bahnen zu bedienen. Und auch in Familiensystemen können neue Stressoren den Rückgriff auf alte Lösungsstrategien bedeuten. Ich betrachte das Wiedererscheinen von Klient:innen also nicht als Rückfall oder Misserfolg. Gunther Schmidt hat dazu den Ausdruck »Ehrenrunde« geprägt (Schmidt 2004). Er betont dabei, dass, auch wenn es sich ähnlich anfühlt, niemals dasselbe Problem zweimal auftritt. Der Mensch ist mittlerweile ein anderer, seine Erlebnis- und Handlungsmuster, seine Kompetenzen und Ressourcen haben sich entwickelt. Der Begriff Ehrenrunde legt den Fokus auf die Handlungskompetenzen der Person, sich noch mal in ungewollten Erlebnismustern zu bewegen, quasi eine Runde zu drehen, dies aber beobachten zu können und das mit dem Wissen, schon einmal das gewünschte Erleben, die Lösung, entwickelt zu haben.

Aus meiner Erfahrung sind es bei Klient:innen, die eine PPD oder ähnliche Probleme schon einmal überwunden haben, vor allem die folgenden Gründe, warum sie erneut Therapie in Anspruch nehmen:

- *Die Therapie wurde zu früh beendet.*
  Oft beenden Klient:innen die Therapie, weil sie mit dem Ende der Elternzeit keine Zeit mehr für Therapie haben oder diesen Lebensabschnitt hinter sich lassen wollen. Für mich ist das immer in Ordnung, wenn Klient:innen, auch wenn vielleicht noch nicht alles gelöst ist, andere Wege finden, sich weiterzuhelfen. Es muss ja nicht immer Psychotherapie sein. Und wenn sie dann doch wieder was brauchen, kann man da fortsetzen, wo man zuletzt aufgehört hat.

- *Das Leben ist dazwischengekommen.*
  Die Therapie war erfolgreich und wurde nachhaltig gut abgeschlossen, aber trotzdem kommen Symptome zurück, weil es neue Herausforderungen gibt. Die Großmutter ist verstorben, die Partnerschaft geht in die Brüche, bei einer weiteren Schwangerschaft gibt es Komplikationen und, und, und … Das Leben bietet immer wieder Gelegenheiten, auf Anforderungen z. B. mit Symptombildung zu reagieren. Manchmal können Lösungen aus der letzten Therapie von den Klient:innen selbst auf die neue Situation generalisiert werden, manchmal braucht es dazu therapeutische Hilfe und manchmal müssen völlig neue Wege eingeschlagen werden.

- *Einladungen aus dem äußeren System kommen hinzu.*
  Manchmal passt eine Veränderung gut für die Klient:in, die Dynamiken in ihrem sozialen Umfeld laden sie aber beständig ein, in

alte Muster zu verfallen. Die Mutter lernt zum Beispiel, ihrem Kind gegenüber mehr auf ihre Bedürfnisse zu achten, dann entwickelt der Partner ein psychisches Problem und sie muss sich dessen Bedürfnissen unterordnen. Oder eine Klientin versöhnt sich mit ihrem Essverhalten und die Kolleginnen sprechen in der Pause plötzlich nur noch von Diätplänen. Das sind natürlich keine äußeren Tatsachen, sondern auch hier bestimmt das eigene Wahrnehmungsmuster. Aber die äußeren Umstände können mehr oder weniger intensiv dazu einladen, wieder in alte Muster einzusteigen.

- *Alte Probleme melden sich in neuem Gewand.*
  Manche Klient:innen finden in der Therapie Lösungen für ein Problem und es kehrt vorerst Ruhe im inneren System ein. Dann treten nach Therapieabschluss mehr oder weniger plötzlich Verschlechterungen auf. Oft sind es hier alltägliche Situationen oder Ärgernisse, die eine unproportional intensive emotionale Reaktion auszulösen scheinen. In solchen Fällen gehe ich davon aus, dass hier innere Dynamiken am Werk sind, sich innere Teile zu Wort melden, denen noch nicht genug Gehör verschafft wurde. Hier kommen wir zu den sogenannten hartnäckigen Problemen – Themen, die tiefer verankert sind und oft noch einer weiteren Bearbeitung bedürfen.

Fallbeispiel Frau Gustav

FRAU GUSTAV wurde im Abschnitt 9.4 vorgestellt. Sie kam wegen einer PPD und unerwünschten Gefühlen von Wut und Zorn *(postpartum rage)* in die Therapie. Nachdem sie ihre »Wutausbrüche« sehr rasch in den Griff bekommen hatte, verschlechterte sich auf der anderen Seite ihre depressive Symptomatik. Dies gibt bereits einen Hinweis darauf, dass es sich hier um ein hartnäckiges Problem handelt. Die Wutausbrüche hatten, so sehr sich Frau Gustav auch vor diesen fremderlebten Gefühlen erschrocken hatte, offenbar eine wichtige Funktion. Deren Wegfall schien das System zu destabilisieren. Frau Gustav fühlte sich noch leerer und verzweifelter als je zuvor.

Wir arbeiteten dann eine Zeit lang mit dem inneren Teil, der so wütend war, und Frau Gustav setzte sich mit Erlebnissen, die sie als Kind mit ihrer Mutter hatte, auseinander. Die Wut und Ohnmacht der überforderten Mutter, die eine große Familie hatte und in finanzieller Bedrängnis war, wurden für Frau Gustav erleb- und zum Teil auch verstehbar. Sie lernte, sich abzugrenzen gegen gefühlte Grenzüberschreitungen – auch wenn es gegenüber ihrem eigenen Kind war – und dabei zwischen verständlicher, notwendiger Wut und Gewalt(fantasien) zu differenzieren. Sie übte, im Alltag bewusst Raum einzunehmen und ihre Grenzen zu verteidigen, z. B. in öffentlichen Verkehrsmitteln. Im Supermarkt gelang es ihr, sich trotz drängelnder Miteinkäufer:innen Zeit zu lassen und in Ruhe ihre Münzen herauszusuchen, die sie zum Bezahlen verwenden wollte. Das waren, auch wenn es von außen vielleicht nur Kleinigkeiten zu sein scheinen, wichtige Meilensteine in der Therapie. Die Depression zog sich langsam zurück, geriet aus dem Fokus. Und als es ihr besser ging, beschloss Frau Gustav, eine neue Arbeitsstelle anzunehmen und die Therapie zu beenden.

Etwa 10 Monate später ersuchte Frau Gustav um einen neuen Termin und berichtete, dass es ihr plötzlich wieder sehr schlecht ginge. Sie fühlte sich erneut innerlich leer und alles war furchtbar schwer geworden.

FRAU GUSTAV Seit ein paar Wochen fühlt es sich an, als würde ich durch Morast waten. Jeder Schritt ist anstrengend. Als würde ich einen unfassbar schweren Mantel tragen und das, wo doch gerade der Frühling kommt.

Ich frage, ob es Probleme in der Familie gibt oder etwas bei der neuen Arbeitsstelle nicht passt. Sie meint, dass eigentlich alles in Ordnung wäre, und überlegt. Wenn etwas nicht passt, wäre es am ehesten die Kinderkrippe, in die Philipp jetzt geht, das läge ihr irgendwie im Magen. Ich frage hier weiter und erfahre, dass es einige Gespräche mit der Pädagogin gab, weil Philipp andere Kinder gebissen habe.

FRAU G. Ich fühle mich dort nicht wohl, auf diesen kleinen Stühlchen. Ich werde immer hinzitiert und diese Pädagogin fragt mich aus. Was Philipp schon kann, was er zu Hause isst und ob er normal spielt zu Hause. Was soll das heißen, normal spielen? Ich habe das Gefühl, sie will mir sagen, dass ich eine schlechte Mutter bin und dass Philipp nicht normal ist. ... Ich bin immer fix und fertig nach diesen Gesprächen. Am schlimmsten war es, als mein Mann dabei war. Er hat total gemeinsame Sache gemacht mit ihr. Ihr gesagt, dass ich mich schwertue, Philipp los-

zulassen. Ich bin immer weiter versunken auf dem Kinderstuhl und war gleichzeitig so sauer auf ihn. Hab mich total verraten gefühlt.
In den darauffolgenden Stunden gehen wir diese Szene noch mal in Trance durch und beschäftigen uns auch mit dem schweren Mantel und dem Morast. Es ergibt sich ein Zusammenhang, vielleicht nicht ursächlich, aber zeitgleich mit den Gesprächen in der Krippe hätten sich die Symptome so vehement zurückgemeldet. Frau Gustav findet es nicht nachvollziehbar, dass eine so wenig zentrale Person in ihrem Leben, wie die Kleinkindpädagogin ihres Sohnes, bei ihr so starke Veränderungen auslösen kann. Frau Gustav geht dem Gefühl nach, das sie in diesen Gesprächen hatte, und berichtet in der nächsten Sitzung, dass der Mantel eigentlich ein Panzer sei. Es sei das Gefühl, mit einer schweren, gepanzerten Rüstung herumzulaufen. Ich frage nach, wozu der Panzer da wäre, wovor er schützt. Frau Gustav wird sehr emotional und meint, der Panzer schütze nach innen und nach außen, vor ihren eigenen Gefühlen und vor dem, was von außen kommt.
In der nächsten Sitzung erzählt sie mir, dass ihr Szenen aus ihrer Kindheit wieder eingefallen sind. Dass es mehr Grenzüberschreitungen gab durch andere Familienmitglieder und dass ihre Mutter sie da nicht ernst genommen hat. Ernst genommen zu werden und die eigene Autonomie zu schützen, ist ein wichtiges Bedürfnis der Klientin. Droht diese verletzt zu werden, reagiert ihr inneres System vehement.
Die therapeutische Bearbeitung dieser Themen braucht Zeit, und hier alles zu beschreiben, sprengt den Rahmen dieses Buches. Frau Gustav ist es aber gelungen, diesen Erinnerungen und Werten einen Platz in ihrer Lebensgeschichte zu geben. Auch schmerzhafte Erinnerungsmuster stehen ihr bewusst zur Verfügung und sie kann fühlen, wofür sich das Wiederauftauchen solcher Bilder in ihrem System einsetzt.

An diesem Beispiel kann gezeigt werden, dass sich hartnäckige Probleme nicht grundlos wieder melden. Es ist natürlich nicht immer so, dass spezifische biografische Momente wiederauftauchen oder eine erweiternde Geschichte zu einem Trigger gefunden werden kann. Darum geht es auch nicht. Ich möchte mit diesem Beispiel nur das Vertrauen stärken, dass unangenehme, repetitive Erlebens- und Verhaltensmuster auf wichtige Bedürfnisse im System der Klientin hinweisen. Systemisch suchen wir hier nicht nach einem biografischen Grund, wir gehen davon aus, dass sich das Erlebensmuster, das sich unwillkürlich aufdrängt, für ein wichtiges Bedürfnis einsetzt. Dazu gibt es meistens auch eine Geschichte in der Biografie. Ein Wiedererscheinen einer Klient:in nach abgeschlossener Therapie ist deshalb nicht als Misserfolg, sondern als Chance zu werten.

10 Zwei ausführliche systemische Fallbeispiele

10.1 Fallbeispiel A: Familie Cäsar

Das Ehepaar Cäsar ist seit 6 Jahren zusammen und vor zwei Jahren, als Frau Cäsar ungeplant schwanger wurde, haben sie geheiratet. Frau Cäsar ist 36 Jahre alt und hat vor ihrer Elternzeit im Logistikbereich gearbeitet. Herr Cäsar ist 39 und selbstständig in einem Ein-Personen-Unternehmen im IT-Bereich. Gemeinsam haben sie einen Sohn, Luca, der zu Therapiebeginn 16 Monate alt ist.

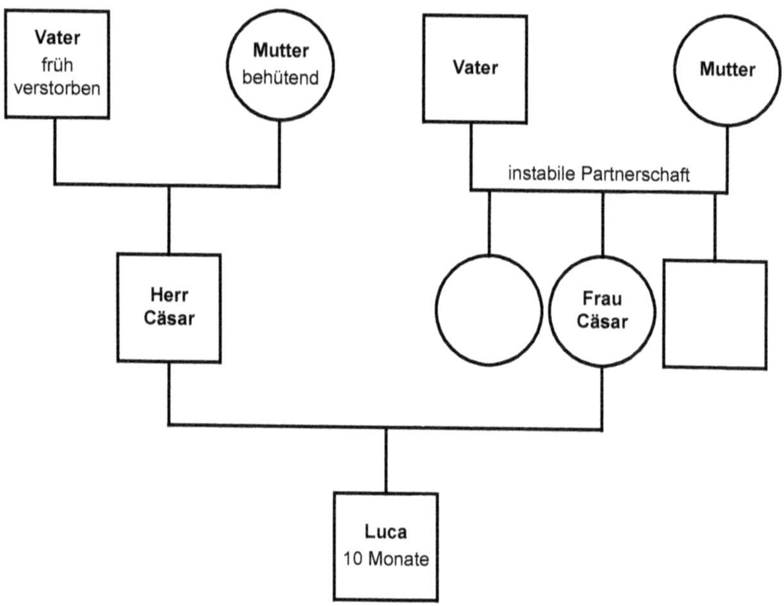

Abb. 9: Das Genogramm von Familie Cäsar

Vorgeschichte

Frau Cäsar ist 36 Jahre alt. Ihre Familie ist in den 1990er-Jahren nach Österreich gekommen. Ihre Eltern hatten eine unstete Partnerschaft und Frau Cäsar beschreibt ihre Kindheit als turbulent. Die Eltern haben beruflich gut Fuß fassen können. Sie waren streng in Bezug auf die schulischen Leistungen ihrer Kinder. Schulisch und beruflich voranzukommen, war das stabilisierende Element des Familienlebens. Zwischenmenschlich gab es viele Konflikte und die Eltern trennten und versöhnten sich mehrfach. In der Oberstufe ließen Frau Cäsars Leistungen nach und sie stürzte sich in verschiedene Abenteuer, die manchmal kein gutes Ende nahmen. Sie landete emotional immer wieder in Phasen von »schwarzen Löchern« bis hin zu Phasen, wo sie sich kaum bewegen konnte. Mit 19 wurde ihr eine Depression diagnostiziert. Sie brach die Schule ab und war immer wieder in stationärer Behandlung. Es war aber möglich, die Situation zu stabilisieren, und Frau Cäsar hat einen guten Umgang mit ihren Symptomen erarbeitet.

Die Depression besucht sie weiterhin immer wieder mal, aber längst nicht mehr in diesem Ausmaß. Die aktuelle Partnerschaft ist für sie mit viel Streit und Frustration verbunden, sie erlebt sich darin aber nicht als depressiv.

Herr Cäsar (39) ist als Einzelkind aufgewachsen. Seine Familie beschreibt er als stabil und harmonisch. Der Vater erkrankte an Krebs, als Herr Cäsar 15 Jahre alt war, und verstarb. Seine Mutter hatte von Anfang an ein sehr inniges, behütendes Verhältnis zu ihm und er hatte das Gefühl, dass auch in Hinblick auf den Tod des Vaters viel von ihm ferngehalten wurde. Die Mutter unterstützte ihn in der Schule und nahm ihm in jeder Hinsicht viel ab. So konnte er den Verlust irgendwie gut verkraften.

In der Jugend hatte Herr Cäsar wenig Sozialkontakte und machte auch als Erwachsener erst spät seine ersten Beziehungserfahrungen. Er lebte recht zurückgezogen und das Kennenlernen seiner jetzigen Frau hatte ihm ganz neue Erfahrungen ermöglicht. Er war sehr beeindruckt von ihrem einnehmenden Wesen und die beiden waren anfangs sehr verliebt. Erst später hatte er von ihren psychischen Schwierigkeiten erfahren, was ihn verunsicherte. Er hat den Eindruck, dass es seiner Frau seit der Geburt des Sohnes psychisch nicht gut geht, und hat in dem Zusammenhang von PPD gelesen. Deshalb möchte er, dass sie eine Therapie macht.

Frau Cäsar ist sehr therapieerfahren und nicht der Ansicht, dass sie derzeit eine Einzeltherapie braucht. Sie möchte lieber über die Beziehungsschwierigkeiten sprechen und so ist die Familientherapie der Kompromiss, auf den sich die beiden einigen.

Erstgespräch

Zum Erstgespräch erscheint das Ehepaar gemeinsam mit ihrem Sohn in der Praxis. Die Erwachsenen wirken angespannt auf mich. Herr Cäsar spricht sehr schnell und viel. Frau Cäsar scheint müde zu sein und gereizt. Anfangs versuche ich immer, eine Kennenlernphase zu gestalten, bei der es noch nicht um das Problem geht. Ich frage nach Lebensumständen, Interessen und Ressourcen. In dieser Phase ist Luca (16 Monate) noch ruhig und sitzt bei seiner Mutter.

Als ich nach dem Anliegen für die Therapie frage, beginnt Herr Cäsar zu erzählen, was zu Hause alles nicht stimmt. Luca fängt an, herumzuwandern und die Praxis zu erkunden. Frau Cäsar steht bald auf und nimmt ihm Dinge aus der Hand. Herr Cäsar erzählt weiter und auch meine Aufmerksamkeit wandert zwischen den drei Familienmitgliedern. Ich habe den Eindruck, dass Herr Cäsar versucht, das zu unterbinden, indem er mich intensiv anschaut und noch schneller spricht. Gleichzeitig höre ich Frau Cäsar vermehrt seufzen und ihren Sohn zurechtweisen.

THERAPEUTIN Das ist ganz schön schwierig, nicht wahr? Sie, Herr Cäsar, möchten mir erzählen, was Sie beide in die Therapie führt, und Sie [zu Frau Cäsar] passen auf Luca auf und schauen, dass er nichts kaputt macht. Und Luca schaut sich gerade die Praxis an, die ist ja neu für ihn. Das ist okay. Er kann die Sachen ruhig in die Hand nehmen.

Frau Cäsar setzt sich erst mal wieder hin. Sie wirkt erleichtert. Herr Cäsar möchte jetzt mit seiner Erzählung fortfahren. Frau Cäsar ist verärgert, sie meint, er hätte jetzt lange genug gesprochen.

FRAU CÄSAR So ist das zu Hause auch. Er textet mich zu, kommt von einem Thema ins nächste, ich muss parallel noch auf Luca schauen, und wenn mir dann der Kragen platzt, dann soll ich krank sein und zur Therapie gehen. Verstehen Sie? Das ist doch Blödsinn.

TH. Ja, das versteh ich, dass das unfair ist. Darf ich trotzdem bei Ihrem Mann noch mal nachfragen, weil ich es wirklich nicht gut hören konnte beim ersten Mal, dass er es kurz zusammenfasst? Und dann frage ich Sie. Okay? [nicken]

HERR CÄSAR Okay, das Wichtigste. Ja, wir streiten, und ich weiß, mein Reden artet manchmal aus. Aber ich muss den Gedanken halt zu Ende führen. Und der Grund, warum wir hier sind, ist, dass meine Frau gerade nicht im normalen Ausmaß wütend ist oder enttäuscht. Sie hatte früher schon psychische Schwierigkeiten und war im Krankenhaus und jetzt ist sie oft außer sich oder sie ist eben sehr traurig, depressiv. Ich glaube nicht, dass das an mir liegt. Das war ja schon einmal so.

FRAU C. Ich hatte mal psychische Probleme und ich kenne das, wenn es mir so geht. Derzeit geht es mir schlecht, weil du mir nicht hilfst. Du bist nur hinter dem Computer, ich mach hier die ganze Arbeit. Bei Luca muss man permanent dran sein. Du fühlst dich null zuständig. Du hast keine Ahnung, wie anstrengend das ist.

Luca beginnt zu quengeln, als es emotionaler zwischen den Eltern wird. Frau Cäsar nimmt ihn hoch und geht mit ihm durch den Raum. Ich warte, bis sich die Stimmung etwas beruhigt.

Den Rest der Stunde sprechen wir über die Lebensumstände und über die Rahmenbedingungen, die für eine Paartherapie wichtig wären. Luca hat noch keinen Krippenplatz und keine Babysitterin. Ich schlage dem Paar vor, zu Hause über Möglichkeiten nachzudenken, wie er während der Stunde betreut werden könnte. Bis dahin vereinbare ich zwei Einzelsitzungen mit Herrn und Frau Cäsar jeweils alleine, damit sie mir in Ruhe die Vorgeschichte schildern können. Das Paar erklärt sich einverstanden. Frau Cäsar betont aber nochmals, dass das keine Einzeltherapie werden soll. Ich hole mir noch von Herrn Cäsar die Zusage ein, dass es von beiden Seiten her Probleme gibt, an denen beide arbeiten müssen, und dass das eine gemeinsame Anstrengung werden soll. Das scheint Frau Cäsar zu beruhigen. Es gelingt nicht – und ich versuche es auch nicht hartnäckig –, inhaltlich ein gemeinsames Anliegen oder Ziel zu erarbeiten. Das würde das Setting derzeit überfordern. Erst mal den Rahmen für die Therapie zu schaffen und nicht auf die eskalative Dynamik einzusteigen, ist jetzt wichtig.

Reflexion Erstgespräch

Herr und Frau Cäsars Entschluss, trotz der schwierigen Umstände und dem noch umstrittenen Therapieanliegen in die Therapie zu kommen, ist bewundernswert. Den beiden scheint die Beziehung am Herzen zu liegen. Die Dynamik, in die sie, eigentlich nicht nur das Paar, sondern alle drei Familienmitglieder, verstrickt sind, entfaltet sich sehr rasch. Ich beobachte ein zirkuläres System aus Zuständigkeiten, Überforderung, dem Wunsch, sich auszudrücken, Sorge, sich nicht ernst genommen zu fühlen, und verstärkend ein lebhaftes Kleinkind und wieder von vorn. Die Dynamik wirkt auch auf mich einladend und ich merke eine gewisse Ermüdung nach der Stunde. Ich musste immer wieder bewusst Impulsen widerstehen, einzugreifen oder zu sagen, wie das »besser« geht.

Manchmal können Babys und Kleinkinder in den Stunden dabei sein. Hier erscheint mir das keine Option. Das Alter ist gerade das ungünstigste und Versuche, die sich im Kreis drehenden Muster zu unterbrechen, scheitern in dem Setting. Ich möchte aber Luca im Verlauf der Therapie gedanklich und später vielleicht auch physisch wieder einladen.

Als Ressource sehe ich, dass beide sich schon intensiv mit den Schwierigkeiten beschäftigt zu haben scheinen und dass sie sprachlich sehr genaue Formulierungen haben für ihre jeweilige Perspektive. Es ist ihnen wichtig, von mir nicht »falsch« gesehen zu werden, was ich auch als Wertschätzung der Therapie als möglichen Ort der Veränderung deute. Ich sehe Potenzial, die derzeitigen Angriffsformulierungen paraphrasiert: »Deine Gefühle sind derzeit nicht normal, du bist krank« beziehungsweise »Ich bin nur erschöpft, weil du mir nie hilfst« als wichtige Bedürfnisäußerungen partnerschaftlicher Sorge und als Wunsch nach fairer Arbeitsteilung umzudeuten.

Anfangsphase, Setting stabilisieren

In den nächsten beiden Stunden kommen die Cäsars jeweils allein und können ihrem Leidensdruck in Ruhe Ausdruck verleihen. Sie erzählen die Vorgeschichte und nochmals von ihrem Blick auf die jetzige Situation. Mir ist es wichtig, diese Blickweisen auch ins Paarsetting zu bringen.

Es gelingt der Familie, der es derzeit finanziell nicht gut geht, eine Nachbarin zu finden, die auf Luca während der Sitzungen aufpasst. Längerfristig möchte Frau Cäsar eine Teilzeitarbeitsstelle finden und Luca in einer Krippe anmelden. Dies ist aber in den ersten Monaten noch nicht umsetzbar. Die Lösung mit der Nachbarin funktioniert meistens. Wir vereinbaren Termine im Drei-Wochen-Abstand, die zwar aufgrund von Krankheit oder vorübergehenden Eskalationen ab und zu ausfallen, aber im Großen und Ganzen stabilisiert sich ein Rhythmus.

In der ersten Paar-Stunde ohne Luca kann durch eine deeskalierende Gesprächsführung (vgl. Abschn. 9.1.1) eine ruhigere Arbeitsatmosphäre geschaffen werden. Die Therapieanliegen stehen zunächst weiter im Widerspruch. Herr Cäsar möchte, dass Frau Cäsar einsieht, dass sie derzeit an PPD leidet, und Frau Cäsar möchte, dass ihr Mann mehr im Haushalt und in der Kinderbetreuung übernimmt. Das sieht sie als den eigentlichen Grund ihrer starken Gefühle und das Abschieben dieses berechtigten Anliegens auf ihre Depression erlebt sie als entmündigend. Worauf sich beide als Therapieziel einigen können, ist, dass sie sich wünschen, besser miteinander zu kommunizieren, und dass sich Konfliktdynamiken nicht so schnell verselbstständigen und eskalieren.

Kommunikation

Herrn und Frau Cäsar fällt es sehr schwer, einander zuzuhören. Sie fallen sich gegenseitig oft ins Wort. Ich biete ihnen bald an, die Kommunikation über mich laufen zu lassen, damit ein Zuhören, ohne sich angegriffen zu fühlen, leichter möglich wird. Wir sprechen auf der Metaebene darüber, was jeder denkt, woran es hakt beim miteinander Reden. Frau Cäsar schildert, sich von Herrn Cäsars Redeschwall oft überfahren zu fühlen. Deutsch ist nicht ihre Erstsprache, aber sie spricht es ausgezeichnet. Trotzdem würde sie einen Moment brauchen, um ein Argument mal verarbeiten zu können und darauf zu antworten, dann folgen aber schon die nächsten gedanklichen Abzweigungen ihres Mannes und sie kommt oft nicht hinterher.

Herr Cäsar fühlt sich von seiner Frau häufig unterbrochen. Außerdem ist er oft überrascht von den intensiven emotionalen Reaktionen seiner Partnerin. Er meint, noch ganz sachlich zu argumentieren, und sie wird laut oder weint. Frau Cäsar meint, deshalb manchmal die Fassung zu verlieren, weil sie schon so erschöpft ist. Ihr Mann sei nämlich nur gut in langen Reden, das Anpacken liege ihm weniger. Die langen Auseinandersetzungen führen zu keinem Ergebnis, keiner realen Veränderung und das mache sie so verzweifelt und müde. Sie habe schon überlegt, ob ihr Mann an ADS leiden könnte, weil er sich so verzettelt. Das wiederum möchte Herr Cäsar nicht hören.

Auf der inhaltlichen Ebene entsteht immer wieder die Einladung, in eine Diskussion zu fallen, wer jetzt tatsächlich der »Kranke« in der Beziehung ist und wer nur zu langsam oder zu emotional. Diese Streitfrage versuche ich zu vertagen und erst mal auf der Ebene der Kommunikation zu bleiben. Wir erarbeiten ein Stoppsignal, wenn Konflikte zu eskalieren drohen, vor allem zu Hause, wenn Luca dabei ist. In den Stunden biete ich dem Paar an, sich Notizen zu machen, wenn sie gerade nicht am Wort sind, um dem Drang, zu unterbrechen, länger widerstehen zu können. Wir überlegen auch, was sinnvolle Unterbrechungen sein könnten. Wie man um eine Pause bitten kann, ohne dass der andere seinen Gedankengang aufgeben muss.

In den Stunden gelingt es bald, etwas langsamer und ruhiger zu arbeiten, vor allem indem wir immer wieder auf die Metaebene gehen und rekapitulieren, was gerade in der Kommunikation passiert. Es wird manchmal hitzig und auch nötig, Gespräche komplett zu stoppen und kurz im Vorraum eine Pause zu machen. Das Paar bemerkt, dass es in den Stunden besser gelingt, so zu kommunizieren, dass man sich gehört und verstanden fühlt. Ohne Moderation zu Hause ist es immer noch schwierig. Manchmal werden Termine kurzfristig abgesagt, weil einer der Partner sich weigert zu kommen. Nach einiger Zeit melden sie sich aber immer wieder.

Frau Cäsar und die sie verlassenden Kräfte

Um sich den inhaltlichen Therapieanliegen zu widmen, schlage ich eine Technik vor, die sich Einzeltherapie in Anwesenheit des Partners (Hinsch u. Hinsch 2010) nennt. Dabei hat ein Partner die Möglichkeit, seine Geschichte zu erzählen, ohne dass der andere Partner etwas berichtigen muss. Er/Sie bekommt dafür ausreichend Zeit. Der Partner darf dann seine Sichtweise als neue Geschichte erzählen, die in ihm/ihr gerade entsteht. Die unterschiedlichen Geschichten stehen nicht in Konkurrenz zueinander und müssen auch nicht zu einer gemeinsamen Geschichte verbunden werden: »In der Erzählung konstruiert sich das Paar immer wieder neu« (ebd., S. 53).

Frau Cäsar erzählt in einer Stunde ungestört, welche Rolle ihre Depression aus ihrer Sicht in der Beziehung bisher gespielt hat. Sie berichtet, dass sie als junge Frau sehr unter ihren depressiven Phasen unterschiedlicher Intensität gelitten habe. Mithilfe von Therapie und Medikamenten sei es ihr aber gelungen, die Dinge unter Kontrolle zu bekommen und sich von dem unruhigen Lebensstil zu verabschieden, der viel zu den »Abstürzen« beigetragen habe. Sie hat dann ihren Mann kennengelernt, und das war ihre erste lange, stabile Beziehung.

Für ihn war sie immer noch ein recht stimmungsabhängiger Typ, für sich selbst war das aber schon eine sehr stabile Phase. Und er war da ein wichtiger Faktor. Einen verlässlichen Partner zu haben und auch für ihn verlässlich zu sein, war wichtig. Leider hatte sie dann wieder einen Rückfall: zuerst ein paar kürzere Phasen, in denen sie sich unwohl und müde fühlte, aber versuchte durchzuhalten, und dann einen großen Crash, wo plötzlich gar nichts mehr ging. Da musste sie für einige Wochen stationär aufgenommen werden.

In der Zeit davor hatten ihr Partner und sie davon gesprochen, bald zusammenzuziehen. Eigentlich hatte sie schon probeweise bei ihm gewohnt gehabt. Nach dem stationären Aufenthalt war davon keine Rede mehr. Sie hatte sich auch nicht mehr getraut, das anzusprechen. Als ob es das Thema plötzlich nicht mehr gäbe, habe sich das angefühlt. Und obwohl sie die Beziehung fortsetzten, hatte sie lange das Gefühl, dass er sie nicht mehr in sein Leben reinließe.

Später kamen sie sich wieder näher, stritten aber auch immer viel. Rückblickend, auch jetzt, wo ihr Sohn auf der Welt ist, denkt Frau Cäsar, dass er damals einfach kalte Füße gekriegt hat beim Thema Zusammenziehen, auch weil er es gewohnt war, viel für sich zu sein. Aber er musste sich dem nie richtig stellen und hatte ihre Diagnose vorgeschoben.

Sie zogen dann erst mit der eingetretenen Schwangerschaft, sozusagen notgedrungen, in eine gemeinsame Wohnung und heirateten im Zuge dessen auch. Aber bei Frau Cäsar blieb das Gefühl, dass, wenn es um ihre Diagnose geht, die Augenhöhe verloren ging, sie hilflos den Dynamiken ausgesetzt war und nicht mehr ernst genommen wurde.

Dieser wichtige Puzzlestein der Paargeschichte ist hilfreich, um Frau Cäsars Vorbehalte gegen die Sorgen ihres Mannes besser nachvollziehen zu können.

THERAPEUTIN Was bedeutet es für Sie, wenn Ihr Mann anspricht, dass Sie seit der Geburt von Luca unter postpartalen Depressionen leiden könnten?

FRAU CÄSAR Es bedroht mich. Und es macht mich wütend und hilflos. Außerdem macht es aus meiner Sicht viel unsichtbar, was in der Zwischenzeit passiert ist. Als ich noch depressiv war, bevor Luca da war, war mein Mann wirklich der Stärkere von uns, ich habe mich an ihm orientiert, damit ich mich verbessere. Aber heute bin ich eine wirklich hart arbeitende Mutter. Ich habe das Elternsein gelernt, die regelmäßigen Abläufe, die Routinen, die ganze Arbeit und Struktur. Das war ganz anders vorher. Ich möchte meine Symptome, die es vielleicht gibt, nicht mit damals vergleichen, weil ich meine Fortschritte nicht schmälern will.

TH. Ja, das kann ich gut nachvollziehen. Sie stehen heute woanders und das war harte Arbeit. Das verstehe ich. Können Sie das auch verstehen, Herr Cäsar?

HERR CÄSAR Ja, das stimmt auf jeden Fall. Sie ist wirklich gut mit Luca und viel stabiler, das stimmt. Ich mache mir manchmal Sorgen, dass es wieder so werden könnte. Aber, wo du es jetzt erzählt hast und ich mich auch wieder erinnere, es war natürlich ganz anders, das Leben damals. Und auch abgesehen von Luca, hast du viel an dir gearbeitet. Ich will das nicht schmälern.

FRAU C. Du hast mich auch viel unterstützt in der Schwangerschaft und wir haben geheiratet. Das war schön. Auch wenn es immer wieder kracht, wir hatten da schon auch schöne Zeiten.

Diese versöhnlichen Töne sind für mich neu. Es ist eine andere Stimmung entstanden und ich lasse das ein wenig nachwirken. Danach frage ich:

TH. Frau Cäsar, Sie haben vorher erwähnt, dass Sie Symptome oder das, wie es Ihnen derzeit geht, nicht mit dem von damals vergleichen wollen, und ich kann jetzt gut nachvollziehen, warum das so ist. Wie würden Sie das Gefühl, wenn es Ihnen mal nicht so gut geht, wie würden Sie das lieber nennen?

FRAU C. Ich bin manchmal einfach komplett fertig. Und dann werde ich sauer. Das gebe ich zu. Und auch traurig und fühle mich kraftlos. Ja, meine Kräfte verlassen mich. Manchmal stückweise und manchmal plötzlich komplett. So würde ich das nennen: Meine Kräfte verlassen mich.

TH. Dann nennen wir das doch so, die Sie verlassenden Kräfte. Fühlt sich das stimmig an?

FRAU C. Ja, genau. Genau das passt für mich.

In der Folgestunde erzählt Herr Cäsar seine Geschichte zu dieser Zeit. Er war ein eher schüchterner Typ gewesen und hatte lange nur von einer Partnerschaft geträumt, ohne Schritte in diese Richtung zu unternehmen. Die Beziehung zu Frau Cäsar war seine intensivste emotionale Erfahrung bisher. Er hatte sie als sehr lebendig und fleißig kennengelernt. Erst im Laufe der Zeit begegnete ihm auch ihre andere Seite, die Seite, die manchmal müde und leer war. Diese Phasen verwirrten ihn. Er wusste nicht, was los war, und bemerkte bald, dass er sie da nicht aufmuntern oder mitziehen konnte. Als dann der große »Crash« kam, erschreckte ihn das sehr. Der stationäre Aufenthalt jagte ihm zuerst Angst ein. Aber dann, wo es auch Angehörigen-Gespräche gab und die Ärzte etwas erklärten über Depressionen, war das sehr erhellend. Er hatte das Gefühl, dass ihm gesagt wurde, dass er nichts dafür kann und dass er hier Behandlungsmöglichkeiten gibt. Das war gut. Die Pause, die durch den Krankenhausaufenthalt entstand, hatte auch etwas Ernüchterndes, schließt Herr Cäsar an Frau Cäsars Erzählung an. Der Anfang der Beziehung, die Verliebtheit war wie ein Rausch gewesen.

HERR CÄSAR Das klingt jetzt vielleicht blöd, aber es war nicht wegen der »Depression« an sich, es war eher ein Erkennen: Da ist jetzt jemand ganz Wichtiges in deinem Leben und der bringt auch seine Themen mit und das kann ganz schön heavy werden. Ich bin da schon vorsichtiger geworden, das stimmt. Aber ich hab mich da eher gefragt, kann ich das überhaupt, kann ich Beziehung? Ich brauche ja schon immer auch viel Zeit für mich.

Die Einordnung in die Kategorie Depression hat im Nachgang geholfen, sich weniger reingezogen zu fühlen, erklärt Herr Cäsar. Die Beziehung hatte danach schöne, aber auch schwierige Phasen. Es ist immer wieder zu Streit wegen Herrn Cäsars Zeitmanagement gekommen, auch darum war er ganz froh, nicht zu früh zusammenzuwohnen. Der Rückzug und nach intensiven Auseinandersetzungen auch wieder für sich sein zu können, war wichtig. Die eingetretene Schwangerschaft hatte dann alles auf den Kopf gestellt, Rückzugsräume gingen verloren und eine Vielzahl von Aufgaben kamen auf ihn zu.

Herr Cäsar und sein eigenes Tempo

Der Fokus der Therapie hat sich nach etwa 6 Stunden weg von Frau Cäsars sie verlassenden Kräften hin zu Herrn Cäsars Umgang mit Zeit und den ihm übertragenen Aufgaben verschoben. Frau Cäsar ist oft wütend, weil ihr Mann keine Augen für den Haushalt und die Kinderbetreuungsaufgaben hat. Für sie ist das Aufbauen und Dranbleiben an einer Struktur zu einer wichtigen Strategie geworden, gerade wenn es droht, ihr zu viel zu werden. Sie hat in Reha und Therapie gelernt, dass ihr äußere Strukturen helfen, um bei sich bleiben zu können und stabil zu sein. Und seit Luca unterwegs ist, ist ihr das umso wichtiger. Es gibt viel zu tun. Ihr Mann erledige Dinge nur, wenn sie es ihm schon 100-mal gesagt habe, und auch dann verzettele er sich oft, brauche lange oder verwickele sie wieder in Diskussionen. Das sei nicht hilfreich. Sie erlebe ihren Mann nur hinter dem Computer.

Ich erkundige mich nach Herrn Cäsars Perspektive. Er fühlt sich von seiner Frau stark kritisiert und hat das Gefühl, nichts richtig machen zu können. Er arbeitet am Computer und da vergeht die Zeit oft, ohne dass er es bemerkt. Es gibt auch Themen, die ihn ablenken, und er kommt manchmal von einem ins andere. Wenn er versucht, dann etwas mit Luca zu machen oder aufzuräumen, ist es seiner Frau nicht recht, wie er das tut, und da entsteht oft Streit, der aus seiner Sicht überdimensional heftig ausfällt. Ich frage nach, wo er gelernt hat, sich so zu fokussieren, dass er nicht bemerkt, wie die Zeit vergeht? Er erzählt, dass er schon in der Schule Schwierigkeiten mit dem Zeitmanagement hatte. Unangenehme Aufgaben habe er immer schon lange vor sich hergeschoben und sich nur darauf konzentrieren können, was ihn auch interessierte. Seine Mutter habe ihm geholfen, trotzdem die Schule gut abzuschließen. Rückblickend denkt Herr Cäsar, dass seine Mutter damals auch froh war, nach dem Tod des Vaters eine Aufgabe zu haben, indem sie sich intensiv mit seiner Arbeit für die Schule beschäftigte.

HERR CÄSAR Mit dem Programmieren habe ich dann für mich etwas gefunden, wo ich total eintauchen konnte, und dann war ich da auch gut darin. Ich hab in der Studienzeit viele Nächte vor dem PC verbracht mit Zocken, aber eben auch mit Programmieren. Und das war auch gern gesehen, auch im Job dann. Sich richtig reintigern in die Logik und alles rundherum ausblenden, das hat gute Ergebnisse gebracht und das hat mich sehr zufriedengestellt. Und jetzt soll ich nur zu bestimmten Zeiten arbeiten und mich um regelmäßige Aufgaben kümmern, und das liegt mir einfach nicht.

THERAPEUTIN Wie geht es Ihnen, Frau Cäsar, wenn Sie da zuhören?

FRAU CÄSAR Gemischt. Ich kann mir schon vorstellen, dass das mal gut funktioniert hat so und dass man das dann auch vermisst, aber wir haben jetzt ein Kind. Ich merke auch, dass ich wütend werde, wenn ich da zuhöre. Ein Kind und ein Haushalt bedeuten Verantwortung, da kann man nicht nur das machen, was auch interessant ist und wenn man Lust darauf hat.

TH. Können Sie das nachvollziehen, Herr Cäsar, dass Ihre Frau da mehr Einsatz von Ihnen erwartet?

HERR C. Eigentlich schon. Wir wollen das ja auch fair aufteilen, aber ich wünsche mir, wenn ich mehr mache, dass sie auch mal abwartet, wie ich es mache.

Arbeitsteilung

Die nächsten Stunden arbeiten wir an Möglichkeiten, nicht nur Aufgaben, sondern Verantwortlichkeiten zu verteilen. Die Partner haben durch den biografischen Kontext mehr Verständnis für den Arbeitsstil des anderen entwickeln können, dadurch wird es möglich, bei solchen Gesprächen nicht gleich in symmetrisch eskalierenden Vorwürfen zu landen. Frau Cäsars Wut auf die ungerechte Arbeitsverteilung wird nicht mehr ihrer Diagnose zugeschrieben, was bisher die Streitdynamik nur weiter angefacht hatte. Ich stelle dem Paar einen Comic zum Thema Mental Load (vgl. Emma 2018) zur Verfügung und auf einer theoretischen Ebene nehmen sie sich in den Stunden wiederholt vor, wie sie auch diesen besser verteilen können. Praktisch ist es weiter schwierig. Herr Cäsar kommt nicht allen Vereinbarungen nach, Frau Cäsar hat nicht immer die Geduld abzuwarten, weil das auch auf Kosten von Luca gehen würde. Die Alltagsgestaltung ist weiter herausfordernd, aber die Partner fühlen sich vom anderen weniger eingeengt, und in der Therapie gibt es immer wieder die Möglichkeit, Konflikte aufzudröseln und auf ihren Bedürfnisgehalt hin zu betrachten.

Frau Cäsar findet nach einem Dreivierteljahr eine neue Arbeitsstelle und das Paar möchte die Therapie dann aus Zeitgründen beenden. Rund um die Organisation des Kindergartenplatzes für Luca herum kommt es noch mal zu Streit um Tempo und Zuständigkeiten. Auch in der letzten Stunde erlebe ich das Paar nicht als harmonisch, sie fallen sich immer noch gegenseitig ins Wort. Der Druck hat aber nachgelassen. Sie kennen ihre Themen, die kommunikativen Fallen und es ist ein Wir-Gefühl entstanden. Die beiden möchten diesen neuen Lebensabschnitt, wenn auch konfliktreich, aber gemeinsam meistern und verzeihen sich gegenseitig schneller. Das Thema Diagnosen ist in den Hintergrund gerückt.

10.2 Fallbeispiel B: Frau Julius

Frau Julius ist Mitte zwanzig und derzeit in Elternzeit. Ihr Partner ist Mitte 30, berufstätig und kommt ursprünglich aus einem anderen Land. Zusammen haben sie eine 10 Monate alte Tochter Valerie. Die Familie ist vor Kurzem hierhergezogen. Davor haben sie zwei Jahre in einem anderen Land mit den Eltern ihres Partners zusammengelebt. Frau Julius sucht nach einem Therapieplatz, weil sie unter postpartalen Depressionen leidet und die schwierige Anfangszeit mit ihrem Kind verarbeiten möchte.

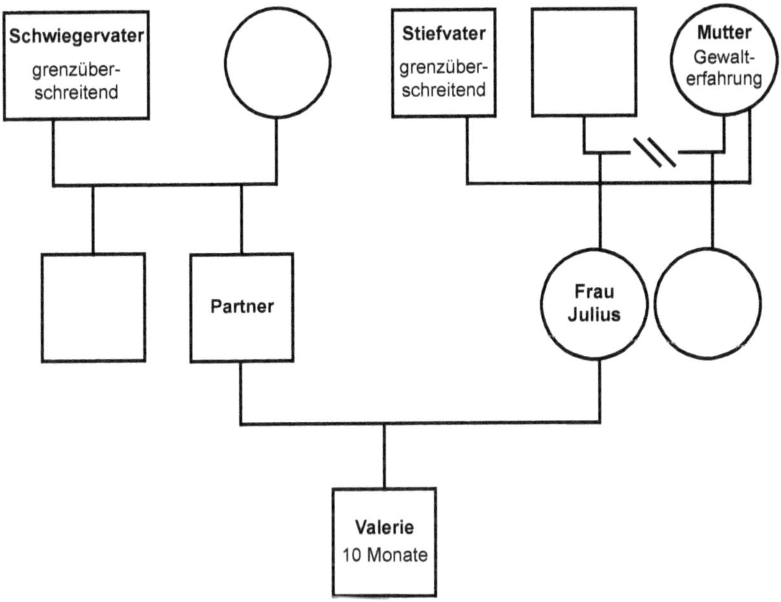

Abb. 10: Genogramm Fallbeispiel Familie Julius

Vorgeschichte

Frau Julius ist bei ihrer Mutter und ihrem Stiefvater aufgewachsen. Ihren leiblichen Vater kennt sie kaum. Die Mutter und der Stiefvater hatten eine sehr konflikthafte Partnerschaft. Der Stiefvater ist verbal und physisch übergriffig gewesen. Die Mutter war eine »schwierige« Person, hat sich wenig um die Kinder gekümmert und den Partner ihnen gegenüber vorgezogen. In der Jugend war Frau Julius unglücklich und in sich gekehrt. Sie schloss sich viel in ihr Zimmer ein und hat sich manchmal auch selbst verletzt (an den Oberarmen geritzt). Als Jugendliche ist sie aus der Situation geflohen und hat in einer anderen Stadt ihre Lehre abgeschlossen. Immer wieder hat sie sich niedergeschlagen und auch depressiv gefühlt. Mit knapp zwanzig war sie wegen einer Depression- und Angststörung in einer Reha. Dort hat sie ihren Partner kennengelernt. Mithilfe der Reha und weiterführender ambulanter Therapie hat sie sich bald richtig gut gefühlt. Mit ihrem Partner hat sie einige schöne Jahre verbracht und sie haben sich ein Kind gewünscht.

Mit dem Eintreten der Schwangerschaft hat ihr Partner sie überredet, in sein Heimatland zu seinen Eltern zu ziehen. Zwar hat Frau Julius das Landleben dort gefallen, aber das Leben mit den Schwiegereltern war schwierig. Vor allem der Schwiegervater war aufdringlich und grenzüberschreitend. Im Laufe der Schwangerschaft war es für Frau Julius in dem Haus immer enger geworden, aber darüber konnte sie mit ihrem Mann nicht sprechen. Sie hoffte darauf, dass sich mit ihrem Kind, auf das sie sich sehr freute, alles zum Guten wenden würde.

Die Geburt war ganz anders, als es sich Frau Julius vorgestellt hatte. Sie hatte nach tagelangen Wehen einen Notkaiserschnitt und war – das erkennt sie erst im Laufe der Therapie – traumatisiert von dem Erlebnis. Danach folgten schreckliche Monate, in denen sie sich selbst nicht wiedererkannte. Sie war kraftlos, deprimiert, hatte Angst vor dem für sie ekelerregendem Schwiegervater und Hass auf sich selbst. Teilweise war sie so außer sich, dass sie ihren Kopf gegen die Wand schlug und auch über Suizid nachdachte.

Ihr Kind hatte sie in der Zeit emotional wenig wahrgenommen, es aber ausreichend gut versorgt. Erst als ihr Mann begann, sich um sie zu sorgen, erzählte sie ihm, wie sehr sie die Lebenssituation belastete. Sie erkannte, dass sie dort nicht bleiben konnte, und sie suchten sich hier eine kleine Wohnung, wo sie jetzt leben.

Erstgespräch

Frau Julius wirkt beim ersten Termin sehr mitgenommen, aber froh, hier zu sein. Das Baby schläft während der Stunde im Kinderwagen. Die Klientin spricht in ruhigem Tonfall, ist aber noch sichtlich bewegt, als sie in Kurzform ihre Geschichte erzählt. Man merkt, dass sie Therapieerfahrung hat und weiß, was sie erzählen möchte. Sie benutzt eine einfache, aber sehr bildhafte Sprache. Die Atmosphäre wird schnell vertrauensvoll. Das Erzählen der Geschichte und die Schilderung der schwierigen Umstände derzeit nehmen etwa 30 Minuten ein.

Dann versuche ich, mit lösungsfokussierteren Fragen und achtsamem Pacing die Problemtrance zu lockern.

THERAPEUTIN Frau Julius, ich möchte Sie gerne fragen, wie Sie die Kraft gefunden haben, zu entscheiden, hierher zu kommen?

FRAU JULIUS Ich habe einfach viel zu viel geschluckt in letzter Zeit [deutet auf den Bereich zwischen Hals und Brust], da ist so ein dumpfes Gefühl. Ich kann mich an gar nichts mehr freuen. Ich mag das nicht mehr. Ich brauche wieder ein dickeres Nervenkleid.

Ich erkundige mich, was sie mit einem dickeren Nervenkleid meint und Frau Julius wünscht sich vor allem, in Bezug auf den Umgang mit ihrer Tochter stabiler zu werden. Valerie werde immer mobiler und »frecher«. Frau Julius möchte die schlechten Erfahrungen, die sie die letzten Monate über gemacht hat, und die schlechte psychische Verfasstheit, in der sie gerade ist, nicht an ihrer Tochter auslassen.

TH. Was wäre denn anders, wenn Sie ein dickeres Nervenkleid hätten?

FRAU J. Ich wäre wieder selbstbewusster. Ich könnte merken, was nicht passt, und mich besser abgrenzen. Zurzeit kann ich es oft schlecht sagen.

TH. Gibt es denn etwas, was sich schon im Vorfeld der Therapie verbessert hat?

FRAU J. Ja. Seit wir wieder hier sind, ist es viel besser. Ich habe schon etwas weniger Beklemmungsgefühle.

TH. Noch etwas?

FRAU J. Ich habe mir ätherische Öle besorgt. Daran zu riechen, hilft mir auch.

TH. Das ist sehr gut. Frau Julius, wenn Sie sich jetzt erlauben, sich vorzustellen, die Psychotherapie hier würde tatsächlich etwas bringen. Sagen wir mal nach 10 oder 20 Sitzungen könnten Sie sagen, jetzt ist es anders, besser. Woran würden Sie das bemerken?

FRAU J. Dann wär mir leichter. Ich könnte auch leichter rausgehen und positive Sachen mehr zulassen. Ich wär dann gelassener mit meiner Tochter ... Und ich könnte mich wieder in den Spiegel schauen, ohne mich zu ekeln ... Ich wäre wieder an erster Stelle ... Ich könnte das Rausgehen auch genießen und mit Valerie vielleicht schwimmen gehen.

Ich verstärke die Lösungstrance durch Wiederholungen und Vertiefungen über Bildsprache und körperliches Verorten der Gefühle. Dann auch durch zirkuläre Fragen, wer das noch bemerken würde und wie.

Anschließend sprechen wir noch über erste Schritte. Frau Julius möchte zuerst gegen das Gefühl, zu viel runterzuschlucken, vorgehen, indem sie mir alles genau erzählen und sich darüber stabilisieren will. Wir vereinbaren für den Anfang wöchentliche Termine.

Reflexion Erstgespräch

Es ist einfach, mit Frau Julius in Kontakt zu kommen, und sie hat eine positive Einstellung zur Therapie. Sie scheint sowohl unter PPD als auch PTBS zu leiden. Der Partner scheint unterstützend, aber seine Rolle ist noch nicht ganz klar. Frau Julius' Erzählungen über ihre Kindheit, den Stiefvater und jetzt den Schwiegervater, die in Räume eindringen, und das Thema Abgrenzung stechen mir ins Auge. Auch das Thema »mich nicht im Spiegel anschauen können« erscheint wichtig und ist im Kontakt mit Frau Julius sehr präsent und spürbar. Ich sehe ihre sehr plastische Ausdrucksweise und den guten Kontakt zu körperlichen Manifestationen von Gefühlen – sie berührt unmittelbar die Stelle im Körper, wo sie das »Runtergeschluckte« wahrnimmt – als wichtige Ressource für die Therapie.

In den folgenden Stunden arbeiten wir, wie bei PPD-Klient:innen häufig, zweigleisig. Es geht einerseits um die derzeitige Situation als junge Mutter, die gerade psychisch belastet ist und den Alltag mit Baby bewältigen muss. Und andererseits um die Therapieaufträge »Aufarbeiten des Erlebten/Geschluckten« und systemische Veränderung. Da auf Balance zu achten, ist eine wichtige Aufgabe der Therapeutin.

Therapie

In der zweiten Stunde erzählt Frau Julius zunächst von ihrer Tochter. Diese ist jetzt öfter wütend und nicht leicht zu beruhigen und das Einschlafen ist schwierig. Hier arbeite ich auch im beraterischen Stil mit Entlastung durch Normalisierung und gebe, wenn gewünscht, auch »Tipps«. Ich erkläre z. B., dass es viele Mütter tun und es auch in Ordnung ist, das Baby bei sich im Bett schlafen zu lassen. Gemeinsam einzuschlafen, kann eine Möglichkeit sein, sich gegenseitig Sicherheit durch Nähe zu schenken, wenn sich das richtig anfühlt. Das erleichtert die Klientin. Sie beschreibt aber weiter, dass, auch wenn Valerie dann endlich schläft, sie oft lange nicht einschlafen kann, weil die Bilder aus dem letzten Jahr immer wieder auftauchen. Sie hat sich geekelt von dem seltsamen Schwiegervater, der laut und aufdringlich gewesen ist. Sein Geruch und seine Stimme tauchen immer wieder plötzlich auf, wenn sie eigentlich an gar nichts denken möchte.

Auch ein anderes Familienmitglied, eine junge Frau mit exzentrischem, aufbrausendem Verhalten, hat ihr Angst gemacht. Immer wieder tauchen Szenen in ihren Gedanken auf, wo sie das Gefühl hatte, sich vor ihr verstecken zu müssen. Nach der Schilderung eines Streits mit ihr beschreibt sie:

FRAU JULIUS Ich habe mich nicht zu Hause gefühlt [...] Hab gezittert und lange gebraucht, mich zu beruhigen. Ich bin in der Ecke am Boden gesessen und hab mich gefühlt wie ein Hase, der darauf wartet, dass man ihn erschießt.

Ich nehme auf, wie schrecklich das gewesen sein muss. Frau Julius ist froh, es mal jemandem erzählt zu haben, und wünscht sich, das hierlassen zu können, um sich ein wenig leichter zu fühlen.

In den nächsten Stunden arbeiten wir weiter auf beiden Ebenen. Das leichtere Gefühl hat ein paar Tage angehalten, aber dann ist ein Kinderarzt-Termin gekommen, der ihr wieder sehr viel Angst gemacht hat. Sie hat dabei das Gefühl, als Mutter inkompetent zu sein. Wir sprechen über Arzttermine und das unterlegene Gefühl, das schlechte Gewissen, das viele Mütter dort haben. Ich frage, was Frau Julius sich unter einer kompetenten Mutter vorstelle. Sie meint, sie müsse sich selbstbewusst und stark fühlen. Gerne mit dem Kind nach draußen gehen, anstatt dies zu fürchten und immer Angst zu haben, in der Öffentlichkeit etwas falsch zu machen. Wenn Valerie in der Öffentlichkeit weint, hat Frau Julius zuerst Stress und wird fahrig, aber wenn es zu viel werde, wie bei einer Impfung beim Arzt, »setzt da was aus«. Sie fühle sich wie gelähmt, abwesend. In den darauffolgenden Tagen empfindet sie keinerlei Freude und Leichtigkeit mehr. Wieder beschäftigten sie die Erinnerungen an die Zeit nach der Geburt. Sie erzählt weiter vom Wochenbett und dass es keine richtige Tür zum Versperren gegeben hat, wenn sie mit dem Baby alleine sein wollten. Sie berichtet von den Schmerzen nach der Geburt und dem psychischen Ausnahmezustand, in dem sie über Suizid nachgedacht hat. Sie betont auch, dass sie froh ist, dort weg zu sein und jetzt eine eigene Wohnung zu haben, die sie zusperren kann. Ich frage, ob sie es schon fühlen kann, dass es vorbei sei. Sie meint, ein bisschen, aber im Körper noch nicht so richtig. Frau Julius ist nach dem Erzählen immer erleichtert und meint, »schwere Brocken« hierlassen zu können.

Ab der fünften Stunde beginnt Frau Julius auch über ihre frühere Vergangenheit zu erzählen. Zu Hause ist es oft zu Eskalationen zwischen Mutter, Stiefvater und ihrer Schwester gekommen. Ihr Stiefvater hatte sie auch nicht in Ruhe gelassen, als sie in die Pubertät kam. Kommentare zum Körper und sexualisierte Bemerkungen waren an der Tagesordnung. Für sie war es wichtig gewesen, sich zurückzuziehen. Damals war es losgegangen mit Panikattacken und Selbstverletzungen. Sich aus der Situation durch den Auszug von zu Hause selbst zu befreien, war ein großer Wendepunkt in ihrem Leben, auch wenn sie in den folgenden Jahren weiter Symptome hatte. Erst auf ihrer Reha und während der anschließenden Therapie hatte sie »ihre andere Seite« richtig zeigen können. Sie sei dort beliebt gewesen und als »Sonnenschein« bezeichnet worden. Daran denke sie gern zurück.

FRAU JULIUS Ich bin hingefallen, aber wieder aufgestanden. Hab da ein inneres Licht in mir kennengelernt. [...] Ich lebe gerne.

Wenn Frau Julius wieder das Gefühl hat, stark in der inneren Dunkelheit zu versinken, etablieren wir einen Anker, das innere Licht, als Erinnerung an ihre Sonnenschein-Seite.

In einer der nächsten Stunden fühlt sich Frau Julius wieder sehr schlecht. Sie ist so unglücklich, dass sie sich kein Foto anschauen kann aus der Zeit, als Valerie jünger war, ohne überwältigt zu werden von heftigen Emotionen. Sie gerät dann in einen Zustand, in dem sie sich sehr lange nicht beruhigen kann. Ich biete ihr an dieser Stelle das erste Mal eine formale Trance an, um einen inneren Wohlfühlort zu etablieren. Sie spricht sehr gut auf das Angebot an und gestaltet vor ihrem inneren Auge eine Küche, in der gekocht wird, es warm und wohlriechend ist und sicher. Die Küche hat stabile Wände und Türen und das Fenster kann geöffnet und geschlossen werden und ermöglicht es, selbstbestimmt die Außenwelt wahrzunehmen. Dieser innere sichere, warme Ort bringt sehr viel Ruhe und Stabilität ins System.

Danach ist Frau Julius überrascht von sich, dass ein geplanter Familienbesuch für sie gar nicht so schlimm geworden ist wie befürchtet. Sie hat sich ruhig und einigermaßen abgegrenzt gefühlt. Danach, wieder zu Hause, war es aber erneut schlimm. Sie konnte nicht rausgehen, war ständig nervös und Valerie war auch nicht zu beruhigen. Sie erzählt von heftigen Szenen, die in ihr aufgetaucht sind. Über die Wut auf die Schwiegerfamilie sind ihr auch schlimme Ereignisse aus ihrer Kindheit wieder eingefallen, die sie unglaublich wütend machen. Wir sprechen über ihre Wut und Valeries Verhalten, das auch gerade oft von Zorn und Sich-nicht-beruhigen-Können geprägt ist. Frau Julius fragt mich, ob sie schuld daran sei, dass ihre Tochter so viel schreit. Wir sprechen über systemische Zusammenhänge, an denen niemand schuld ist, durch die aber manchmal Dinge zum Ausdruck kommen, die da sind im System. Frau Julius hört nicht zum ersten Mal, dass es in Ordnung ist angesichts ihrer Erlebnisse, wütend zu sein, aber sie bezieht das erste Mal ihre Tochter in diese Erkenntnis mit ein. Der Umgang mit der eigenen Wut und der der Tochter wird langsam freier und gelöster.

In der folgenden Therapiephase reden wir viel über das Mama-Sein. Frau Julius erzählt davon, wie anstrengend es mit einem Kind am Übergang vom Baby zum Kleinkind ist und wie sie ständig ihr schlechtes Gewissen plagt. Sie hat noch keinen Kindergartenplatz, keinen regelmäßigen Schlafrhythmus und auch die Trotzanfälle sind alles andere als unter Kontrolle. Sie denkt, andere Mütter schafften das, nur sie nicht. Wir sprechen über das Bild in der Gesellschaft, das Mütter glauben erfüllen zu müssen, und wie viel Druck das erzeugt. Und dann erzählt sie auch von ihrer eigenen Mutter und wie sie sich von ihr distanzieren möchte. Dass die Kinder zu Hause nie an erster Stelle gestanden haben und sie das anders machen möchte und sich so sehr bemüht, für ihre Tochter alles besser zu machen. Wir arbeiten weiter im Genogramm und sehen in der mütterlichen Linie viel Gewalt, Sucht, Krankheiten und Missbrauch, mindestens drei Generationen zurückreichend. Frau Julius meint abschließend zur Genogrammarbeit, dass sie froh ist, sich da »abgenabelt« zu haben.

Nach etwa der 12. Stunde ist Frau Julius stolz darauf, dass es mit Valerie jetzt besser läuft. Mit Valerie nach draußen zu gehen und das Einschlafen funktionierten jetzt leichter. Sie haben sich beide besser entspannen können. Sie erzählt, dass sie jetzt öfter von der Geburt träumt. Wir sprechen auch das Geburtserlebnis durch und sie erzählt mir von den Schmerzen, der Panik und dem Kontrollverlust beim Kaiserschnitt. Die Situation, ausgeliefert zu sein im Wochenbett, schließt sich in ihrer Erzählung an, aber da kommt dann das beruhigende Gefühl auf, das schon besprochen und deponiert zu haben.

Nachdem auch dieses traumatische Erlebnis in der Therapie Sprache gefunden hat, ziehen wir eine Zwischenbilanz in Bezug auf die Therapie-Aufträge. Frau Julius meint, hier viel losgeworden zu sein und sich leichter zu fühlen. Außerdem fühle sie sich sicherer im Umgang mit Valerie, auch die Mutter-Kind-Bindung betreffend. Es ist angenehm zu wissen, dass sie als Mutter nicht versagt, dass es vielen Müttern so geht und sie auch schon viel geschafft hat. Und sie ist froh, sich jetzt selbst beruhigen zu können und etwas mehr zu entspannen. Sie möchte aber noch weitermachen mit dem Thema: sich wohler fühlen im eigenen Körper und nach draußen gehen können ohne Angst und Unwohlsein.

Es hat sich eine gewisse stabile Basis etabliert. Frau Julius beschreibt das als das Gefühl - nachdem sie sich durch die Geburt und die Zeit danach im fremden Haushalt völlig entwurzelt gefühlt hat -, jetzt wieder zarte Wurzeln geschlagen zu haben, aber noch im Blumentopf. Ab dem Zeitpunkt erwähnt sie immer wieder, dass es ihrem Partner ab und zu nicht gut gehe, er auch mit Ängsten und starken Gefühlen zu kämpfen habe, aber es bleibt da zunächst bei der Erwähnung. Therapeutisch beginnen wir, nachdem sich die äußere und innere Situation etwas beruhigt haben, genauer auf die Dynamiken der inneren Anteile einzugehen.

Im Zusammenhang mit der Erzählung über eine andere Mutter im gleichen Alter und dem Thema »sich vergleichen« unter jungen Müttern beginnt mir Frau Julius von einer inneren Stimme zu erzählen, die sie abwertet. Zuerst ist es ein inneres Teufelchen, eine männliche Stimme, die sie beschimpft und ihre bisherigen Leistungen als Mutter herabwürdigt. Gefragt, ob ihr diese Art zu sprechen bekannt vorkomme, erzählt Frau Julius gleich von ihrem Stiefvater und dessen Schimpftiraden und sexualisierten Kommentaren. Sie beginnt, sich in der nächsten Zeit mehr mit diesem inneren Anteil auseinanderzusetzen, und bemerkt, wie präsent er in ihrem Leben ist. Es ist eine Mischung aus beschimpfen, jammern und nörgeln und gleichzeitig dem absoluten Gebot, nicht den Mund aufzumachen: »Sei einfach still –

dann gibt es keine Konsequenzen.« Dies sei so ein Satz dieser Stimme, der auch in der peripartalen Zeit sehr laut in ihrem Kopf gewesen sei.

Im Leben draußen wechseln sich Erfolge wie gut abgegrenzte Familienbesuche und die ersten Male, alleine mit dem Auto zu fahren, ab mit schwierigen Phasen, wo sie krank ist oder sich getriggert fühlt durch kleine Erlebnisse. Frau Julius beginnt der Stimme, die sie runtermacht und beschimpft, in den Sitzungen eine immer anschaulichere Gestalt zu verleihen. »Mein dunkler Geist« nennt sie ihn mittlerweile. In einer Sitzung, als sie sich besonders schlecht fühlt und sich wegen ihres durch die Schwangerschaft veränderten Körpers vor sich selbst ekelt, beschreibt sie:

FRAU JULIUS Mein dunkler Geist ist wie so ein nerviger Mitbewohner. Ein dauerhaft dumpfes Gefühl. Hängt an mir wie ein schwarzer Luftballon an einer Schnur. In schlechten Phasen sitzt er direkt neben mir, meine Depression halt.

Ich frage, was er zu ihr sagt. Es seien Sätze wie: »Schau dich mal an, wie du ausschaust.« Und: »Du bringst eh nichts zusammen.«

Ich frage, wenn wir überlegen, dass der dunkle Geist ja ein innerer Teil von ihrer eigenen Psyche ist und dort einen Sinn und Zweck hat, welcher Zweck das sein könnte. Frau Julius ist erst irritiert, überlegt dann aber: »Vielleicht will er mich anspornen. Irgendwie geht's ihm glaub ich auch um das Thema, gesehen zu werden.« Ich frage, wie es dem dunklen Geist dabei geht. Frau Julius überlegt und ist berührt: »Dem geht's auch nicht gut. Er ist auch verletzt. Nicht einmal ein Mensch sein, nur sowas wie ein schlechter Traum ist ja auch anstrengend.« Ich frage, ob es ihr gelingen könnte, den Geist umzugestalten, sodass sie und er sich wohler fühlen und den Themen »Ansporn« und »Gesehenwerden« anders nachgehen könnten. In dieser Stunde ist nicht viel Zeit übrig, aber Frau Julius schlägt erst mal eine andere Stimmlage vor, er solle sanfter sprechen und nicht mehr so viel (Energie) »saugen«. Dafür bietet sie an, ihn ab jetzt nicht mehr den dunklen Geist zu nennen, sondern Lukas.

Lukas ist weiter präsent in Frau Julius' Leben, manchmal sogar sehr intensiv. Aber er ist nicht mehr so allumfassend, beschreibt sie. Ihn jetzt vor ihrem inneren Auge sehen und ansprechen zu können, erlebt sie als Erleichterung. Es gibt Tage, da gewinnt er und sie bleibt im Bett, hadert mit ihrem Körper und erlebt alles als anstrengend.

Aber es gibt auch andere Tage. Sie erzählt, sich jetzt öfter wieder zu schminken und auch die Haare geschnitten zu haben. Manchmal, nicht jeden Tag, gelingen ihr Sportübungen zu Hause. Sie bemerkt kurze Blicke von Männern in der U-Bahn oder beim Einkaufen, die ihr zulächeln oder sie freundlich anschauen. Das gefällt Lukas und ihr.

In der nächsten Stunde erzählt sie, dass sie abgestillt hat und ihr das auch ein Stück weit ihren Körper zurückgegeben hat. Außerdem sind sie wieder bei der Schwiegerfamilie gewesen und dort hat sie den Schwiegervater, nachdem der eine unpassende Bemerkung gemacht hat, lautstark in die Schranken gewiesen. Sie ist dabei von sich selbst überrascht gewesen. Sie überlegt, dass das wohl mit der Therapie zusammenhängt, weil das Gefühl im Hals und das alte Muster, den Mund halten zu müssen, in der Situation nicht da gewesen ist. Das hat sehr gutgetan. Sie erzählt auch von einer Sequenz, wo sie zu Hause vor dem Spiegel gestanden ist und sich gesagt hat: »He, du bist eine erwachsene Frau. Die kindliche Phase mit ja nix sagen ist endlich vorbei.« Es ist nicht jeden Tag so gut, aber das Grundgefühl sei deutlich besser.

Frau Julius beginnt mehr rauszugehen. Sie lernt am Spielplatz andere Mütter kennen und sie unterhalten sich über Kindergärten und darüber, wieder arbeiten zu gehen. Manchmal beunruhigt das Thema sie noch, aber das ist abhängig von der Tagesverfassung. Langsam hat sie das Gefühl, in ihre Mama-Rolle reinzuwachsen. Ich frage nach Lukas. Frau Julius meint, er sei geschrumpft oder habe sich geschält, zu so etwas Ähnlichem wie einem inneren Kind. Sie erzählt, dass sie jetzt öfter versucht, wenn sie mit Valerie spricht, auch mit ihrem inneren Kind zu sprechen. »Ich hab dich lieb«, »Du bist gut so, wie du bist«, »Du gehst dein eigenes Tempo und das ist okay« – das sind Sätze, die Valerie guttun, die sie aber auch zu sich selbst sagt. Ich biete noch mal eine formale Trance an, um die Arbeit mit diesem Teil zu vertiefen. Danach fühlt sie sich noch sicherer und gestärkter. In den folgenden Sitzungen berichtet sie davon, weniger Angst mehr zu haben im öffentlichen Verkehr mit Kinderwagen oder auch in Bezug auf Besuche bei den Schwiegereltern.

Ich denke, dass die Therapie bald abgeschlossen ist. In einer Stunde gegen Ende der Therapie erzählt mir Frau Julius, dass es ihrem Partner so schlecht geht, dass er in einer psychiatrischen Klinik aufgenommen wurde. Ich bin kurz überrascht, aber dann auch wieder nicht. Systemisch gedacht ergibt es Sinn, dass, wenn es an einem Ende des Systems zu einer Veränderung kommt, das ganze System ins Wanken gerät und dann oft Platz für andere schlummernde Themen frei wird. Ein Konflikt in der Arbeit hätte eine innere Reaktionskette losgetreten, die weit in die Vergangenheit zurückgehe und ihren Mann jetzt ganz außer Gefecht setze. In den nächsten Stunden erzählt mir Frau Julius einiges aus der Vergangenheit ihres Mannes – den sie ja auf ihrer Reha kennengelernt hatte –, dessen Traumageschichte auch lang und hart ist.

Es geht dann einerseits darum, dass sich Frau Julius psychisch stabil hält und gut abgrenzt, während sie ihren Mann in seiner Krise unterstützt. Und andererseits – und das ist nicht unerheblich – darum, die Logistik hinzubekommen, denn die psychiatrische Klinik, in der ihr Mann jetzt einen längeren Therapieaufenthalt plant, ist im Ausland. Frau Julius ist also gezwungenermaßen immer wieder über mehrere Tage bei den Schwiegereltern. Ich bemerke bei mir – auch wenn ich weiß, dass das keine Frage ist, zu der ich eine Meinung haben sollte –, dass ich das nicht gut finde. Eine Seite in mir denkt daran, dass sie erst vor einem Jahr von dort geflohen ist und hier die Therapie angefangen hat, und jetzt bewegt sie sich wieder viel an diesen Ort, der ihr schon einmal wirklich nicht gutgetan hat.

Zu meinem Erstaunen fühlt sich Frau Julius aber wohl dort. Sie erzählt in den jetzt seltener stattfinden Sitzungen von land- und hauswirtschaftlichen Tätigkeiten, die ihr Spaß machen, vom bodenständigen Leben und davon, dass sich die Beziehung zu ihrer Schwiegermutter verbessert hat. Den Schwiegervater lässt sie links liegen, er sei auch schwächer und älter geworden. Es werden zudem im Haus bauliche Maßnahmen geplant, um die Bereiche der älteren und der jüngeren Generation zu trennen. Als mir Frau Julius eröffnet, dass sie als Familie wieder ganz ins Haus der Schwiegereltern zurückziehen werden, ist meine persönliche zweifelnde Seite zum Glück schon sehr klein geworden. Sie strahlt mittlerweile so viel Sicherheit und Ruhe aus, dass ich nicht nur vorgeben muss, zuversichtlich zu sein. Sie fühlt sich eindeutig nicht mehr als »Hase, der in der Ecke darauf wartet, erschossen zu werden«. Das Gefühl, »jetzt eine erwachsene Frau zu sein« und »vor nichts mehr flüchten zu müssen«, wird nicht nur von ihr beschrieben, sondern ist auch sehr körperlich spürbar.

Abschluss

In der letzten Stunde fasst Frau Julius zusammen, was sie sich für die Zukunft – und auch im Falle, dass sie noch ein Kind bekommt, merken möchte: »Sich Auszeiten nehmen, auf den Körper hören, Grenzen abstecken, nicht übersehen, wenn's zu anstrengend wird, etwas sagen, wenn was nicht passt.«

Ich frage sie, was sie denkt, was wichtig war, um jetzt an diesen Punkt zu kommen, wo es ihr gut geht und sie sogar über ein weiteres Kind nachdenkt:

FRAU JULIUS Es war wichtig auszubrechen, mal Abstand zu kriegen von dem Ganzen und es mit Ihrer Hilfe dann auch von außen anzuschauen. Auch Abstand zu meiner Familie, meiner Mutter und dafür näher zu mir selbst. Mein eigener Selbstwert. Es war wichtig, es aus eigener Kraft zu schaffen. Meine eigene Stärke besser zu erkennen. Ich weiß ja, dass das Leben schön ist. Und jeder hat seinen Rucksack, aber ich entscheide, was ich daraus mache. Ich will Valerie ein gutes Vorbild sein und dass sie mal Sachen offen ansprechen kann. Ziel ist es, aus der physischen und psychischen Gewalt der vorigen Generationen auszubrechen. Es anders machen als meine Oma mit meiner Mama und meine Mama mit mir. Ich lebe gerne und möchte schöne Sachen machen mit meiner Tochter.

Ich bin sehr berührt und schreibe alles genau auf, weil es so schöne Schlussworte sind. Und ich bin wieder einmal sehr dankbar, dass ich Frauen an diesem speziellen Punkt in ihrem Leben begleiten darf. Auch wenn wir nicht wissen, wie es weitergegangen ist, ich habe nichts mehr von der Klientin gehört, und auch wenn alte Dynamiken bekanntlich oft hartnäckig sind, ist es für mich einfach sehr beachtlich, wie selbstbestimmt Frau Julius ihre Ziele erreicht hat und wie sie, zumindest aus derzeitiger Sicht, ihrer Familiengeschichte eine Wendung geben konnte.

11 Über den Tellerrand: Vernetzung und Sichtbarkeit

Peripartale psychische Probleme sind vielschichtig und haben vielfältige Auswirkungen in zahlreichen unterschiedlichen Lebensbereichen. Daher erfordern die Lösungen dieser Probleme interdisziplinäre Zusammenarbeit und eine deutliche Verbesserung der Versorgungszugänge. Nach offiziellen Schätzungen bleiben weltweit 70 % der peripartalen psychischen Erkrankungen unbehandelt (Gavin et al. 2005). Auch im deutschsprachigen Raum nimmt man an, dass etwa jede zweite Betroffene keine adäquate Therapie erhält. In diesem Abschnitt soll daher reflektiert werden, über welche Wege Frauen zur Psychotherapie kommen können und wie die Unterstützung während und nach der Therapie erweitert und gefestigt werden kann.

Schwangere Frauen und Jungeltern sind meistens relativ gut ins Gesundheitssystem eingebettet. Sie stehen in engem Kontakt mit Geburtshelfer:innen, Gynäkolog:innen, Allgemeinmediziner:innen und Kinderärzt:innen. In den letzten Jahren wurde in diesen Berufsgruppen vermehrt auf die Prävalenzen postpartaler Depression hingewiesen und Screening-Instrumente und Informationsmaterialien werden zur Verfügung gestellt. Studien konnten zeigen, dass sich vor allem Hebammen, Gynäkolog:innen und Hausärzt:innen in einem hohen Ausmaß für das Erkennen von PPD zuständig fühlen (Pawils et al. 2022). Interessanterweise gibt es eine Diskrepanz zwischen dem hohen Zuständigkeitsgefühl dieser Berufsgruppen und der tatsächlich niedrigen Zahl an Patient:innen, die in psychotherapeutische oder psychiatrische Hilfsangebote vermittelt werden. Dies ist in erster Linie sicher der geringen Anzahl an Therapieplätzen, die gänzlich von der gesetzlichen Krankenversicherung übernommen werden, geschuldet. Darüber hinaus kommen manche Patient:innen den Empfehlungen der Ärzt:innen aus anderen Gründen nicht nach, etwa weil das Thema PPD noch sehr schambesetzt ist oder sie fürchten, dass sie von ihrem Kind getrennt würden, wenn sie psychologische Hilfe in Anspruch nehmen. Teilweise mangelt es aber auch an der konkreten Überweisung aus den Hebammen- und Arztpraxen in die psychotherapeutische Versorgung. Mediziner:innen oder Geburtsbegleiter:innen sprechen nur sehr allgemeine Empfehlungen aus oder versuchen selbst zu behandeln. Hier wäre eine treffsicherere Vernetzung sinnvoll.

Psychotherapeut:innen sollten sich also Gedanken machen, was sie zu mehr Sichtbarkeit im Bereich peripartaler Behandlung beitragen können. Aus meiner Erfahrung und aus meinem kollegialen Umfeld ergeben sich vier Wege, wie Klient:innen mit PPD den Weg in die psychotherapeutische Praxis finden können:

1. Selbstrecherche im Internet
2. Empfehlungen aus dem sozialen Umfeld
3. Überweisung durch Gynäkolog:in, Hausärztin oder Psychiater:in
4. Information aus Spielräumen, Eltern-Baby-Zentren etc.

Wenn man Interesse an dieser Klient:innen-Gruppe hat bzw. daran interessiert ist, die Versorgungslage zu verbessern, ergibt es also Sinn, sich proaktiv in diesen Umfeldern zu vernetzen.

Zu 1): Eine gute barrierefreie Website mit Stichworten wie »postpartale Depression«, »Wochenbettdepression«, »Ängste in der Schwangerschaft«, »Eltern-Baby-Beratung« zu verschlagworten, sorgt für bessere Auffindbarkeit im Internet. Dabei ist es wichtig, sich aus der Perspektive der Hilfe suchenden Klient:in Gedanken zu machen, welche Stichworte gegoogelt werden könnten, und weniger auf die korrekte klinische Bezeichnung Wert zu legen. »Wochenbettdepression« wird beispielsweise öfter gesucht als »postpartale Depression«. Der korrekte Ausdruck »peripartal« wird kaum von Betroffenen, sondern eher von Expert:innen gebraucht. Auch eine Verlinkung mit anderen Online-Angeboten aus dem Eltern-Baby-Bereich stärkt die Präsenz im digitalen Raum. Inhalte auf Social Media mit gebräuchlichen Hashtags wie #postpartumdepression, #postpartumsupport, #newmom oder #maternalmentalhealth zu kreieren, kann zur Sichtbarkeit beitragen.

Zu 2): Die früher wichtigste Überweisungsmöglichkeit, die sogenannte Mundpropaganda, ist bekanntlich nicht schnell beeinflussbar, und ein guter Ruf entsteht erst durch gute Arbeit. Ich persönlich möchte aber Mut machen, auch in Gesprächen im beruflichen und privaten Umfeld mit der therapeutischen Kompetenz im Peripartalbereich nicht zu bescheiden umzugehen. Der Fachbereich ist noch wenig bekannt, manche Kolleg:innen wissen gar nicht, dass dieses Feld existiert oder dass es Therapeut:innen gibt, die darauf spezialisiert sind.

Zu 3): Viele Allgemeinmediziner:innen und Fachärztinnen bevorzugen es, wenn sie konkret an Fachpersonen und nicht nur allgemein in die Psychotherapie überweisen können. Die wenigsten davon suchen aber selbst nach vertrauenswürdigen Kolleg:innen. Aktive Netzwerkarbeit mit niedergelassenen Ärztinnen und Hebammen sowie mit spezialisierten Ambulanzen ist daher empfehlenswert.

Zu 4): Eltern, denen es psychisch nicht gut geht, ziehen manchmal gar nicht in Betracht, sich an Ärztinnen oder Therapeut:innen zu wenden. Sie beteiligen sich aber mit ihren Babys an niederschwelligen Angeboten aus der Eltern-Baby-Community. Sie besuchen Spielgruppen und Baby-Kurse, gehen zum Beikost-Vortrag oder zur Trageberatung. All das sind Orte, an denen Informationsmaterial zum psychotherapeutischen Angebot bei peripartalen psychischen Schwierigkeiten aufliegen kann. Als Therapeut:in kann es auch sinnvoll sein, direkt in Eltern-Baby-Zentren Workshops oder Diskussionsveranstaltungen zum Thema psychische Gesundheit in der Peripartalzeit anzubieten.

So kann ein gutes Angebot auch gut sichtbar und für Klient:innen leicht zugänglich gemacht werden.

Ein solches Überweiser:innen-Netzwerk ist auch sinnvoll, um mit den Klient:innen Ressourcen zur Unterstützung neben oder nach Ende der Therapie zu erschließen. Einigen Klient:innen hilft es weiter, sich einer Eltern-Baby-Spielgruppe anzuschließen, um neue Kontakte zu knüpfen. Manche Klient:innen brauchen zusätzlich eine medikamentöse Therapie und finden selbst keine Fachärztin, die mit dem Thema und den Schwierigkeiten in der Stillzeit vertraut ist. Für viele PPD-Betroffene kann ganz praktische Hilfe durch Trage- oder Stillberatung große Probleme lösen. Auch für sozialarbeiterische Unterstützung oder Beratung durch die Kinder- und Jugendhilfe ist es günstig, Kontakte zu haben, um Klient:innen ihre Scheu zu nehmen, solche Unterstützungsangebote in Anspruch zu nehmen.

Es braucht in vielen Fällen ein multiprofessionelles Unterstützungsnetz sowie konkrete Ressourcenaktivierung im privaten Umfeld der Betroffenen, um Eltern mit peripartalen psychischen Belastungen gut zu begleiten. Eine enge interdisziplinäre Vernetzung, gegenseitige Unterstützung und auch Mut zur Sichtbarkeit sind daher im Bereich peripartaler psychischer Schwierigkeiten essenziell, um die Versorgungslage zu verbessern. Kompetenz im Umgang mit peripartalen psychischen Problemen, #postpartumsupport, stellt einen wichtigen Knoten im Netzwerk Gesundheitssystem dar, den es zu verstärken und zu erweitern gilt.

Literatur

Ainsworth, M. D. S., M. C. Blehar, E. Waters a. S. Wall (1978): Patterns of attachment: A psychological study of the strange situation. Hillsdale, NJ (Erlbaum).

American Psychiatric Association (1994): Diagnostic and statistical manual of mental disorders. Washington, DC (American Psychiatric Publishing, Inc.), 4th ed.

Andersen, L., L. Melvaer, P. Videbech, R. Lamont a. J. Joergensen (2012): Risk factors for developing post-traumatic stress disorder following childbirth: A systematic review. *Acta Obstetricia et Gynecologica Scandinavica* 91: 1261–1272.

Ansari, N. S., J. Shah, C.-L. Dennis a. P. S. Shah (2021): Risk factors for postpartum depressive symptoms among fathers: A systematic review and meta-analysis. *Acta Obstetricia et Gynecologica Scandinavica* 100 (7): 1225–1237.

Beck, A. T. (2004): Kognitive Therapie der Depression. Weinheim (Beltz), 3. Aufl.

Bergant, A. M. u. T. Nguyen (1998): Deutschsprachige Fassung und Validierung der Edinburgh Postnatalen Depressionsskala. *Deutsche Medizinische Wochenschrift* 123: 35–40.

Bleuler, E. (1911): Dementia praecox oder Gruppe der Schizophrenien. Leipzig (Deuticke).

Bloch, M., C. R. Daly a. D. R. Rubinow (2003): Endocrine factors in the etiology of postpartum depression. *Comprehensive Psychiatry* 44 (3): 234–246.

Blum, L. (2007): Psychodynamics of postpartum depression. *Psychoanalytic Psychology* 24 (1): 45–62.

Bogdan, I., M. N. Turliuc a. O. S. Candel (2022): Transition to parenthood and marital satisfaction: A meta-analysis. *Frontiers in Psychology* 13: 901362.

Brockington, I. (1996): Motherhood and mental health. Oxford (Oxford University Press).

Daneshnia, N., N. Chechko a. S. Nehls (2024): Do parental hormone levels synchronize during the prenatal and postpartum periods? A systematic review. *Clinical Child and Family Psychology Review* 27 (3): 658–676.

Dorsch, V. M. u. A. Rohde (2016): Postpartale psychische Störungen – Update 2016. *Frauenheilkunde up2date* 10 (4): 355–374.

Emma (2018): The mental load. A feminist comic. New York/Oakland/London (Seven Stories Press). Verfügbar unter: https://english.emmaclit.com/2017/05/20/you-shouldve-asked/ [27.3.2025].

Erickson, M. H. u. E. L. Rossi (1979): Hypnotherapie. Aufbau, Beispiele, Forschungen. Stuttgart (Klett-Cotta), 9. Aufl. 2007.

Foucault, M. (1993): Überwachen und Strafen – die Geburt des Gefängnisses. Berlin (Suhrkamp), 20. Aufl.

Freud, S. (1952): Ein Fall von hypnotischer Heilung (Originalarbeit 1895). In: ders.: Sigm. Freud – gesammelte Werke, Bd. 1. London (Imago), S. 3–17.

Frevert, A. (2014): Der Einfluss von Progesteron und Östrogen auf die Entstehung und den Verlauf depressiver Verstimmungen in der postpartalen Phase (Dissertation). Freie Universität Berlin. Verfügbar unter: https://refubium.fu-berlin.de/handle/fub188/11938 [27.3.2025].

Garthus-Niegel, S., T. von Soest, M. E. Vollrath a. M. Eberhard-Gran (2013): The impact of subjective birth experiences on post-traumatic stress symptoms: A longitudinal study. *Archives of Women's Mental Health* 16 (1): 1–10.

Gavin, N. I., B. N. Gaynes, K. N. Lohr, S. Meltzer-Brody, G. Gartlehner a. T. Swinson (2005): Perinatal depression: A systematic review of prevalence and incidence. *Obstetrics & Gynecology* 106 (5 Pt 1): 1071–1083.

Geyerhofer, S. (2017): Internalisieren von Lösungen – Oder: Was tun am Ende einer erfolgreichen Psychotherapie? *Systeme* 31 (2): 265–291.

Gross, M. u. V. Popper (2022): Und die Maus hört ein Rauschen. Hypnosystemisches Erleben in Therapie, Coaching und Beratung. Heidelberg (Carl-Auer), 2. Aufl.

Grossmann, K. E. u. K. Grossmann (2011): Bindung und menschliche Entwicklung – John Bowlby, Mary Ainsworth und die Grundlagen der Bindungstheorie. Stuttgart (Klett-Cotta).

Grube, M. (2005): Postpartale Psychosen. *Psychoneuro – Zeitschrift für Praxis und Klinik* 31 (9): 441–444.

Hamilton, J. (1962): Postpartum Psychiatric Problems. St. Louis (Mosby).

Hare-Mustin, R. (1994): Discourses in a mirrored room – A postmodern analysis of therapy. *Family Process* 33: 19–35.

Hinsch, K. u. J. Hinsch (2010): Vom Pendeln zwischen Autonomie und Bezogensein. In: A. Brandl-Nebehay u. J. Hinsch (Hrsg.): Paartherapie und Identität. Denkansätze für die Praxis. Heidelberg (Carl-Auer).

Kelly, J. (2018): Perinatal mental health. The impact of social media on postpartum anxiety. Verfügbar unter: https://www.truereflectionsmhs.com/blog/postpartum-anxiety-social-media [20.3.2025].

Kim, P. a. J. Swain (2007): Sad dads – Paternal postpartum depression. *Psychiatry* 4 (2): 36–47.

Klerman, G. L., M. M. Weissman, B. J. Rounsaville a. E. S. Chevron (1984): Interpersonal psychotherapy of depression. New York (Basic Books).

Lanczik, M. B., A. Bergant a. C. Klier (2006): Are severe psychiatric disorders in childbed of endogenous or organic nature? German contributions to the biological, nosological and psychopathological research in postpartum psychosis in the 18th and 19th century. *Archives of Women's Mental Health* 9 (5): 293–299.

Letourneau, N., L. Duffett-Leger, C.-L. Dennis, M. Stewart a. P. D. Tryphonopoulos (2011): Identifying the support needs of fathers affected by post-partum depression: A pilot study. *Journal of Psychiatric and Mental Health Nursing* 18 (1): 41–47.

Lieb, H. (2014): Störungsspezifische Systemtherapie. Konzepte und Behandlung. Heidelberg (Carl-Auer).

Ludewig, K. (2009): Einführung in die theoretischen Grundlagen der systemischen Therapie. Heidelberg (Carl-Auer), 2., aktual. Aufl.

Luhmann, N. (1984): Soziale Systeme. Grundriss einer allgemeinen Theorie. Frankfurt (Suhrkamp).

Martini, J., K. Weidner, J. Junge-Hoffmeister u. S. Garthus-Niegel (2017): Posttraumatische Belastungsstörungen in der Peripartalzeit. *Trauma und Gewalt* 11 (4): 280–293.

Maturana, H. u. F. Varela (2009): Der Baum der Erkenntnis. Die biologischen Wurzeln menschlichen Erkennens. Frankfurt a. M. (Fischer), 9. Aufl.

Meiss, O. (2016): Hypnosystemische Therapie bei Depression und Burnout. Heidelberg (Carl-Auer).

Menos, M. a. A. Wilson (1998): Affective experiences and levels of self-organisation in maternal postpartum depression. *Psychoanalytic Psychology* 15 (3): 396–419.

Minuchin, S. (1977): Familie und Familientherapie. Theorie und Praxis der strukturellen Familientherapie. Freiburg (Lambertus), 11. Aufl. 2015.

Nakić Radoš, S., N. Tadinac a. R. Herman (2018): Anxiety during pregnancy und postpartum: Course, predictors and comorbidity with postpartum depression. *Acta Clinica Croatica* 57: 39–51.

Nonnenmacher, N., A.-L. Zietlow, D. Noe u. C. Reck (2018): Depression in der Peripartalzeit: Mutter-Kind-Beziehung und kindliche Entwicklung im Blickpunkt. *Familiendynamik: Systemische Praxis und Forschung* 43 (2): 100–107.

Pawils S., E. Kochen, N. Weinbrenner, V. Loew, K. Döring, D. Daehn, C. Martens, P. Kaczmarek u. B. Renneberg (2022): Postpartale Depression – wer kümmert sich? Versorgungszugänge über Hebammen, Gynäkologie, Pädiatrie und Allgemeinmedizin. *Bundesgesundheitsblatt – Gesundheitsforschung – Gesundheitsschutz* 65 (10): 1020–1029.

Peichl, J. (2013): Innere Kritiker, Verfolger und Zerstörer. Ein Praxishandbuch für die Arbeit mit Täterintrojekten. Stuttgart (Klett-Cotta).

Peichl, J. (2018): Einführung in die hypnosystemische Teiletherapie. Heidelberg (Carl-Auer).

Piazza, A., R. A. Cummins a. B. F. S. Grenyer (2022): Maternal smartphone use in the postpartum period: A systematic review. *BMC Pregnancy and Childbirth* 22: 763.

Ramchandani, P., A. Stein, J. Evans a. T. O'Connor (2005): Paternal depression in the postnatal period and child development: A prospective population study. *The Lancet* 365 (9478): 2201–2205.

Reck, C. (2007): Postpartale Depression: Mögliche Auswirkungen auf die frühe Mutter-Kind-Interaktion und Ansätze zur psychotherapeutischen Behandlung. *Praxis Kinderpsychologie und Kinderpsychiatrie* 56: 234–244.

Riecher-Rössler, A. (2006): Was ist postpartale Depression? In: B. Wimmer-Puchinger u. A. Riecher-Rössler (Hrsg.): Postpartale Depression. Von der Forschung zur Praxis. Wien / New York (Springer), S. 11–20.

Riecher-Rössler, A. (2012): Depressionen in der Postpartalzeit. In: A. Riecher-Rössler (Hrsg.): Psychische Erkrankungen in Schwangerschaft und Stillzeit. Freiburg (S. Karger), S. 52–59.

Riecher-Rössler, A. u. M. Hofecker Fallahpour (2003): Die Depression in der Postpartalzeit: eine diagnostische und therapeutische Herausforderung. *Schweizer Archiv für Neurologie und Psychiatrie* 154 (3): 106–115.

Rohde, A. (2002): Hormonelle Aspekte bei affektiven Störungen, Angst- und Zwangserkrankungen. In: H. Kuhl, H. Schneider, C. Birkhäuser u. R. Sladecek (Hrsg.): Sexualhormone und Psyche. Grundlagen, Symptomatik, Erkrankungen und Therapie. Stuttgart / New York (Thieme).

Schmidt, G. (2004): Liebesaffären zwischen Problem und Lösung. Hypnosystemisches Arbeiten in schwierigen Kontexten. Heidelberg (Carl-Auer), 7. Aufl. 2017.

Schwartz, R. C. u. M. Sweezy (2022): Systemische Therapie mit der inneren Familie. Stuttgart (Klett-Cotta), 2. Aufl.

Segre, L. a. W. Davis (2013): Postpartum depression and perinatal mood disorders in the DSM. Verfügbar unter: https://www.postpartum.net/wp-content/uploads/2014/11/DSM-5-Summary-PSI.pdf [19.3.2025].

Simon, F. B. (1990): Meine Psychose, mein Fahrrad und ich. Zur Selbstorganisation der Verrücktheit. Heidelberg (Carl-Auer), 3. Aufl. 2002.

Strecker, E. A. a. F. G. Ebaugh (1926): Psychoses occurring during the puerperium. *Archives of Neurology & Psychiatry* 15 (2): 239–252.

Stuart, S. (2012): Interpersonal psychotherapy for postpartum depression. *Clinical psychology and psychotherapy* 19 (2): 134–140.

Trede, K., R. Baldessarini, A. Viguera a. A. Bottero (2009): Treatise on insanity in pregnant, postpartum, and lactating women (1858) by Louis-Victor Marce: A commentary. *Harvard Review of Psychiatry* 17 (2): 157–165.

Unterholzer, C. (2018): Es lohnt sich, einen Stift zu haben. Schreiben in der systemischen Therapie und Beratung. Heidelberg (Carl-Auer).

Unterholzer, C. u. H. Gröger (Hrsg.) (2022): Handbuch der systemischen Gruppentherapie. Ansätze, Methoden, Zielgruppen, Störungsbilder. Heidelberg (Carl-Auer).

Valla, L., T. Wentzel-Larsen, L. Smith, M. S. Birkeland a. K. Slinning (2016): Association between maternal postnatal depressive symptoms and infants' communication skills: A longitudinal study. *Infant Behavior and Development* 45: 83–90.

Wagner, E. (2010): Welche Theorie braucht die systemische Therapie? *Systemische Notizen* (02) 10: 4–16.

Weidner, K., S. Garthus-Niegel u. J. Junge-Hoffmeister (2018): Traumatische Geburtsverläufe: Erkennen und Vermeiden. *Zeitschrift für Geburtshilfe und Neonatologie* 222: 189–196.

White, M. u. D. Epston (1990): Die Zähmung der Monster. Der narrative Ansatz in der Familientherapie. Heidelberg (Carl-Auer), 8. Aufl. 2020.

Wolkenstein, L. (2023): Postpartale Depression. Göttingen (Hogrefe).

Worall, A. (2019): Bringing the gaze to peri-natal depression. Adelaide, Australia (Dulwich Center – A Gateway to Narrative Therapy and Community Work). Verfügbar unter: https://dulwichcentre.com.au/bringing-the-gaze-to-peri-natal-depression-by-amanda-worrall/ [29.3.2025].

World Health Organization (2021): Violence against women prevalence estimates, 2018: Global, regional and national estimates of violence against women. Genf (World Health Organization).

Über die Autorin

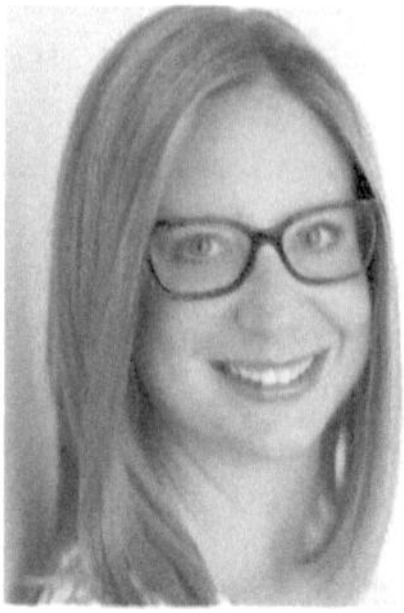

Maria Asenbaum, Mag.[a]; Psychologin, Psychotherapeutin, Systemische Familientherapeutin (ÖAS); in freier Praxis tätig. Zusatzausbildung in Klinischer Hypnose (MEG). Arbeitsschwerpunkte: Psychotherapie in der Peripartalzeit, Paar- und Familientherapie, Therapie bei Belastungsstörungen, Depression und Angst.

Eia Asen | Emma Morris

Kinder im Kreuzfeuer

Systemische Arbeit bei massiven Elternkonflikten

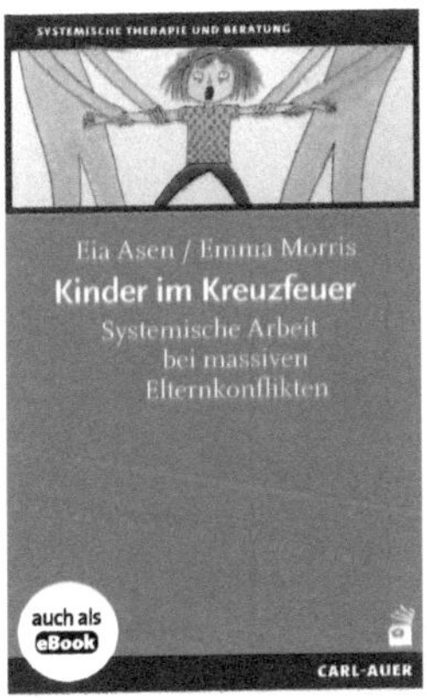

Aus dem Englischen
von Theo Kierdorf
und Hildegard Höhr

194 Seiten, Kt, 2. Aufl. 2026
ISBN 978-3-8497-0387-5

Eia Asen und Emma Morris beschreiben in diesem Buch einen innovativen Ansatz der Arbeit mit Familien, deren Kinder unter der feindseligen Beziehung ihrer Eltern leiden – vor, während oder nach einer gerichtlichen Auseinandersetzung. Es erläutert ein Modell therapeutischer Arbeit, das Kinder, ihre Eltern, die erweiterte Familie und ihr soziales Netz einbezieht. Das Buch wendet sich an alle, die mit stark zerstrittenen Familien arbeiten, sei es beratend, therapeutisch oder in anderer begleitender Funktion.

„Dies ist momentan die beste Anleitung für den Umgang mit komplexen Situationen bei der Arbeit mit Familien. Das Buch wird alle unterstützen und leiten, die Familien helfen, Schwierigkeiten im Umgang mit Kindern im Kontext stark belasteter Beziehungen zu lösen."
Peter Fonagy

„Die Autoren sehen die dringende Notwendigkeit, dass zum Wohl von Kindern noch viel mehr Einrichtungen und Therapeuten eine solche Arbeit anbieten. Ihr großes Engagement ist aus jeder Zeile des Buches herauszulesen. […] So ist zu wünschen, dass nicht nur Praktiker, sondern auch Kostenträger dieses Buch lesen und sich überzeugen lassen, die nötigen finanziellen und personellen Kapazitäten zur Verfügung zu stellen, damit solche Angebote in möglichst vielen Regionen aufgebaut werden können."
Praxis Kinderpsycholologie Kinderpsychiatrie

Carl-Auer Verlag • www.carl-auer.de